2ª edição

Semiologia e Semiotécnica de
ENFERMAGEM

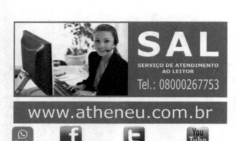

2ª edição

Semiologia e Semiotécnica de
ENFERMAGEM

Maria Belén Salazar Posso

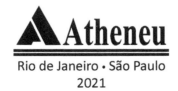

Rio de Janeiro • São Paulo
2021

EDITORA ATHENEU

São Paulo — Rua Avanhandava, 126 – 8º andar
Tel.: (11)2858-8750
E-mail: atheneu@atheneu.com.br

Rio de Janeiro — Rua Bambina, 74
Tel.: (21)3094-1295
E-mail: atheneu@atheneu.com.br

PRODUÇÃO EDITORIAL/CAPA: Equipe Atheneu
DIAGRAMAÇÃO: Know-How Editorial

CIP-BRASIL. CATALOGAÇÃO NA PUBLICAÇÃO
SINDICATO NACIONAL DOS EDITORES DE LIVROS, RJ

S474
2. ed.

Semiologia e semiotécnica de enfermagem / editora Maria Belén Salazar Posso ; colaboração Ana Lúcia G. G. de Sant'Anna ... [et al.]. - 2. ed. - Rio de Janeiro : Atheneu, 2021.

336 p. : il. ; 24 cm.

Inclui bibliografia e índice
ISBN 978-65-5586-151-8

1. Diagnóstico físico. 2. Diagnóstico de enfermagem. 3. Enfermagem - Técnica. 4. Semiologia (Medicina). I. Posso, Maria Belén Salazar. II. Sant'Anna, Ana Lúcia G. G. de.

21-69006   CDD: 610.73
                                                                CDU: 616-083

Leandra Felix da Cruz Candido – Bibliotecária – CRB-7/6135
29/01/2021   29/01/2021

POSSO, M. B. S.
Semiologia e Semiotécnica de Enfermagem – 2ª edição

© *Direitos reservados à EDITORA ATHENEU – Rio de Janeiro, São Paulo, 2021.*

Autora

Maria Belén Salazar Posso

Doutora, Mestre e Graduada pela Escola de Enfermagem da Universidade de São Paulo (EEUSP). Professora Titular Aposentada da Universidade de Taubaté (Unitau). Professora Emérita do Centro Universitário Saúde ABC. Membro da Diretoria da Associação Brasileira de Enfermeiros de Centro Cirúrgico, Recuperação Anestésica e Centro de Material e Esterilização (SOBECC).

Colaboradoras

Ana Lúcia G. G. de Sant'Anna
Doutoranda na Escola Paulista de Enfermagem da Universidade Federal de São Paulo (EPE-Unifesp). Mestre em Engenharia Biomédica pela Universidade do Vale do Paraíba (Univap). Graduada em Enfermagem pela Escola de Enfermagem de Ribeirão Preto da Universidade de São Paulo (EERP-USP). Habilitada em Médico-Cirúrgica pela EERP-USP. Especialista em Acupuntura pela Faculdade de Ciências da Saúde de São Paulo. Membro do Grupo de Estudo e Pesquisas em Cirurgia Cardiovascular (GEPECC) da Unifesp e do Laboratório de Pesquisa em Tecnologia e Inovação em Saúde (LAPeTIS) da Unifesp. Professora por mais de 20 anos, com experiência de ensino em universidades privadas em cursos de Graduação em Enfermagem, Fisioterapia, Educação Física, Odontologia e Farmácia, além de cursos de Pós-Graduação *lato sensu* em Enfermagem e multiprofissionais. Experiência de gestão em coordenação de curso de Graduação em Enfermagem.

Ana Paula Guarnieri
Mestre em Reabilitação pela Universidade Federal de São Paulo (Unifesp). Mestre em Reabilitação Gerontologica pela Unifesp. Especialista em Gerontologia pela Universidade Federal de Santa Catarina (UFSC). Especialista em Tecnologia Assistiva e Acessibilidade pelo Centro Universitário Saúde FMABC – Faculdade de Medicina do ABC. Especialista em Enfermagem Estomaterapia pelo Centro Universitário Saúde FMABC. Graduada em Enfermagem pela Unifesp. Docente do Centro Universitário Saúde ABC. Coordenadora dos Programas de Residência Multiprofissional do Centro Universitário Saúde FMABC. Docente do Curso de Enfermagem do Centro Universitário Saúde FMABC. Docente responsável pelo Serviço Ambulatorial de Gerontologia do Centro Universitário Saúde FMABC.

Gladis Tenembenjoin
Mestre em Ciências da Saúde pelo Centro Universitário Saúde FMABC – Faculdade de Medicina do ABC. Especialista em Enfermagem Clínica Cirúrgica pela Faculdade de Enfermagem do Hospital Israelita Albert Einstein (HIAE). Graduada em Enfermagem pela Faculdade de Enfermagem São José. Docente da Graduação em Enfermagem e Graduação em Medicina do Centro Universitário Saúde FMABC.

Juliana Rizzo Gnatta
Professora Contratada e Pós-Doutoranda do Departamento de Enfermagem Médico-Cirúrgica da Escola de Enfermagem da Universidade de São Paulo (EEUSP). Doutora e Mestre em Ciência pela EEUSP. Especialista

em Controle de Infecção Relacionada à Assistência à Saúde pela Universidade Federal de São Paulo (Unifesp) e em Centro Cirúrgico, Recuperação Anestésica e Centro de Material e Esterilização pela Associação Brasileira de Enfermeiros de Centro Cirúrgico, Recuperação Anestésica e Centro de Material e Esterilização (SOBECC). Graduada em Enfermagem pela EEUSP. Membro da diretoria da SOBECC. Desenvolve pesquisas nas áreas de Controle de Infecção relacionada com Procedimentos de Assistência à Saúde, Centro Cirúrgico e Práticas Integrativas e Complementares de Saúde.

Juliana Thomaz Palladino

Mestre em Enfermagem na Saúde do Adulto pela Universidade de São Paulo (USP). Especialista em Cardiologia pela Universidade Federal de São Paulo (Unifesp). Graduada em Enfermagem pelo Centro Universitário Saúde FMABC – Faculdade de Medicina do ABC. Docente do Centro Universitário Saúde FMABC. Docente e Coordenadora do Curso de Especialização em Enfermagem em Cuidados Críticos do Centro Universitário Saúde FMABC. Orientadora de Trabalhos de conclusão de curso de Graduação e Trabalhos de conclusão de curso de Pós-Graduação. Coordenadora de Práticas da Liga Acadêmica de Enfermagem em Cardiologia (LAEC). Membro dos grupos de pesquisa sobre estresse, *coping* e trabalho da Escola de Enfermagem da Universidade de São Paulo (EEUSP) e Enfermagem Baseada em Evidências (EBE) da FMABC.

Loide Corina Chaves

Doutora em Ciências da Saúde pelo Centro Universitário Saúde FMABC – Faculdade de Medicina do ABC. Mestre em Saneamento Ambiental pela Universidade Presbiteriana Mackenzie. Mestre em Ciências pelo Instituto de Pesquisa da Secretaria de Estado da Saúde de São Paulo. Especialista em Didática do Ensino Superior pela Universidade Mackenzie. Especialista em Enfermagem em Saúde Pública pela Escola Paulista de Enfermagem da Universidade Federal de São Paulo (EPE-Unifesp). Graduada em Enfermagem e Obstetrícia pelo Centro de Estudos Superiores de Londrina. Docente Assistente Aposentada do Curso de Graduação em Enfermagem do Centro Universitário Saúde FMABC. Docente do Curso de Enfermagem do Centro Universitário Saúde FMABC.

Marília Simon Sgambatti

Mestre em Enfermagem pela Universidade de São Paulo (USP). Graduada (com Licenciatura) em Enfermagem pela Faculdade de Enfermagem e Obstetrícia de Araras. Professora Titular da Faculdade de Medicina de Marília (Famema). Coordenadora da Residência Integrada Multiprofissional em Saúde da Família na Famema.

Natália Liubartas

Mestre em Ciências da Saúde e pelo Centro Universitário Saúde FMABC – Faculdade de Medicina do ABC. Especialista em Pediatria e Neonatologia pelo Centro Universitário Saúde FMABC. Especialista em Cuidados Paliativos pelo Hospital Sírio-Libanês. Graduada em Enfermagem pelo Centro Universitário Saúde FMABC. Enfermeira Responsável Técnica do Ambulatório de Oncologia Pediátrica da FMABC. Docente do Curso de Enfermagem do Centro Universitário Saúde ABC e de Medicina do ABC. Preceptora da Residência Multiprofissional em Atenção ao Câncer do Centro Universitário Saúde FMABC.

Patrícia Maria da Silva Crivelaro

Doutoranda em Enfermagem pela Universidade Federal Paulista "Júlio de Mesquita Filho" da Universidade Federal da São Paulo (Unesp-Botucatu). Mestre em Enfermagem pela Unesp (Botucatu). Especialista em Saúde Pública, Saúde da Família, Saúde do Trabalhador e Ecologia Humana pela Fundação Oswaldo Cruz (Fiocruz). Graduada em Enfermagem pelo Centro Universitário Católico Salesiano Auxilium (UniSalesiano). Docente do Curso de Graduação em Enfermagem do UniSalesiano (Lins). Membro do GT de Atenção Básica do Conselho Regional de Enfermagem de São Paulo (Coren).

Raquel Machado Cavalca Coutinho

Doutora e Mestre em Ciências da Saúde pela Universidade Federal de São Paulo (Unifesp). Especialista em Enfermagem Cardiovascular – Modalidade de Residência em Enfermagem – pelo Instituto Dante Pazzanese de Cardiologia (IDPC); Enfermagem em Terapia Intensiva pela Escola de Enfermagem da Universidade de São Paulo (EEUSP); Enfermagem em Saúde Mental e Psiquiatria pela Unifesp. MBA em Gestão de RH. Graduada em Enfermagem pela Escola de Enfermagem da Universidade de São Paulo (EEUSP). Membro da Associação Brasileira de Efermagem (Aben), da Associação Brasileira de Enfermeiros de Centro Cirúrgico, Recuperação Anestésica e Centro de Material e Esterilização (SOBECC) e da Câmara Técnica de Educação e Pesquisa do Conselho Regional de Enfermagem de São Paulo (Coren). Coordenadora Geral dos Cursos de Graduação e Pós-Graduação em Enfermagem da Universidade Paulista (Unip).

Rita de Cássia Fernandes Grassia Nacarato

Doutora em Ciências pela Universidade Federal de São Paulo (Unifesp). Mestre em Enfermagem pela Universidade de São Paulo (USP). Especialista em Enfermagem Cardiovascular – Modalidade de Residência em Enfermagem – pelo Instituto Dante Pazzanese de Cardiologia (IDPC). Especialista em Enfermagem em Terapia Intensiva pela Escola de Enfermagem da USP (EEUSP). Especialista em Enfermagem em Saúde Mental e Psiquiatria pela Unifesp. Graduada em Enfermagem pela Universidade de Mogi das Cruzes (UMC). Docente nas disciplinas História de Enfermagem, Saúde Coletiva, Cuidados Intensivos, Pronto-Socorro e Metodologia do Trabalho Científico com Metodologias Ativas. Formação de Tutora em EaD na área da Saúde.

Simone Alvarez Moretto

Doutora e Mestre em Ciências pela Escola de Enfermagem da Universidade de São Paulo (EEUSP). Especialista em Cardiologia pelo Hospital das Clínicas do Instituto do Coração da Faculdade de Medicina da Universidade de São Paul (InCor HC-FMUSP). Graduada em Enfermagem pela EEUSP. Professora do Curso de Enfermagem do Centro Universitário Saúde ABC (Graduação e Pós-Graduação *lato sensu*). Coordenadora Científica da Liga Acadêmica de Enfermagem em Cardiologia do Centro Universitário Saúde FMABC – Faculdade de Medicina do ABC.

Simone Garcia Lopes

Doutoranda em Ciência pela Escola de Enfermagem da Universidade de São Paulo (EEUSP). Mestre em BioEngenharia pela Universidade do Vale do Paraíba (Univap). Graduada em Enfermagem pela Universidade de Mogi das Cruzes (UMC). Docente do Curso de Enfermagem do Centro Universitário Saúde FMABC – Faculdade de Medicina do ABC na disciplina Centro Cirúrgico e CME. Membro da Diretoria da Associação Brasileira de Enfermeiros de Centro Cirúrgico, Recuperação Anestésica e Centro de Material e Esterilização (SOBECC). Consultora Técnica para Desenvolvimento, Adaptação e Aprovação de projetos de Estabelecimento de Assistência à Saúde de acordo com as normas da Agência Nacional de Vigilância Sanitária (Anvisa).

Sonia Angélica Gonçalves

Mestre em Engenharia Biomédica pela Universidade do Vale do Paraíba (Univap). Pós-Graduada em Enfermagem Pediátrica e Neonatal pela Faculdade de Enfermagem Albert Einstein. Graduada em Enfermagem e Obstetrícia pela Universidade Católica de Santos (UniSantos). Professora-Assistente da Universidade Metropolitana de Santos (Unimes). Experiência na área assistencial de Enfermagem, com ênfase na Saúde da Criança, Adolescente e Mulher. Docente dos cursos de Medicina e Enfermagem. Experiência em Gestão Hospitalar na área de Ensino/Pesquisa e Gestão Acadêmica.

Talita Pavarini Borges de Souza

Doutora em Enfermagem pela Escola de Enfermagem da Universidade de São Paulo (EEUSP). Mestre em Enfermagem pela EEUSP. Graduada em Enfermagem pela EEUSP. Docente do Curso de Enfermagem da Faculdade de Ciências Médicas da Santa Casa de São Paulo (FCMSCSP). Coordenadora Científica do Comitê de Práticas Complementares e Integrativas da Sociedade Brasileira para Estudos da Dor (SBED). Criadora do NurseCast Brasil.

Vania Maria de Araujo Giaretta

Doutora e Mestre em Engenharia Biomédica pela Universidade do Vale do Paraíba (Univap). Especialista em Saúde Ocupacional pela Universidade de Taubaté (Unitau). Graduada em Enfermagem pela Unitau. Docente no Departamento de Enfermagem e Nutrição da Unitau. Coordenadora da disciplina de Saúde do Adulto e do Idoso I e II da Unitau. Membro dos Comitês de Práticas Integrativas e Complementares em Saúde e Dor; Espiritualidade e Dor. Coordenadora Científica do Comitê de Enfermagem e Dor da Sociedade Brasileira para Estudo da Dor (SBED). Membro da Comissão de Estatuto Regulamentos e Regimentos da SBED. Membro do Grupo de Pesquisa de Administração em Enfermagem (Grupade) da Unitau.

Viviane Cristina Bastos

Doutoranda em Doenças Tropicais pela Universidade Federal Paulista "Júlio de Mesquita Filho" da Universidade Federal de São Paulo (Unesp-Botucatu). Mestre em Doenças Tropicais pela Unesp (Botucatu). Especialista em Centro Cirúrgico e Central de Material e Esterilização pela Universidade Estadual de Londrina (UEL). Graduada em Enfermagem pela Universidade de Marília (Unimar). Docente dos Cursos de Enfermagem, Biomedicina e Estética do Centro Universitário Católico Salesiano Auxilium (UniSalesiano-Lins). Enfermeira concursada pela Prefeitura Municipal de Lins.

Apresentação

O aprender é uma tarefa que precisa ser retomada ininterruptamente para a construção do conhecimento fundamentado no uso crítico da razão e na vinculação de princípios éticos e raízes sociais. O conhecimento é caminho de busca e de retorno à convivência com todos os seres, e um livro permite isso, além de ser uma importante ferramenta de apoio para adquirir e apropriar-se do conhecimento exposto.

Assim, acreditando nessa assertiva e sentindo as gratificantes recepção e aceitação dadas à primeira edição deste livro, somadas à insistência de leitores para lançar a segunda edição e, ainda, às alterações que ocorreram nos últimos 21 anos, procedimentos básicos de Enfermagem, condicionaram a necessidade de sua revisão e atualização. No entanto, o padrão e a configuração dos capítulos são semelhantes ao da primeira edição, que muito agradou aos leitores.

Portanto, nesta edição revisada e atualizada, procurou-se proporcionar ao leitor uma visualização objetiva, icônica e de forma paralela dos conteúdos de Semiologia e de Semiotécnica de Enfermagem. Isso permite o reconhecimento dos sinais e sintomas para a identificação dos problemas de Enfermagem com a associação dos conhecimentos das Ciências Humanas, Morfofisiológicas no exame físico de Enfermagem dos diferentes sistemas que compõem o organismo do indivíduo ao mesmo tempo, ampliando habilidades e competências complementadas pela inserção de outros conteúdos preparatórios, que subsidiam o leitor no seu cuidar.

Foram revisados cuidadosamente cada um dos 12 capítulos e algumas sugestões de leitores foram incorporadas, complementando as tabelas de parâmetros normais e anormais (problemas de Enfermagem), com o acréscimo dos diagnósticos de Enfermagem pertinentes e, ao mesmo tempo, os procedimentos básicos de Enfermagem específicos a cada sistema orgânico abordado. Ainda, um novo Capítulo 1 – *Semiologia e Semiotécnica de Enfermagem – Bases para o Cuidar* contempla a importância do seu entendimento para o fazer cotidiano do enfermeiro, embasando o Capítulo 2 – *Consulta de Enfermagem – A Tecnologia do Cuidar Integral* e o Capítulo 3 – *Histórico de Enfermagem e Exame Físico*, que compõem o processo de Enfermagem e sua sistematização, direcionando as ações de Enfermagem.

Este livro pretende servir de orientação, de preferência, ao estudante de Enfermagem, quando da execução das ações semiológicas e semiotécnicas da área, no seu cotidiano de formação e assistência. Sendo, enfim, uma ferramenta de ensino e aprendizagem na operacionalização do cuidar.

Ainda, o leitor encontrará uma relação da Terminologia Técnica e modelos de Histórico de Enfermagem, compostos de Entrevista, Identificação, Hábitos, Condições da Comunicação, Perfil de Saúde, Exame Físico e aspectos de ordem emocional, espiritual e demais percepções, finalizando com uma tabela para registrar a lista de problemas de Enfermagem e prescrição de cuidados de Enfermagem.

Assim, o leitor poderá usufruir de vídeos, disponibilizados virtualmente, complementando o entendimento, em especial dos procedimentos semiotécnicos, por meio de *QR Code,* além da bibliografia utilizada que subsidiou os capítulos para o maior aproveitamento desta obra.

O processo do cuidar envolve o ensinar e o aprender, pressupondo uma relação interpessoal, proativa, comprometida, colaborativa, parceira, e um livro coadjuva essa relação, sustentando-a como fonte bibliográfica e de pesquisa.

Nesta oportunidade, desejo expressar profundo agradecimento a todos que usaram a primeira edição e àqueles que insistiram para realizar a segunda edição, aos colaboradores que contribuíram para tornar esta obra uma realidade e a você, leitor, pela motivação e confiança.

Profa. Dra. *Maria Belén Salazar Posso*

Sumário

1. **Semiologia e Semiotécnica de Enfermagem – Bases para o Cuidar, 1**
   Maria Belén Salazar Posso

2. **Consulta de Enfermagem – A Tecnologia do Cuidar Integral, 7**
   Patrícia Maria da Silva Crivelaro
   Maria Belén Salazar Posso

3. **Histórico de Enfermagem e Exame Físico, 11**
   Patrícia Maria da Silva Crivelaro
   Viviane Cristina Bastos
   Maria Belén Salazar Posso

4. **Pele e Anexos, 45**
   Ana Lúcia G. G. de Sant'Anna
   Maria Belén Salazar Posso

5. **Cabeça e Pescoço, 73**
   Juliana Rizzo Gnata

6. **Sistema Neurológico, 87**
   Ana Paula Guarnieri

7. **Sistemas Cardiovascular, Vascular Periférico e Linfático, 105**
   Juliana Thomaz Palladino
   Simone Alvarez Moretto

8. **Sistema Respiratório, 127**
   Vania Maria de Araujo Giaretta
   Maria Belén Salazar Posso

9. **Mamas e Axilas, 149**
   Patrícia Maria da Silva Crivelaro
   Sonia Angélica Gonçalves

10 Sistema Digestório, 167
Raquel Machado Cavalca Coutinho
Loide Corina Chaves
Rita de Cássia Fernandes Grassia Nacarato

11 Sistema Geniturinário, 185
Simone Garcia Lopes
Vania Maria de Araujo Giaretta

12 Aparelho Locomotor, 205
Maria Belén Salazar Posso
Vania Maria de Araújo Giaretta
Marília Simon Sgambatti

13 Procedimentos Técnicos Complementares de Enfermagem, 227
Talita Pavarini Borges de Souza
Maria Belén Salazar Posso
Natália Liubartas
Gladis Tenembenjoin
Ana Lúcia G. G. de Sant'Anna
Patrícia Maria da Silva Crivelaro

14 Terminologia Técnica, 293

Índice Remissivo, 305

1 Semiologia e Semiotécnica de Enfermagem – Bases para o Cuidar

Maria Belén Salazar Posso

Pré-requisitos

- Conhecimento das ciências básicas (anatomia; fisiologia).
- Conhecimento e domínio da terminologia científica e conceitos de Enfermagem.
- Conhecimento da ética e da filosofia de Enfermagem: conceitos de valor-sistema de valores; os entes e os seres da Enfermagem; teorias de Enfermagem.
- Conhecimento e domínio dos instrumentos básicos e da sistematização da assistência de Enfermagem.

A Enfermagem é a ciência e a arte do cuidar, envolvendo o relacionamento interpessoal, dinâmico entre o enfermeiro e o paciente, a família e a comunidade. O cuidar envolve o gerenciar, o educar, o pesquisar com base em conhecimentos teóricos, científicos e técnicos que fundamentam as ações do enfermeiro. Este, por sua vez, deve estar capacitado para desenvolver seu ideal (espírito de servir), seus conhecimentos científicos (ciência) e suas habilidades (arte), que aliados aos princípios éticos, legais, humanísticos e morais no assistir ao indivíduo, à família e à comunidade de maneira específica e única, promove o bem-estar dessa tríade.

Enfim, considerando o significado da decomposição etimológica do vocábulo Enfermagem descrito no *Dicionários Porto Editora*, "en" é um prefixo que expressa a ideia de "introdução, mudança de estado", transformação; o radical "firm(e)" "(u)", do latim, significa seguro, firme, sólido, constante, persistente; o sufixo "agem", do latim *agĕre*, significa agir, intervir, fazer, realizar,), que mostra a ideia de ação. Então, do ponto de vista desta autora, a Enfermagem é **a ação firme que transforma**, muito mais que uma "profissão que cuida de enfermos", como comumente é ela é definida.

A realidade pós-moderna exige um enfermeiro que seja um agente transformador, competente, voltado para a centralidade nas dimensões do cuidar, fundamentado nos conhecimentos e nos princípios científicos de gestão, psicossociais, antropológicos, filosóficos, éticos e humanísticos, que se aglutinam, no mínimo, em cinco dimensões multidimensionais, quais sejam: técnico-assistenciais, administrativas, educativas, de pesquisa e de integração que se realizam de modo indissociável e complementar, visando melhorar a qualidade de vida do ser humano.

O cuidar fundamenta-se em teorias de Enfermagem resultantes da representação mental de ideias, conceitos, definições e proposições para explicar pelo raciocínio lógico indutivo ou dedutivo o fenômeno processo saúde-doença e sua relação com a natureza do homem, o meio ambiente, o sistema de valores e a Enfermagem, expondo de maneira sistemática as tendências do evento para, assim, poder descrevê-lo, explicá-lo, prevê-lo ou controlá-lo, tornando-se o caminho para caracterizá-lo.

Lembrando que etimologicamente o vocábulo "teoria" de origem grega significa "visão" – ação de contemplar, olhar, examinar, especular – também como forma de pensar e entender algum fenômeno a partir da observação; portanto, teoria parte de um conjunto coerente de pensamentos e conceitos que procuram representar de modo racional ou idealizado uma realidade, atribuindo-lhe princípios, modelos e técnicas sobre determinado domínio de conhecimento.

As teorias de Enfermagem representam um dos elementos que compõe o método de assistência, tornando-o padronizado e específico, com o objetivo de criar um corpo de conhecimentos próprios da Enfermagem para consolidá-la como Ciência, além de favorecer a compreensão da dimensionalidade do cuidar coerente e adequada à sua promoção na ambiência cotidiana assistencial. Posto isso, acredita-se que as teorias de Enfermagem orientam a prática profissional, pois não é possível se teorizar no vazio, mas, sim, nos fatos, nos acontecimentos e nas atividades diárias. Desse modo, da **prática** surge a **teoria**, que explica a **prática**, que, por sua vez, operacionaliza a **teoria**, e esta volta a analisar a **prática** e, assim, em um contínuo, espiral e dinâmico, ir e vir, resultando na construção do pensamento crítico, desvelando a prática e permitindo a possibilidade de solucionar um problema.

Muitas discussões permearam o desenvolver do conhecimento científico próprio da Enfermagem mediante pesquisas e elaboração de marcos conceituais, formulação de modelos, de teorias; para citar algumas, entre outras: "Notas sobre a Enfermagem – Teoria ambiental": Florence Nightingale; "Teoria das relações interpessoais em Enfermagem": Hildegard Peplau; "Natureza da Enfermagem": Virgínia Henderson; "Teoria do círculo dos cuidados": Lydia E. Hall; "Teoria holística": Myra E. Levine; "Teoria do autocuidado": Dorothea Orem; "Teoria alcance dos objetivos": Imogenes King; "Uma introdução à base teórica da Enfermagem e ciência dos seres humanos unitários": Martha Rogers; "Teoria das necessidades humanas básicas": Wanda de Aguiar Horta; "Teoria dos sistemas de cuidado": Betty Neuman; "Teoria da adaptação": Sister Calista Roy; "Teoria do cuidado humano": Jean Watson; "Enfermagem transcultural": Madeleine Leininger; "Teoria da ciência filosófica do cuidado – 'Tornar-se humano'": Rosemarie Rizzo Parse; "Teoria da modelagem e modelagem de papel": Helen C Erickson, Evelyn Tomlin e Mary Ann P. SWain. Assim, a Enfermagem, como Ciência, possui um corpo de conhecimentos teóricos próprios advindos da prática do cuidado, sua estrutura, o conhecimento técnico/operacional, bem como a competência interpessoal, a fim de que o indivíduo atinja seu mais alto nível de saúde, tendo como conceitos principais a saúde, o homem, o ambiente/sociedade e a própria Enfermagem, guiando o cuidar integral. E como arte parece oportuno citar o entendimento de Martha Rogers ao afirmar: "A arte da enfermagem constitui-se na aplicação imaginativa e criativa dos conhecimentos científicos próprios da profissão, com o intuito de servir à humanidade".

O cuidar integral demanda a necessidade de atitudes, habilidades e competências de Enfermagem frente aos problemas de saúde do indivíduo, da família e da comunidade em diversas dimensões e graus de complexidade, que o enfermeiro deve compreender e dominar para a excelência do seu fazer cotidiano.

Esse fazer cotidiano do enfermeiro exige, dentre outras competências e habilidades, as psicomotoras, que constituem a constelação daquelas técnico-científicas para administrar o cuidado do paciente/cliente com necessidades de saúde afetadas, contempladas pelos conteúdos das disciplinas básicas associados aos das Semiologia e Semiotécnica de Enfermagem que embasam o estudo dos sinais e sintomas (problemas de Enfermagem) e as intervenções e os procedimentos de Enfermagem para atendê-los.

Tais habilidades, seja para executar o exame físico, seja para as ações e os procedimentos técnicos de Enfermagem, demandam conhecimento e aplicação de princípios éticos, científicos e dos instrumentos básicos de Enfermagem, como a observação, o planejamento, a criatividade, a destreza manual, a comunicação, além do relacionamento interpessoal para a identificação e a satisfação das necessidades básicas afetadas do paciente, equilibrando-o biopsicossocial e espiritualmente em um contínuo processo de avaliação altamente complexo.

Para tanto, o enfermeiro busca e utiliza estratégias para que o cuidado, essência da profissão de Enfermagem, seja executado associando saberes interdisciplinares das Ciências Morfológicas, Ciências Fisiológicas, Ciências Físicas, Biológicas, Sociais, Comportamentais, entre outras, para a identificação de sinais e sintomas apresentados pelo indivíduo em condição homeodinâmica ou em desequilíbrio, fundamentados pela Ciência do diagnóstico, a Semiologia.

Semiologia é um vocábulo de origem grega que associa *sēmeîon (semio)*, significando **sinal, sintoma**, com outro, *lógos*, **razão, estudo**; então, o sentido lato da palavra é "a ciência dos sinais e sintomas". Deduz-se, desse modo, que a Semiologia de Enfermagem é o estudo dos sinais e sintomas ou dados objetivos e subjetivos advindos das alterações orgânicas do ser humano, resultando nos problemas, na determinação do(s) diagnóstico(s), nas intervenções e na avaliação de Enfermagem.

Assim, a Semiologia de Enfermagem permite a investigação e o levantamento sistematizado dos dados relatados pelo paciente ou percebidos pelo enfermeiro-examinador quando da consulta de Enfermagem (a tecnologia do cuidado), envolvendo o histórico de Enfermagem composto pela entrevista e o exame físico, cujas informações subsidiam a identificação de normalidades e/ou anormalidades, que exigirão intervenções de Enfermagem fundamentadas pelo método e pelos procedimentos da Semiotécnica de Enfermagem.

A palavra Semiotécnica também se origina do grego a partir da associação de *sēmeîon (semio)* com *tɛknikɛ* (técnica), esta entendida como um conjunto de procedimentos, processos de uma profissão, que alicerçados em princípios e conhecimentos científicos são aplicados para a obtenção de determinados resultados.

A Semiologia e a Semiotécnica fundamentam todo o exercício profissional e constituem-se no núcleo básico do processo ensino-aprendizagem em Enfermagem, em que o futuro enfermeiro desenvolve habilidades cognitivas, psicomotoras e comportamentais para compreender a importância da integralidade do cuidar nos diversos níveis de atenção, de associação e integração do conteúdo teórico e prático, do raciocínio científico, do pensamento crítico, da relação multi e interprofissional e interdisciplinar, da observação clínica, da comunicação verbal e não verbal, da criatividade, do trabalho em equipe, da tomada de decisões, da SAE, entre outras habilidades e competências não menos importantes.

Essa articulação fortalece a assistência ao ser humano (indivíduo, família e comunidade) e admite que sejam aplicadas intervenções tecnológicas **leves** (das relações, do acesso, do acolhimento, da gestão de serviços, da produção da comunicação),

leves/duras (amparadas pelos saberes estruturados de diversas Ciências) e as **duras** (recursos materiais e equipamentos). Então, o enfermeiro presta assistência mediante um instrumento metodológico, sistematizando suas intervenções que resultam no ato de cuidar. É incontestável que o instrumento adequado para a operacionalização desse cuidar é a Sistematização da Assistência de Enfermagem (SAE), cujo saber sustenta a prescrição das intervenções de Enfermagem para atender as necessidades do paciente e avalia os resultados advindos dessas ações.

Em outras breves palavras, a Semiologia e a Semiotécnica associadas favorecem a compreensão dos princípios básicos para o exame físico, identificando os parâmetros normais e as possíveis alterações, o que gera os problemas e os diagnósticos de Enfermagem que, após avaliados, determinam as intervenções de Enfermagem a eles relacionadas, assim como a avaliação dessas intervenções pela operacionalização SAE, que é a dinâmica das ações do enfermeiro de forma organizada, integral, integrada, complementar e indissociável, visando melhorar a qualidade de vida do ser humano em todos os níveis de complexidade.

A obrigatoriedade da realização da SAE nos Estabelecimentos de Assistência à Saúde (EAS) obedece a Lei do Exercício Profissional n. 7.498/86, o Código de Ética da Profissão e as Resoluções n. 272/2002 e n. 358/2009 do Conselho Federal de Enfermagem. A SAE é operacionalizada a partir da Consulta de Enfermagem, considerada uma tecnologia do cuidado e abrange o histórico de Enfermagem, o exame físico, o diagnóstico de Enfermagem, a prescrição da assistência de Enfermagem, a evolução da assistência de Enfermagem e o Relatório de Enfermagem que o enfermeiro deve executar diariamente aos pacientes sob sua responsabilidade.

No cotidiano do cuidar, pela prática da consulta de Enfermagem, os enfermeiros executam muitas intervenções, interagindo com uma equipe multiprofissional e interdisciplinar para assistir ao paciente com competência e qualidade. Seu cuidar está fundamentado em protocolos institucionais, validados e aprovados, tanto de práticas básicas como avançadas planejadas pela SAE, que, por sua vez, proporciona ao enfermeiro maior facilidade na visibilidade do cuidar como um todo e permite a ele que faça avaliações e tome decisões para atender cada pendência, cada necessidade do paciente.

A SAE deverá ser registrada formalmente no prontuário do paciente, exibindo os dados subjetivos (informações do paciente, sintomas), objetivos (exame físico, sinais e resultados de exames clínicos), prescrição (decisão sobre as intervenções de Enfermagem a serem executadas) e evolução (avaliação do enfermeiro em relação aos resultados dos cuidados prescritos, aos problemas novos identificados a serem abordados nas 24 horas subsequentes e ao estado geral do paciente).

Dominando o saber e o fazer Enfermagem, o enfermeiro desenvolverá suas competências de forma dinâmica, terapêutica e educativa, comprometido com a ética e o rigor técnico e científico, sendo capaz de executar a consulta de Enfermagem, propondo e executando a SAE para atender os problemas de cada indivíduo, família e comunidade e satisfazer suas necessidades de saúde.

Referências

1. Agem. In: Dicionário Infopédia da Língua Portuguesa [em linha]. Porto: Porto Editora; 2003-2020. [Acesso 2020 maio 28]. Disponível em: https://www.infopedia.pt/dicionarios/lingua-portuguesa/-agem.
2. Dicionário Houaiss da Língua Portuguesa. Rio de Janeiro: Editora Objetiva; 2009. 1986p.
3. En-. In: Dicionário Infopédia da Língua Portuguesa [em linha]. Porto: Porto Editora; 2003-2020. [Acesso 2020 maio 26]. Disponível em: https://www.infopedia.pt/dicionarios/lingua-portuguesa/en-.

4. Firme. In: Dicionário Infopédia da Língua Portuguesa [em linha]. Porto: Porto Editora; 2003-2020. [Acesso 2020 maio 28]. Disponível em: https://www.infopedia.pt/dicionarios/lingua-portuguesa/firme.
5. Hickman JS. Introdução à teoria da enfermagem. In: George JB. Teorias de enfermagem: os fundamentos à prática profissional. 4.ed. Porto Alegre: Artes Médicas; 2000. p.11-20.
6. Madrid M, Barret EAM. Roger'scientific art of nursing practice. New York: National League for Nursing Press; 1994.
7. McEwen M, Wills EM. Bases teóricas para a Enfermagem. 2.ed. Porto Alegre: Artmed; 2009.
8. Merhy EE. Em busca do tempo perdido: a micropolítica do trabalho vivo em saúde. In: Agir em Saúde. Um Desafio para o Público. São Paulo: Editora Hucitec; 1997. p.71-112.
9. Potter P, Perry AG, Elkin MK. Procedimentos e intervenções de enfermagem. 5.ed. Rio de Janeiro: Guanabara Koogan; 2013. p.816.
10. Potter P, Perry AG, Stockert P. Fundamentos de enfermagem. 9.ed. Rio de Janeiro: Guanabara Koogan; 2018. p.1392.
11. Semio. In: Dicionário Infopédia da Língua Portuguesa [em linha]. Porto: Porto Editora, 2003-2020. [Acesso 2020 maio 28]. Disponível em: https://www.infopedia.pt/dicionarios/lingua-portuguesa/semio-.
12. Tannure MC, Pinheiro AM. Semiologia – Bases clínicas para o processo de enfermagem. Rio de Janeiro: Guanabara Koogan; 2017.
13. Técnica. In: Dicionário Infopédia da Língua Portuguesa [em linha]. Porto: Porto Editora, 2003-2020. [Acesso 2020 maio 28]. Disponível em: https://www.infopedia.pt/dicionarios/lingua-portuguesa/técnica.
14. Teoria. In: Dicionário Infopédia da Língua Portuguesa [em linha]. Porto: Porto Editora, 2003-2020. [Acesso 2020 maio 28]. Disponível em: https://www.infopedia.pt/dicionarios/lingua-portuguesa/teoria.

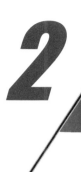

Consulta de Enfermagem – A Tecnologia do Cuidar Integral

Patrícia Maria da Silva Crivelaro
Maria Belén Salazar Posso

Pré-requisitos

- Conhecimento e domínio dos instrumentos básicos.
- Conhecimento e domínio da Sistematização da Assistência de Enfermagem.
- Conhecimento e domínio da terminologia científica.
- Conhecimento e domínio do conteúdo da Semiologia e Semiotécnica de Enfermagem.

Consulta de Enfermagem

A Enfermagem passou, em toda sua trajetória histórica, por diversos momentos de luta pelos direitos ao acesso e à qualidade da assistência prestada, bem como da resolutividade dos problemas de saúde/doença.

Para a Enfermagem se tornar uma atividade de cuidar complexa, percorreu um caminho histórico em um mundo pós-moderno repleto de paradoxos, desencontros de paradigmas, desafios de gestão dos cuidados, mudanças políticas, sanitárias, socioeconômicas-culturais, ético-legais constantes, inovações tecnológicas, complexidade dos cuidados de saúde, alta competitividade e aquisição de competência profissional que influenciaram e influenciam a sociedade, o mercado de trabalho e as profissões.

Contudo, se esse panorama trouxe desafios para a rápida adaptação da Enfermagem, em contrapartida, motivou-a a construir seu campo de atuação, seu corpo próprio de conhecimentos, sua evolução como profissão, agregando às leis impessoais do mercado e à sofisticada tecnologia os princípios da Humanística.

Nesse cenário, no decorrer dos tempos, a Enfermagem foi estruturando um saber próprio, advindo da apropriação de múltiplos saberes científicos, éticos, estéticos e da experiência, que pesquisados e metodologicamente construídos e aplicados, resultaram na ciência da Enfermagem, considerada por alguns teóricos como Ciência Aplicada, a qual usa o conhecimento das Ciências para a resolução de problemas e como Ciência Humana Prática principalmente voltada para o cotidiano profissional do cuidado, que é a atividade integral, essencial e absoluta do enfermeiro. E como Ciência, a Enfermagem está continuamente em constante "vir a ser", pesquisando, propondo teorias, conceitos e construindo seu corpo de conhecimentos que se sedimentam na arte e na tecnologia do ato do cuidar.

Como arte, a enfermagem se concretiza na relação e na interação interpessoal por meio de ações, comportamentos, atitudes, condutas com o outro. A arte do cuidar envolve a estética e a ética na aplicação competente da prática da Ciência da Enfermagem, qualificando-a. O enfermeiro desenvolve a arte no educar o outro em qualquer momento temporal de sua vida, estimulando sua autonomia para se autocuidar. A Enfermagem é a arte de perceber o alerta do grito do silêncio do outro pela comunicação não verbal demonstrada por expressões faciais e corporais, revelando cargas emocionais, dores, inquietação, indiferença, ansiedade, tensão, medo, cansaço, irritação. A arte do cuidar é uma atitude indissociada da tecnologia do cuidado, que permeia todas as atividades evolutivas do ser humano e aqui, vale reiterar a classificação das tecnologias leves, leves/duras e duras de Merhy e Onocko (1997), sendo as leves: as das relações, do acolhimento, do vínculo e da atenção integral; as leves/duras: as dos saberes estruturados, como o administrativo, as teorias, que fundamentam e direcionam o ato do cuidar; e as duras, como as dos recursos materiais e equipamentos, máquinas, entre outros.

Então a Enfermagem é uma prática social cooperativa, cujas atividades assistenciais, administrativas, educativas, de pesquisa e de integração exigem além do conhecimento científico, a interação multi e interprofissional e interpessoal operacionalizadas de forma sistematizada, integral, integrada e complementar pela Consulta de Enfermagem (CE).

Para a CE tornar-se uma estratégica tecnológica do cuidar complexo, houve uma trajetória percorrida com acompanhamento dos marcos históricos da Enfermagem no Brasil, e no decorrer dos tempos, o cuidado prestado empiricamente foi dando lugar a um cuidar fundamentado em conceitos teóricos e raciocínio científico repletos de mudanças, inovações tecnológicas e aquisição da competência profissional, desenvolvendo, assim, seu corpo próprio de conhecimentos, mediante elaboração de teorias, pesquisas, formulação de modelos de assistência e gestão, determinação de modelos conceituais e estruturais, consolidando-se como profissão.

A CE é um rico contexto de relacionamento interpessoal entre o enfermeiro e o cliente/paciente na busca da promoção da saúde, da prevenção de doenças para melhorar a qualidade de vida e do potencial do ser humano e, dependendo da entrevista e da escuta realizada, advém um diálogo efetivo, permitindo ao enfermeiro reconhecer as condições físicas, psicossociais e psicoespirituais inerentes à vida daquele paciente, constituindo-se nos determinantes de seu perfil de saúde e doença.

A CE é competência privativa do enfermeiro e está regulamentada pela Lei do Exercício Profissional n. 7.498, de 25 de junho de 1986, no seu art. 11, inciso I, letra "i" e pelo Decreto n. 94.406, de 8 de junho de 1987, no seu art. 8º, inciso I, letra "e". Tais regulamentações determinam ainda a profissão como modalidade de prestação de assistência direta ao indivíduo, à família e à comunidade em diferentes cenários, sendo em "comunidades, domicílios, indústrias, unidades de saúde pública, escolas, creches, ambulatórios, hospitais, entre outros, onde houver equipe de Enfermagem" e em todos os níveis de assistência à saúde, seja em instituição pública, seja em instituição privada. A Resolução n. 358/2009 do Cofen contextualiza a CE e disponibiliza a distinção entre Processo de Enfermagem (PE) e Sistematização da Assistência de Enfermagem (SAE). O PE é constituído de cinco etapas: "coleta de dados (histórico de Enfermagem), diagnóstico de Enfermagem, planejamento, implementação e avaliação de Enfermagem". Já a SAE, organiza e instrumentaliza as etapas do PE. Essa legislação confere à categoria de Enfermagem grande responsabilidade em suas ações, mesmo auferindo-lhe maior abrangência de atuação.

A CE como estratégia tecnológica do cuidado, voltada para a centralidade das dimensões do cuidar, pressupõe que o enfermeiro domine, entre outros conhecimentos das Ciências da Saúde, os instrumentos básicos de Enfermagem associados às habilidades de técnicas e propedêuticas com o objetivo de identificar os problemas de saúde do indivíduo e desenvolver estratégias para atender suas necessidades com intuito preventivo e de promover seu potencial para o autocuidado e da saúde, por meio da implementação de intervenções e orientações do PE operacionalizado na SAE.

A CE deve ter objetivos claros e metodologias próprias para o enfermeiro implementar a integralidade do cuidado individual, como membro essencial de uma equipe interprofissional, oferecendo proteção, recuperação/reabilitação e promoção da saúde para o paciente, para a família e comunidade, no serviço de saúde que atue.

A importância da CE na busca da integralidade do atendimento, dando importância à maior resolutividade dos problemas de saúde dos usuários dos serviços, tem sido referendada por vários estudiosos, estabelecendo, portanto, conexão com os princípios do Sistema Único de Saúde (SUS) na medida em que a Enfermagem postula e reconhece o direito de toda pessoa à assistência à saúde e de Enfermagem de qualidade, além da compreensão da diversidade de etnias, credos, condições sanitárias e sociais e das necessidades básicas de saúde no ciclo saúde/doença, para atender o indivíduo, a família e a coletividade. Ainda, norteia seu assistir com estreita relação com o trabalho da equipe multiprofissional, perfeitamente de acordo com a integralidade do cuidado que articula ações preventivas e curativas, abrangendo o indivíduo, a família e a comunidade em todos os níveis de complexidade para que o mais alto nível de saúde seja atingido.

Integralidade significa totalidade, inteiro, um todo que associado à palavra cuidado, exprime sua complexidade e importância, permeando todas as atividades evolutivas das relações, dos saberes interprofissionais, da gestão do dimensionamento dos recursos humanos e da correta e específica utilização de materiais. Tais atividades exigem novas formas do cuidar, novas visões sobre os fenômenos, mais liberdade e independência do enfermeiro para atuar de forma holística, empática, ética, respeitosa e acolhedora, de valorização da pessoa, de usar sua *expertise* e competência na comparação e na avaliação de sinais e sintomas normais e anormais, na solicitação de exames e prescrição de medicamentos (se autorizado legalmente pela gestão municipal de saúde), entre outras. Não há como desvincular a integralidade da CE, pois são necessariamente conceitos conexos, integrados e associados.

Ao pensar tal vínculo, depreende-se que o enfermeiro ao assistir de forma integral, avaliará todos os aspectos psicobiológicos, psicossociais e espirituais apresentados pelo paciente em sua unicidade e totalidade, utilizando a interprofissionalidade para ampliação das possibilidades de resolução de suas demandas, dentro das etapas que envolvem uma CE.

A CE deve ser realizada no primeiro contato do enfermeiro com o paciente, tanto em unidade básica de saúde, unidade de internação hospitalar ou mesmo outro serviço de saúde em que iniciará o tratamento. O local deve ser privativo, calmo, arejado, com boa iluminação e o enfermeiro deve explicar ao paciente todo o procedimento.

Vale nessa oportunidade retomar as etapas do PE, as quais devem nortear a CE: na primeira etapa, composta pelo histórico e pelo exame físico – mediante a entrevista com o paciente por meio de escuta respeitosa dos relatos –, coletam-se dados sociodemográficos, além de hábitos de vida, queixas, antecedentes pessoais e familiares, e outros, os quais serão importantes para o diagnóstico de Enfermagem, etapa que precede a avaliação física cefalopodálica, por meio de técnicas de inspeção, ausculta, percussão e palpação, complementando o levantamento de problemas do paciente.

A segunda etapa é a classificação dos diagnósticos de Enfermagem. Nesta fase, é necessário raciocínio clínico e uma cuidadosa análise de todas as informações relatadas pelo paciente e observadas pelo profissional tanto na entrevista quanto no exame físico. Para concretização desta etapa, utiliza-se um sistema de linguagem padronizada, como o North American Nursing Diagnosis Association (Nanda) e a Classificação Internacional para Prática de Enfermagem (CIPE®).

A terceira etapa constitui o planejamento do cuidado. Nesta fase, são estipuladas as metas, para a partir delas, serem desenvolvidas as implementações de Enfermagem, ressaltando-se a importância de utilização de instrumentos padronizados que embasam cientificamente a tomada de decisão, como a Classificação de Resultados de Enfermagem (NOC), a Classificação de Intervenções de Enfermagem (NIC) de acordo com as necessidades específicas de cada paciente.

A quarta etapa é composta pela implementação dos cuidados planejados, podendo ser executada pela equipe de Enfermagem ou enfermeiro, dependendo do nível da complexidade assistencial. A avaliação, a última etapa da CE, leva o profissional a refletir sobre o processo na sua essência, retomando qualquer fase do processo de acordo com a necessidade.

Diante do exposto, a CE como tecnologia do cuidado integral pode ser realizada com a utilização do histórico de Enfermagem, instrumento de coleta geral que norteará o raciocínio clínico do profissional direcionando sua SAE. No Capítulo 3 – *Histórico de Enfermagem e Exame Físico*, apresentam-se alguns modelos de histórico de enfermagem que podem contribuir para a construção de outros modelos, para contemplar uma realidade de trabalho específica.

Referências

1. Merhy EE, Onocko R. Agir em saúde: um desafio para o público. São Paulo: Hucitec; 1997. p.113-50.
2. Brasil. Cofen. Resolução n. 358/2009. Dispõe sobre a Sistematização da Assistência de Enfermagem e a implementação do Processo de Enfermagem em ambientes, públicos ou privados, em que ocorre o cuidado profissional de Enfermagem, e dá outras providências [Internet]. Brasília; 2009. [Acesso 2020 mar 272020.]. Disponível em: http://www.cofen.gov.br/resoluo-cofen-3582009_4384.html.
3. Oliveira MIR, Ferraz NMF. A ABEn na criação, implantação e desenvolvimento dos Conselhos de Enfermagem. Rev Bras Enfermagem. 2001;54(2):208-12.
4. Cecílio LCO. As necessidades de saúde como conceito estruturante na luta pela integralidade e eqüidade na atenção em saúde. In: Pinheiro R, Mattos RA (org.). Os sentidos da integralidade na atenção e no cuidado à saúde. Rio de Janeiro: IMS/UERJ/Abrasco; 2001. p.113-2.
5. Araújo TAM et al. Multiprofessionality and interprofessionality in a hospital residence: preceptors and residents' view. Interface. 2017;21(62):601-13.
6. Machado MLP, Oliveira DLLC, Manica ST. Extended nursing consultation: education possibilities for the practice of integrality in health. Rev Gauch Enferm [Internet]. 2013;34(4):53-60. [Acesso 2020 mar 27]. Disponível em: http://www.scielo.br/scielo.php?script=sci_arttext&pid=S1983-14472013000400007.
7. Barros A, Sanchez C, Lopes J, Dell´Acqua M, Lopes M, Silva R. Processo de Enfermagem: guia para a prática. Conselho Regional de Enfermagem; 2015. 113p.
8. Horta W. Processo de Enfermagem; 1979. p.9-74.
9. McEwen M.; Wills EM. Bases teóricas de enfermagem. 4.ed. Porto Alegre: Artmed; 2016. 576p.
10. Brasil. Lei n. 7.498, de 25 de junho de 1986. Dispõe sobre a regulamentação do exercício da Enfermagem e dá outras providências [Internet]. Brasília; 1986. [Acesso 2020 mar 27]. Disponível em: http://www.ee.usp.br/site/Index.php/paginas/mostrar/1420/2094/147.
11. Amarante ST, Posso MBS. A utilização da avaliação na sistematização da assistência de enfermagem. In: Chaves LC, Posso MBS. Avaliação física em enfermagem. Barueri: Manole; 2012. Cap.1, p.1-32.
12. George BJ. Teorias de Enfermagem: os fundamentos à prática profissional. Artmed; 2000.

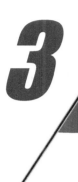

Histórico de Enfermagem e Exame Físico

Patrícia Maria da Silva Crivelaro
Viviane Cristina Bastos
Maria Belén Salazar Posso

Pré-requisitos

- Conhecimento das ciências básicas.
- Conhecimento e domínio da terminologia científica e dos conceitos de Enfermagem.
- Conhecimento da ética e da filosofia de Enfermagem: conceitos de valor-sistema de valores, os entes e seres da Enfermagem e das teorias de Enfermagem.
- Conhecimento e domínio dos instrumentos básicos e sistematização da assistência de Enfermagem.

Histórico de Enfermagem – Entrevista, levantamento de dados e exame físico

Entrevista

O exame físico é ação desenvolvida pelo enfermeiro no atendimento a um indivíduo em qualquer nível de atenção à saúde, é parte constituinte e imprescindível do Processo de Enfermagem (PE), que é desenvolvido em cinco etapas dinâmicas e interrelacionadas, sendo elas: 1) histórico de Enfermagem (entrevista/coleta de dados e exame físico); 2) diagnósticos de Enfermagem; 3) planejamento do cuidado; 4) implementação das ações; e 5) avaliação dos resultados. Todas essas fases foram apresentadas e discutidas no Capítulo 2 – *Consulta de Enfermagem – A Tecnologia do Cuidar Integral*.

Conforme observado nas etapas do PE, o histórico de Enfermagem abrange o exame físico, que é realizado durante a coleta de dados, após a entrevista, para levantamento dos problemas de Enfermagem (sinais e sintomas). Essa ordem é importante, pois é durante a entrevista que são apurados os dados antecedentes (história pregressa) e os dados atuais sobre condições de vida e saúde do paciente, da família e da comunidade (Quadro 3.1).

É importante destacar que a entrevista para a coleta desses dados deve ser também norteada por uma teoria de Enfermagem selecionada pelo profissional/serviço de saúde, a partir da análise e do conhecimento do vasto campo de teorias existentes e suas particularidades, escolhendo a que melhor se aplica às necessidades do público assistido. A teoria confere a visão e o método sobre o que se espera alcançar para resolver os problemas do indivíduo, da família e da coletividade.

Dentre as inúmeras teorias existentes, as mais utilizadas no Brasil são: "Teoria do autocuidado": Elizabeth Orem (1971); "Teoria do alcance dos objetivos": Imógenes King (1971); "Teoria da adaptação que oferece diretrizes para a aplicação de um PE": Callista Roy (1974, 1976 e 1981). A teoria mais amplamente utilizada no país é a "Teoria das necessidades humanas básicas" da brasileira Wanda de Aguiar Horta (1971), defendendo o conceito de que a partir da relação que o ser humano estabelece com o meio externo podem surgir alterações de fenômenos vitais, impactando no processo saúde-doença e, assim, a Enfermagem atuará reequilibrando as necessidades psicobiológicas, psicossociais, psicoespirituais afetadas, contribuindo com o equilíbrio hemodinâmico e fazendo referência ao bem-estar do paciente.

Assim, tendo escolhido a teoria, procede-se com visão metodológica sobre os dados que serão coletados, os quais são anotados e analisados pelo enfermeiro, que por meio dos seus conhecimentos científicos transforma-os em informações relevantes, instrumentalizando as próximas etapas e impactando positivamente no plano de cuidados.

Quadro 3.1 – Entrevista e coleta de dados.		
O que investigar?	Quais as variáveis?	Como e por que coletar?
DADOS DE IDENTIFICAÇÃO	Nome e nome social	Abordar o paciente pelo nome. Evitar apelidos.
	Idade	Atentar para a relação entre alterações fisiológicas próprias do processo de envelhecimento e também para alterações próprias de algumas fases (em crianças é comum ocorrências como sarampo, varicela, entre outras).
	Cor	Algumas doenças podem ser comuns em determinadas raças, como a anemia falciforme (raça negra).
	Estado civil	É importante conhecer o estado civil, pois alterações emocionais, sexuais, entre outras, podem emergir das relações.
	Grau de instrução	O grau de instrução correlaciona-se com a falta de conhecimento ou a dificuldade de entender e aderir às medidas terapêuticas e preventivas.
	Profissão/ocupação	Problemas de saúde podem estar relacionadas às funções laborais.
	Procedência/naturalidade	Informação importante em virtude de algumas doenças estarem relacionadas com algumas regiões, como a malária, a doença de Chagas e a esquistossomose no Amazonas.
	Condições de moradia	Condições como residência, relação cômodos/moradores, higiene, esgoto, água potável – tudo que pode interferir nos padrões de saúde da família.
	Religião/crenças	Conhecer as crenças instrumentaliza o profissional nas orientações, pelo conhecimento da forma de visualização do paciente sobre seu estado de saúde/enfrentamentos entre outros.
Histórico da doença atual/queixas		Investigar de modo detalhado os sintomas relacionados com a doença, como o horário de aparecimento, a localização, a frequência, a duração, a intensidade, os fatores desencadeantes e os atenuantes.
Antecedentes pessoais		Deve-se identificar a ocorrência de doenças anteriores, reações alérgicas, uso de medicamentos, uso de drogas, álcool, tabagismo, hábitos e costumes (sono e repouso, higiene, alimentação, eliminações, lazer, atividade física), alterações emocionais.
Antecedentes familiares		Investiga-se doenças congênitas, hereditárias e infectocontagiosas atuais ou anteriores.

Fonte: Adaptado de Chaves e Posso (2012).

Coletar essas informações exige do profissional a capacidade de acolher, observar, ouvir e se comunicar por meio de uma linguagem clara e respeitosa durante a entrevista, que deve ser revestida de interação, ética e comprometimento, olho no olho, indicando atenção e interesse pelos relatos do paciente/acompanhante. Além disso, é importante demonstrar segurança, empatia, explicando cada etapa do exame para aliviar ansiedades e tensões do paciente. O entrevistador deve escutar o paciente, evitando interrupções. Os questionamentos devem ser claros, com linguagem simples, sem termos técnicos.

Esse processo, aliado a um ambiente privativo, iluminado, arejado, calmo e sobretudo acolhedor, auxilia na formação do vínculo de confiança profissional/paciente/acompanhante. O ambiente, bem como o posicionamento do profissional, pode gerar aproximação ou distanciamento do paciente, assim, caso o local da entrevista seja um consultório de Enfermagem, seu mobiliário deve estar organizado de modo que o enfermeiro possa ficar em frente do paciente/acompanhante, evitando o uso da mesa entre ambos. Estudos recentes apontam a mesa como barreira física que impede a observação adequada do paciente durante a entrevista, apresentando-se como uma formalidade frequentemente utilizada no modelo biomédico de cuidado. A Figura 3.1 demonstra como seria a disposição da mobília no caso da entrevista ser realizada em um consultório de Enfermagem para uma melhor aproximação. Esses cuidados promovem formação do vínculo, profundidade e qualidade das informações coletadas.

Perfil do entrevistador
O enfermeiro deve ser acolhedor, manter-se atento e demonstrar interesse nas informações relatadas, olhando nos olhos do paciente, propiciando o início de um vínculo.

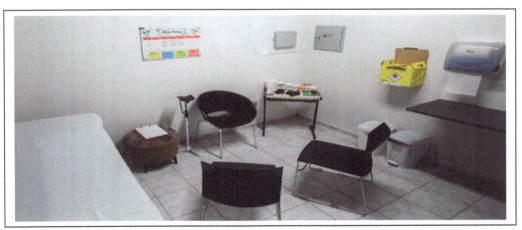

Figura 3.1 – Disposição do mobiliário para entrevista.
Fonte: Acervo da autoria do capítulo. Fotos de Ismael Felix de Souza Junior e Maria Júlia Santos de Lima.

Exame físico

Inicia-se a partir da análise das informações coletadas, exigindo em todo o processo raciocínio clínico do enfermeiro, isto é, ele deve ser capaz de articular os conhecimentos adquiridos no processo de formação, qualificação profissional e experiências de trabalho, como Fisiologia, Anatomia, Patologia, Microbiologia, Semiologia, entre outros, os quais são mentalmente acionados e auxiliam no desenvolvimento do pensamento crítico diante das pistas coletadas na entrevista.

Por meio do raciocínio clínico é possível priorizar as áreas que serão examinadas pelo enfermeiro naquela avaliação, buscando indícios que corroborem ou acrescentem informações relevantes aos dados coletados durante a entrevista, subsidiando uma ideia e/ou um julgamento que nortearão o diagnóstico de Enfermagem e as demais etapas do processo, como plano de cuidados, intervenções e avaliação.

Examinar exige do profissional conhecimento aprofundado da propedêutica de cada avaliação, o qual só pode ser adquirido pela prática frequente de tocar/examinar, aliada aos estudos de Anatomia, Fisiologia, Patologia, entre outros saberes que fortalecem a segurança do enfermeiro diante dos aspectos de normalidade e das alterações encontradas no paciente.

Materiais necessários para o exame físico

Além de manter um ambiente organizado, limpo, iluminado, arejado e privativo, todos os materiais relacionados no Quadro 3.2 devem estar disponíveis durante o exame, para que não haja interrupções. Assim, antes de chamar o paciente na sala (se o atendimento for no consultório de Enfermagem) ou antes de se dirigir ao quarto/leito (seja internação, seja visita domiciliária), todos os itens devem ser organizados em uma bandeja.

Quadro 3.2 – Descrição dos materiais utilizados no exame físico e suas finalidades (ver também Figuras 3.1 a 3.3).	
Materiais	Finalidade
1. Estetoscópio	Avaliação dos sons ou ruídos presentes à ausculta dos sistemas cardiovascular, respiratório e digestório.
2. Esfigmomanômetro	Verificação dos sinais vitais e para avaliar a presença de petéquias (exame de prova do laço).
3. Termômetro	Avaliação da temperatura corporal.
4. Oxímetro de pulso	Avaliação da saturação de oxigênio pelos tecidos e frequência cardíaca. Pode ser substituído por relógio de ponteiro para identificar pela palpação os pulsos, distinguindo manualmente a frequência cardíaca em 1 minuto e para observar em 1 minuto a movimentação toracoabdominal (inspiração-expiração) para frequência respiratória.
5. Espátula	Avaliação da mucosa oral (p. ex., contração faríngea, reflexo de engasgamento, desvios, força da língua, entre outros).
6. Fita métrica	Mensuração da circunferência abdominal, da cintura, do crânio e de outras partes do corpo conforme necessidade.
7. Bolas de algodão	Bolas de algodão secas são úteis para realizar palpação superficial, já as bolas secas e molhadas são usadas para avaliar percepção sensorial. Também, podem-se usar agulhas e/ou monofilamentos, particularmente na presença de manchas pigmentares na pele para avaliar a sensibilidade dolorosa e nas doenças neurológicas com diminuição ou perda da função sensorial.
8. Martelo de reflexos	Avaliação dos reflexos dos nervos e tendões em áreas específicas.
9. Luvas de procedimento	Utilizadas especialmente na avaliação física de mucosas e pele não íntegra.
10. Lanterna clínica	Utilizada para avaliação da cavidade bucal e reflexos oculares.

Fonte: Adaptado de Chaves e Posso (2012).

Histórico de Enfermagem e Exame Físico 15

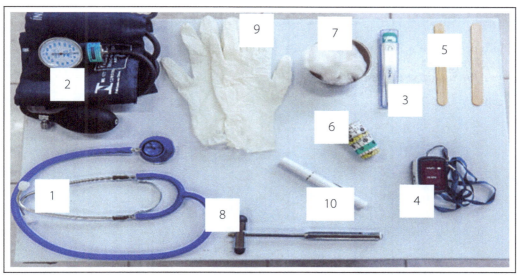

Figura 3.2 – Materiais utilizados no exame físico.
(1) Estetoscópio; (2) esfigmomanômetro; (3) termômetro; (4) oxímetro de pulso; (5) espátulas; (6) fita métrica; (7) cuba com bolas de algodão; (8) martelo de reflexos; (9) luvas; (10) lanterna clínica.
Fonte: Acervo da autoria do capítulo. Fotos de Ismael Felix de Souza Junior e Maria Júlia Santos de Lima.

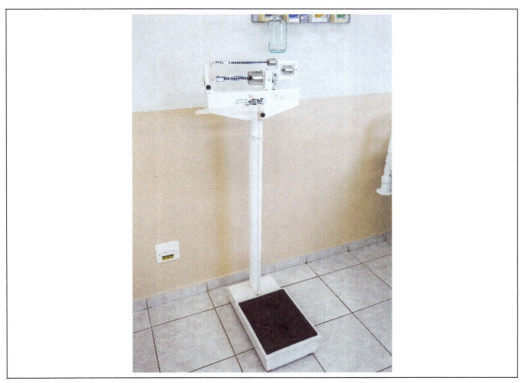

Figura 3.3 – Balança/régua antropométrica. Utilizada no exame físico para avaliar perda ou ganho da massa corporal e retenção de volume e também na avaliação da altura pela régua antropométrica.
Fonte: Acervo da autoria do capítulo. Fotos de Ismael Felix de Souza Junior e Maria Júlia Santos de Lima.

Delimitação das linhas anatômicas

As Figuras 3.4 a 3.6 apresentam como devem ser delimitadas as linhas anatômicas e as regiões para realização dos exames, as quais ajudam o profissional no momento da anotação dos achados anormais.

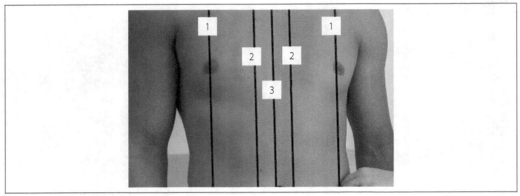

Figura 3.4 – Linhas imaginárias delimitando o tórax anterior.
(1) Linha hemiclavicular; (2) linha esternal; (3) linha médio esternal.
Fonte: Acervo da autoria do capítulo. Fotos de Ismael Felix de Souza Junior e Maria Júlia Santos de Lima.

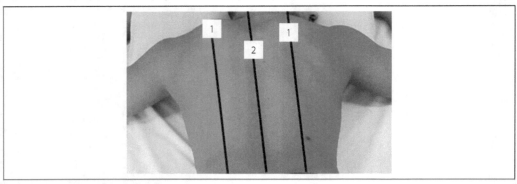

Figura 3.5 – Linhas imaginárias delimitando o tórax posterior.
(1) Linha escapular; (2) linha médio-espinhal.
Fonte: Acervo da autoria do capítulo. Fotos de Ismael Felix de Souza Junior e Maria Júlia Santos de Lima.

Posições para a realização de exame

Durante a realização do exame físico, o paciente pode adotar inúmeras posições e a opção pelo posicionamento é feita pelo enfermeiro, a partir da área a ser examinada, a manobra a ser realizada e a condição clínica do paciente, procurando mobilizá-lo o menos possível. Antes de iniciar a avalição física, é necessário um planejamento adequado, buscando evitar que o paciente permaneça em posição constrangedora ou mesmo que cause incômodo, respeitando sua privacidade e conforto.

Ao estabelecer a posição do paciente, é importante que o enfermeiro tenha em mente todas as estruturas que serão avaliadas, bem como a adequada orientação e auxílio necessários para a avaliação física naquele momento.

Histórico de Enfermagem e Exame Físico 17

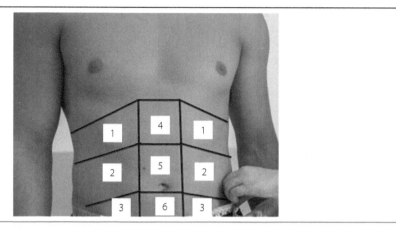

Figura 3.6 – Linhas imaginárias delimitando o abdome anterior.
(1) Hipocôndrio; (2) flanco; (3) fossa ilíaca; (4) epigástrico; (5) mesogástrico; (6) hipogástrico.
Fonte: Acervo da autoria do capítulo. Fotos de Ismael Felix de Souza Junior e Maria Júlia Santos de Lima.

Principais posicionamentos e suas características

- **Posição ereta ou ortostática:** o paciente deve permanecer em pé, com o peso do corpo distribuído de maneira igual entre os membros inferiores, e manter os pés levemente distantes (Figura 3.7). Essa posição é utilizada durante a avaliação neurológica.

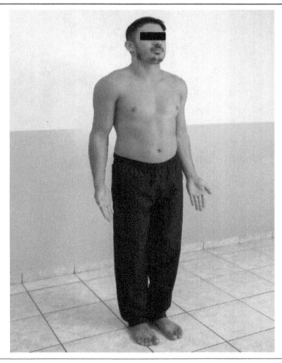

Figura 3.7 – Posição ereta ou ortostática.
Fonte: Acervo da autoria do capítulo. Fotos de Ismael Felix de Souza Junior e Maria Júlia Santos de Lima.

- **Posição sentada:** utilizada para avaliação das estruturas da cabeça, do pescoço, do tórax anterior, posterior e suas estruturas e mamas e membros superiores. Para assumir essa posição, o paciente deve permanecer sentado de modo que permita o exame das estruturas citadas, com os braços dispostos sobre as coxas (Figura 3.8).
- **Posição dorsal ou supina:** o paciente permanece deitado, de costas (decúbito dorsal), com braços posicionados ao longo do corpo, membros inferiores estendidos; pode-se utilizar um coxim em região poplítea para relaxar a musculatura abdominal durante o exame (Figura 3.9). Essa posição é indicada para o exame físico de estruturas da cabeça e do pescoço, do tórax anterior, abdome, membros superiores, incluindo axilas, braços, pernas e avaliação de pulsos.
- **Posição prona ou decúbito ventral:** o paciente mantém o abdome voltado para baixo, em contato com o leito, a cabeça lateralizada para o lado de maior conforto, os braços podem ser posicionados para cima, mantendo flexão dos cotovelos, e os membros inferiores estendidos (Figura 3.10). Essa posição é adotada para avaliação das condições da pele, articulações de quadril e em caso de doenças respiratórias graves, como a síndrome da doença respiratória aguda (SRDA). Essa posição é contraindicada para indivíduos com doença pulmonar obstrutiva crônica (DPOC) e casos de dificuldades de expansibilidade torácica, lesões cervicais e em uso de traqueostomia.

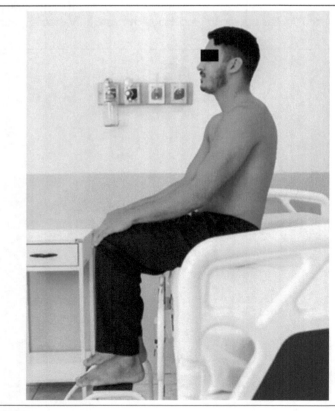

Figura 3.8 – Posição sentada.
Fonte: Acervo da autoria do capítulo. Fotos de Ismael Felix de Souza Junior e Maria Júlia Santos de Lima.

Histórico de Enfermagem e Exame Físico 19

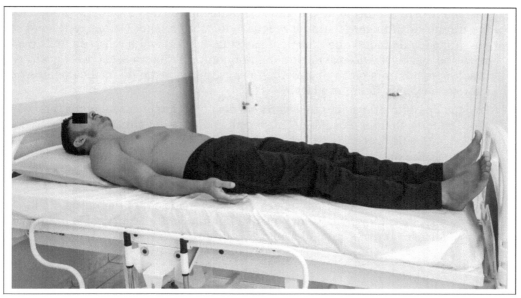

Figura 3.9 – **Posição decúbito dorsal/supina.**
Fonte: Acervo da autoria do capítulo. Fotos de Ismael Felix de Souza Junior e Maria Júlia Santos de Lima.

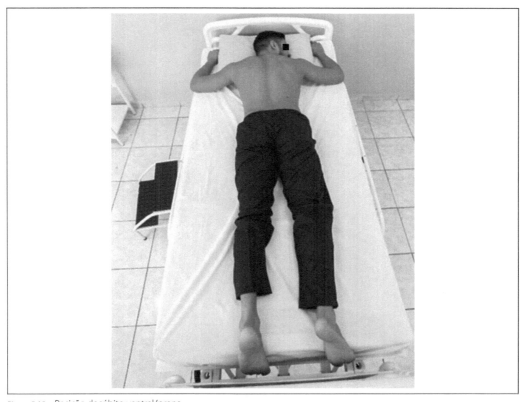

Figura 3.10 – **Posição decúbito ventral/prona.**
Fonte: Acervo da autoria do capítulo. Fotos de Ismael Felix de Souza Junior e Maria Júlia Santos de Lima.

- **Posição de Sims:** o paciente permanece em decúbito lateral esquerdo com o joelho direito ligeiramente fletido e repousando sobre o leito. Os braços devem ser posicionados de modo que o paciente se sinta confortável e o uso de um travesseiro sob a cabeça é desejável para melhor conforto (Figura 3.11). Essa posição é usada para administração de enteroclimas, administração de medicamentos por via retal e exames do ânus e reto.
- **Posição de litotomia:** deita-se na cama em decúbito dorsal, os membros inferiores são afastados, fletidos e os pés permanecem apoiados no leito. Uma variação dessa posição é a utilização de suporte para flexão dos joelhos (Figura 3.12). Adota-se essa posição para procedimentos ginecológicos e cirúrgicos, coleta de exames, sondagens, exames do ânus e reto.
- **Posição genupeitoral:** posiciona-se o indivíduo sobre o leito, ajoelhado, com os joelhos afastados, a cabeça lateralizada e posicionada sobre os braços, de modo que a cabeça e o tórax encostem na cama (Figura 3.13). Essa posição é utilizada para avaliação da região genital e anal.

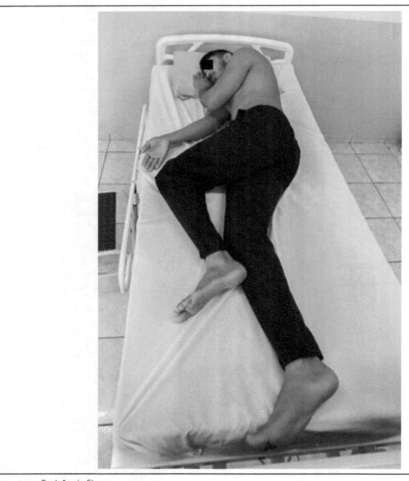

Figura 3.11 – Posição de Sims.
Fonte: Acervo da autoria do capítulo. Fotos de Ismael Felix de Souza Junior e Maria Júlia Santos de Lima.

Histórico de Enfermagem e Exame Físico 21

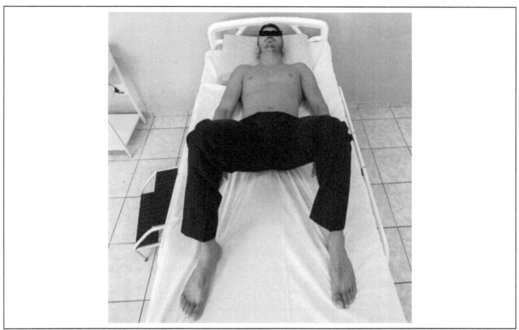

Figura 3.12 – Posição de litotomia.
Fonte: Acervo da autoria do capítulo. Fotos de Ismael Felix de Souza Junior e Maria Júlia Santos de Lima.

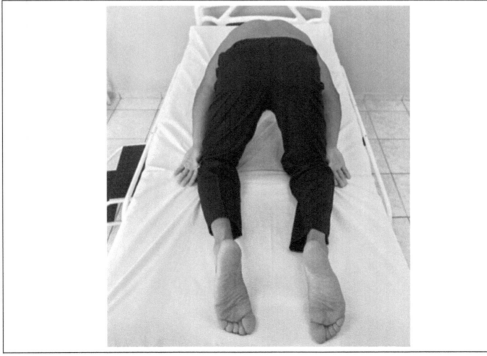

Figura 3.13 – Posição genupeitoral.
Fonte: Acervo da autoria do capítulo. Fotos de Ismael Felix de Souza Junior e Maria Júlia Santos de Lima.

- **Decúbito lateral direito:** o paciente permanece deitado, com o lado direito para baixo, os joelhos unidos e levemente fletidos, o braço esquerdo repousa sobre a coxa e o braço direito abduzido permanece sobre o leito (Figura 3.14). Essa posição é utilizada para avaliar estruturas na região posterior, buscar presença de lesões por pressão e para conforto do paciente.
- **Decúbito lateral esquerdo:** o paciente permanece deitado do lado esquerdo, em um plano paralelo ao chão, os joelhos unidos e levemente fletidos, o braço esquerdo repousa sobre a coxa e o braço direito abduzido permanece sobre o leito (Figura 3.15). Para conforto do paciente, é desejável a utilização de travesseiro sob a cabeça. Posição utilizada para avaliar estruturas na região posterior, buscar presença de lesões por pressão e para conforto do indivíduo.
- **Posição de Trendelenburg:** manter o paciente em posição supina, com a cabeceira da cama abaixo do nível do corpo e os membros inferiores estendidos e elevados; é importante que não se coloque travesseiros em região poplítea ao adotar essa posição, pois a compressão pelo travesseiro nessa região pode acarretar redução do retorno venoso (Figura 3.16). Essa posição é indicada aos indivíduos com alterações vasculares, como insuficiência venosa, e alguns procedimentos cirúrgicos, como histerectomias.

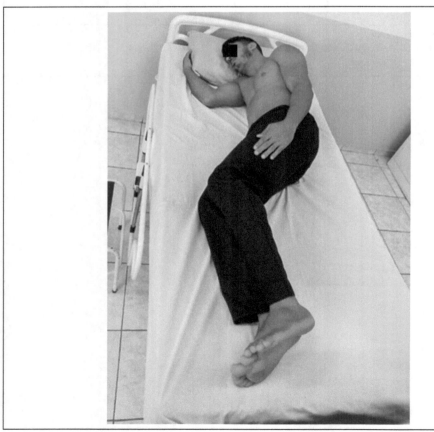

Figura 3.14 – Decúbito lateral direito.
Fonte: Acervo da autoria do capítulo. Fotos de Ismael Felix de Souza Junior e Maria Júlia Santos de Lima.

Histórico de Enfermagem e Exame Físico 23

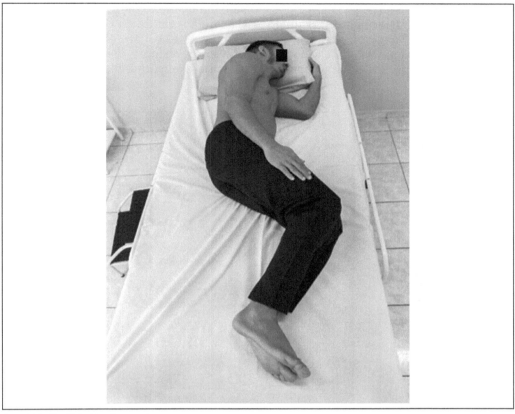

Figura 3.15 – Decúbito lateral esquerdo.
Fonte: Acervo da autoria do capítulo. Fotos de Ismael Felix de Souza Junior e Maria Júlia Santos de Lima.

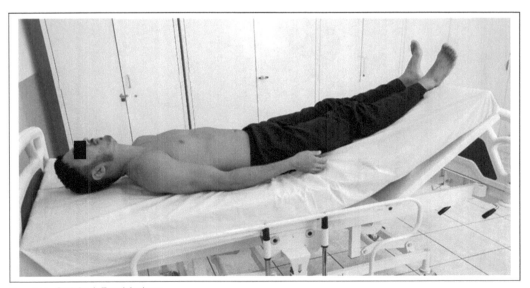

Figura 3.16 – Posição de Trendelenburg.
Fonte: Acervo da autoria do capítulo. Fotos de Ismael Felix de Souza Junior e Maria Júlia Santos de Lima.

- **Posição de Fowler:** o paciente é posicionado em decúbito dorsal com a cabeceira elevada a 45°. Pode-se utilizar uma variação de angulação da cabeceira da cama para 30° que é denominada semi-Fowler (Figuras 3.17 e 3.18). Essa posição é utilizada para exame físico de cabeça, pescoço, tórax, abdome, membros superiores e inferiores, principalmente quando o paciente avaliado apresenta desconforto respiratório.

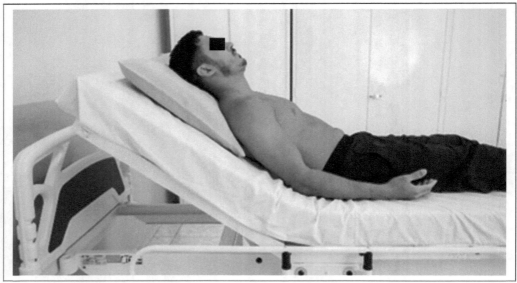

Figura 3.17 – **Posição de Fowler 30°.**
Fonte: Acervo da autoria do capítulo. Fotos de Ismael Felix de Souza Junior e Maria Júlia Santos de Lima.

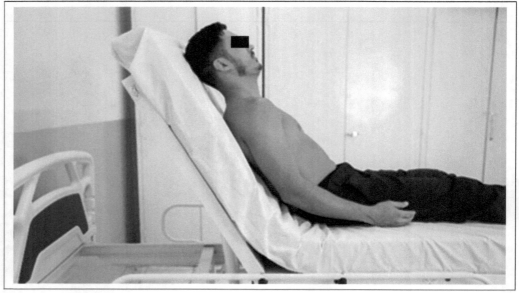

Figura 3.18 – **Posição semi-Fowler 45°.**
Fonte: Acervo da autoria do capítulo. Fotos de Ismael Felix de Souza Junior e Maria Júlia Santos de Lima.

- **Posição de Proclive ou Trendelenburg reversa:** nessa posição o paciente deve permanecer em decúbito dorsal, com a cabeceira da cama elevada e os membros inferiores estendidos e mais baixos em relação ao corpo, constituindo posição oposta à de Trendelenburg. Essa posição é utilizada em alterações circulatórias, como insuficiência arterial.

As principais posições e suas finalidades são apresentadas no Quadro 3.3.

\multicolumn{4}{c}{Quadro 3.3 – Principais posições e suas finalidades.}
Posição	*Região avaliada*	*Fundamentação teórica/Indicações*	*Limitações do posicionamento*
Posição ereta ou ortostática	Alterações ortopédicas e neurológicas.	Permite avaliar alterações de equilíbrio, marcha, fadiga muscular, sistema osteomuscular.	Pacientes mais enfraquecidos ou com mobilidade prejudicada podem não conseguir permanecer em pé. Em indivíduos com alterações circulatórias nos membros inferiores podem ocorrer queixas álgicas.
Posição sentada	Cabeça, pescoço, tórax anterior e posterior e suas estruturas, axilas e sinais vitais.	Ocorre melhor expansão pulmonar e permite a realização de ausculta anterior e posterior de tórax sem mobilizar o paciente, possibilita também melhor avaliação de simetria das estruturas.	Alguns pacientes que apresentem fadiga podem não conseguir manter essa posição pelo tempo necessário para realização da avaliação.
Posição dorsal ou supina	Cabeça, pescoço, tórax anterior e suas estruturas, abdome, pulsos e membros superiores e inferiores.	Possibilita relaxamento e permite a avaliação de inúmeras estruturas sem a movimentação do paciente, reduz a contração dos músculos abdominais e torna fácil o acesso para aferição dos pulsos.	Caso o paciente apresente desconforto respiratório, pode-se adotar a posição de Fowler ou semi-Fowler.
Posição prona ou decúbito ventral	Avaliação das condições da pele na região posterior, articulações de quadril e em caso de doenças respiratórias graves, como a síndrome da doença respiratória aguda (SRDA).	Utilizada para avaliação da extensão do quadril e melhora de síndromes respiratórias graves.	Gestante a partir de quinto mês de gestação e pacientes com insuficiência respiratória apresentam intolerância a essa posição.
Posição de Sims	Exame do reto, ânus e uso de medicações e enteroclimas.	A escolha dessa posição melhora a exposição do reto.	Alterações articulares podem limitar o posicionamento do paciente.
Posição de litotomia	Região genital (principalmente a feminina) e anal	Possibilita a completa exposição da genitália feminina e do ânus	Trata-se de uma posição desconfortável e constrangedora, portanto é necessário reduzir ao máximo o tempo que o paciente deverá permanecer exposto.
Posição genupeitoral	Exame da região genital e retal.	Permite melhor visualização do ânus e da genitália.	Trata-se de uma posição desconfortável e constrangedora, portanto é necessário reduzir ao máximo o tempo que o paciente deverá permanecer exposto.
Decúbito lateral direito	Melhora do conforto e da avaliação de temperatura retal.		Pacientes com fraturas e trauma raquimedular.
Decúbito lateral esquerdo	Melhora do conforto e da avaliação de temperatura retal. Melhora da circulação pela descompressão da veia cava em gestantes.		Pacientes com fraturas e trauma raquimedular.

(Continua)

(Continuação)

Quadro 3.3 – Principais posições e suas finalidades.			
Posição	Região avaliada	Fundamentação teórica/Indicações	Limitações do posicionamento
Posição de Trendelenburg	Utilizada em algumas cirurgias pélvicas, melhora o retorno venoso.		Não deve ser usada em pacientes com insuficiência cardíaca congestiva. Contraindicado também em pacientes com aumento de pressão intracraniana.
Posição de Fowley	Avaliação de cabeça e pescoço e avaliação de estruturas e simetria de tórax anterior.	Melhora da condição respiratória.	Hipotensão postural.
Posição de Proclive	Utilizada em cirurgias de abdome superior, cabeça e pescoço.	Melhora a condição respiratória de pacientes com sobrepeso e obesos.	Risco de hipotensão, pode ocorrer redução do fluxo sanguíneo para o cérebro e pescoço.

Fontes: Potter e Perry (2013); Chaves e Posso (2012).

Métodos propedêuticos do exame físico

Avaliação ou exame físico podem ocasionar nos pacientes/acompanhantes certa ansiedade, pois muitos deles se preocupam com a possibilidade de potencializar a dor, já presente, com possíveis achados ou mesmo com a exposição física durante a realização do exame. Em contrapartida, boa comunicação e comprometimento do profissional com o respeito e ética ao indivíduo durante o exame podem facilitar a interação enfermeiro/paciente/acompanhante.

Durante o exame físico são utilizados métodos propedêuticos que possibilitam a obtenção das informações necessárias para auxiliar no Diagnóstico de Enfermagem.

Os métodos utilizados para a realização do exame físico são a inspeção, a palpação, a percussão e a ausculta, os quais serão apresentados a seguir.

Inspeção

É o exame visual em que se observa e inspeciona o paciente, buscando achados semiológicos relevantes. Nesse método, utiliza-se o sentido da visão, analisando cor, relevo, forma, tamanho, movimento e aspecto do segmento a ser inspecionado. Primeiramente, é necessário reconhecer as características físicas normais, e a partir disso será possível detectar as alterações.

Durante a inspeção, é necessária iluminação adequada, bem como a exposição completa do segmento do corpo a ser avaliado, e, se possível, um lado deve ser comparado com o outro. Os achados de uma observação pormenorizada poderão suscitar situações que necessitem de avaliação mais minuciosa.

A inspeção pode ser estática ou dinâmica. Na inspeção estática, o examinador observa o paciente em repouso, ou seja, suas estruturas, como a forma do tórax. Na dinâmica, avalia-se o funcionamento dos movimentos das estruturas, como os movimentos respiratórios, seu ritmo e amplitude.

Uma inspeção geral é feita no primeiro contato com o paciente em que serão avaliadas condições de higiene, fisionomia, posição e postura adotadas, coloração da pele, dificuldade respiratória, nutrição, hidratação e limitação de movimentos, entre outros aspectos.

O método de inspeção ocorre durante toda a avaliação física, sendo realizado de maneira mais específica nos exames dos diversos aparelhos, o que será descrito nos capítulos posteriores.

Palpação

Tem como objetivo avaliar as estruturas através da utilização do tato. O profissional utiliza partes das mãos para avaliar de maneira delicada partes específicas e confirmar achados semiológicos durante a inspeção.

Através da palpação é possível avaliar alterações de contornos, formas, texturas, consistência, sensibilidade, tamanho, posição e característica dos órgãos. É importante que durante a palpação o paciente esteja relaxado, pois a tensão muscular dificulta a utilização desse método propedêutico.

A palpação pode ser superficial quando se avalia a superfície do corpo, ou profunda para exame dos órgãos internos. Várias técnicas de palpação são utilizadas durante o exame físico e sua escolha despende do local a ser avaliado:

- **Mãos espalmadas:** utiliza-se a palma de uma ou ambas as mãos. A técnica é empregada na avaliação de expansibilidade pulmonar (Figuras 3.19 e 3.20).

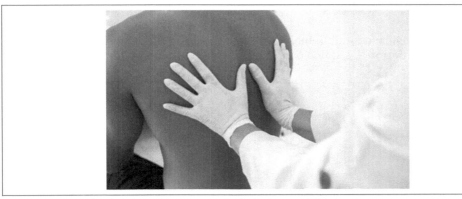

Figura 3.19 – Mãos espalmadas sobre o tórax posterior – Avaliação de expansibilidade pulmonar.
Fonte: Acervo da autoria do capítulo. Fotos de Ismael Felix de Souza Junior e Maria Júlia Santos de Lima.

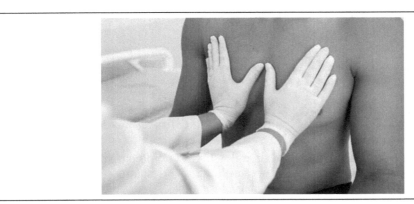

Figura 3.20 – Mãos espalmadas sobre o tórax anterior – Avaliação de expansibilidade pulmonar.
Fonte: Acervo da autoria do capítulo. Fotos de Ismael Felix de Souza Junior e Maria Júlia Santos de Lima.

- **Mãos em garra:** as mãos permanecem paralelas e com os dedos fletidos como uma garra. Essa técnica é utilizada para avaliação de fígado ou palpação de gânglios submandibulares, por exemplo (Figura 3.21).

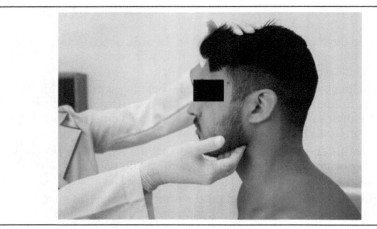

Figura 3.21 – Mãos em garra – Palpação de gânglios submandibulares.
Fonte: Acervo da autoria do capítulo. Fotos de Ismael Felix de Souza Junior e Maria Júlia Santos de Lima.

- **Mãos sobrepostas:** com uma mão sobrepondo a outra é feita uma pressão da mão superior na inferior. A técnica é utilizada na palpação de abdome (Figura 3.22).

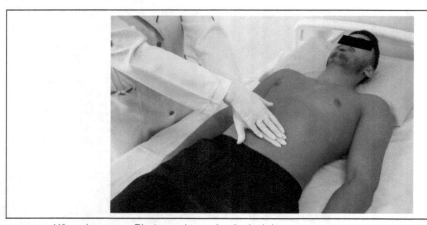

Figura 3.22 – Mãos sobrepostas – Técnica usada na palpação de abdome.
Fonte: Acervo da autoria do capítulo. Fotos de Ismael Felix de Souza Junior e Maria Júlia Santos de Lima.

- **Mão em pinça:** também chamada de palpação bidigital, é feita uma pinça com o polegar e o dedo indicador. Utiliza-se essa técnica na avaliação da glândula tireoide, de edema palpebral, de turgor da pele, entre outras (Figura 3.23).
- **Digitopressão:** é utilizada a pressão da polpa digital do polegar ou dedo indicador contra a parte a ser examinada. Um exemplo do uso dessa técnica é na avaliação de edema (Figura 3.24).
- **Palpação bimanual:** uma das mãos aproxima a parte do corpo a ser examinada enquanto a outra desenvolve a palpação (Figura 3.25).

Histórico de Enfermagem e Exame Físico 29

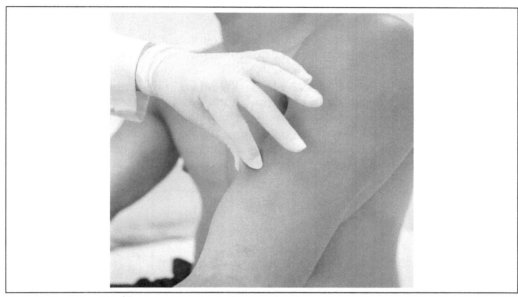

Figura 3.23 – Mão em pinça – É feita uma pinça com o polegar e dedo indicador.
Fonte: Acervo da autoria do capítulo. Fotos de Ismael Felix de Souza Junior e Maria Júlia Santos de Lima.

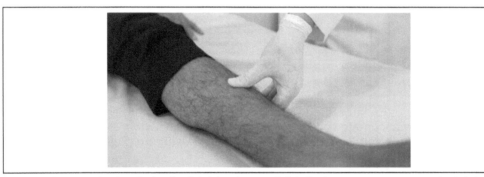

Figura 3.24 – Digitopressão – Pressão da polpa digital do polegar ou dedo indicador contra a parte a ser examinada (edema).
Fonte: Acervo da autoria do capítulo. Fotos de Ismael Felix de Souza Junior e Maria Júlia Santos de Lima.

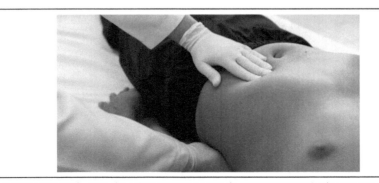

Figura 3.25 – Palpação bimanual – Uma das mãos aproxima a parte do corpo a ser examinada enquanto a outra desenvolve a palpação.
Fonte: Acervo da autoria do capítulo. Fotos de Ismael Felix de Souza Junior e Maria Júlia Santos de Lima.

Percussão

Consiste em golpear levemente uma área a ser examinada, produzindo um som resultante das características do órgão ou da estrutura avaliados. Para desenvolvimento desse método são utilizados o tato e a audição.

Durante a percussão, verifica-se coleções líquidas, fibrose, massas e possibilita a delimitação de um órgão. Cada estrutura percutida apresentará um timbre, uma intensidade e uma tonalidade, demonstrando características do órgão avaliado.

A percussão pode ser direta, quando se golpeia a estrutura a ser avaliada com um ou dois dedos, ou com a borda cubital da mão. Um exemplo de percussão direta é o sinal de Giordano utilizado para avaliação renal (Figura 3.26).

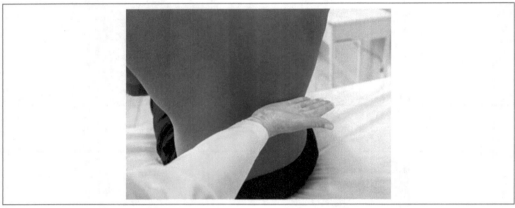

Figura 3.26 – Percussão direta.
Fonte: Acervo da autoria do capítulo. Fotos de Ismael Felix de Souza Junior e Maria Júlia Santos de Lima.

Na percussão indireta ou digito-digital, utiliza-se o dedo indicador (dedo plessímetro), que ficará em contato com a área a ser avaliada, e o dedo médio da mão oposta (dedo percussor), que golpeará a falange medial do plessímetro (Figura 3.27).

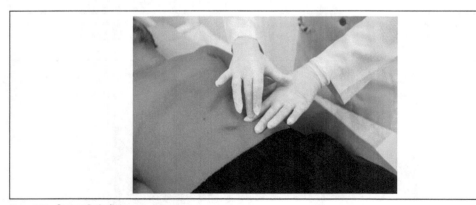

Figura 3.27 – Percussão indireta.
Fonte: Acervo da autoria do capítulo. Fotos de Ismael Felix de Souza Junior e Maria Júlia Santos de Lima.

O som produzido durante a percussão sofre a influência da parede e a natureza das estruturas avaliadas (Quadro 3.4).

Quadro 3.4 – Sons obtidos pela percussão.			
Som maciço	*Som submaciço*	*Som timpânico*	*Som claro pulmonar*
Produzido na percussão de áreas desprovidas de ar ou estruturas sólidas, como o fígado, o baço, os ossos e os músculos.	Produzido a partir da percussão de regiões que apresentam uma quantidade de ar limitada, como na transição do parênquima pulmonar e um órgão sólido.	Produzido durante a percussão de cavidade fechada com significativa quantidade de ar, como a percussão do estômago.	Produzido na percussão da caixa torácica durante o exame dos pulmões.

Fonte: Adaptado de Chaves e Posso (2012).

Ausculta

Nesse método propedêutico, utiliza-se a audição para avaliação dos ruídos produzidos dentro das estruturas, e esses sons podem ser gerados a partir da passagem de líquidos que produzem vibração das estruturas entre a origem e a superfície do corpo ou pela movimentação.

Na avaliação do sistema digestório, a ausculta deve ser realizada anteriormente à percussão e à palpação em decorrência dos estímulos dos sons que essas técnicas podem causar.

A vibração dos sons pode ser captada utilizando apenas os ouvidos, sem nenhum aparelho, o que se denomina ausculta direta, ou utilizando o estetoscópio, cujo método é chamado ausculta indireta.

A ausculta é realizada para avaliar os sons normais e patológicos produzidos nos sistemas respiratório, cardiovascular e digestório. Os sons variam de acordo com o órgão ou a estrutura a ser auscultada e são caracterizados de acordo com sua intensidade, ritmo, duração e altura e timbre, conforme é apresentado no Quadro 3.5.

Quadro 3.5 – Tipos de sons obtidos na ausculta.	
Local	*Descrição dos sons*
Pulmão (árvore traqueobrônquica)	▪ Respiração brônquica, traqueal ou tubular obtida a partir da colocação do estetoscópio sobre a traqueia ou a laringe. ▪ Respiração broncovesicular avaliada quando se coloca o estetoscópio sobre as fossas supraclavicular, infraclavicular e supraescapular. ▪ Respiração vesicular ou murmúrio vesicular são respirações obtidas quando se coloca o estetoscópio nas demais regiões do pulmão.
Coração	▪ Bulhas cardíacas são produzidas a partir da abertura e do fechamento das valvas cardíacas.
Sistema digestório	▪ Ruídos hidroaéreos são sons produzidos a partir da passagem de ar ou líquidos dentro das vísceras abdominais.
Observação: processos patológicos, atrito de roupas, pelos ou outros agentes que causam interferência nos sons fisiológicos são denominados ruídos adventícios.	

Fonte: Adaptado de Chaves e Posso (2012).

A ausculta deve ser realizada em local silencioso, em uma posição que permita acesso à região a ser avaliada e a área a ser examinada deve estar desnuda. Esse método propedêutico deve ser realizado de maneira ordenada e durante sua execução as áreas simétricas devem ser comparadas.

Modelos de instrumentos para coleta de dados e exame físico

Modelo 1 – Histórico de Enfermagem

Rose Meire Imanichi Fugita
Raquel Machado Cavalca Coutinho
Beatriz Helena Savonitti

ENTREVISTA – DATA ____/____/_____

1. Identificação
Nome: _____ Ocupação: _____
Idade: _____ Sexo: ( )F ( )M Cor: _____ Naturalidade: _____
Estado Civil: _____ Religião: _____ Grau de Instrução: _____
Motivo de Internação: _____
_____
Diagnóstico Médico: _____
Data da Internação: _____ Data da Cirurgia: _____

2. Hábitos
Tabagismo: ( ) Quantidade/dia: _____ Há _____ anos Parou há _____ anos
Etilismo: ( ) Dose/dia: _____ Há _____ anos Parou há _____ anos
Sono/Repouso (horas/dia): _____
Alimentação/Hidratação: _____
Eliminação Urinária: _____
Eliminação Intestinal: _____
Atividade Física/Recreação: _____

3. Comunicação
( ) Sem problemas   Alteração: ( ) Visual   ( ) Auditiva   ( ) Fala
                      Tipo: _____

4. Perfil de saúde
Antecedentes Familiares: _____
Cirurgias Anteriores: _____
Patologias Atuais (A)/Pregressas (P)   Tipo
( ) Diabetes   _____
( ) Epilepsia   _____
( ) Alterações óssea/Articular/Muscular   _____
( ) Doença renal/Problemas urinários   _____
( ) Doença vascular/Hipertensão   _____
( ) Doença cardíaca   _____
( ) Doença pulmonar   _____
( ) Doença gastrointestinal/Hepatite   _____
( ) Câncer   _____
( ) Outras   _____
Medicamentos em uso (nome, dose, frequência): _____
Alergias (medicações, alimentos, outros): _____
Próteses/Aparelhos (auditivos, ortopédicos, outros): _____

(Continua)

Histórico de Enfermagem e Exame Físico

(Continuação)

Códigos		Avaliação		Dia						
A = ausente **P** = presente	**P E L E** **E** **A N E X O S**	**Coloração:**	– cianose							
			– icterícia							
		Local:	– hiperemia							
			Palidez							
			Hidratação							
		Local:	**Equimose**							
		Local:	**Hematoma**							
			Incisão cirúrgica							
		Local:								
			Lesões							
		Tipo:								
		Local:								
		Tamanho:								
		Couro cabeludo:	– seborreia							
			– pediculolose							
Hidratação		Obs.:								
H = hidratado **I** = incompleta	**C A B E Ç A**	**Olhos:**	– secreção							
			– hiperemia							
			– descorado							
			– icterícia							
		Nariz:	– epistaxe							
			– obstrução nasal							
Dentição			– lesão mucosa							
C = completa **I** = incompleta			– coriza							
		Boca:	– ressecamento labial							
			– fissura labial							
			– halitose							
Forma			– prótese: superior							
A = abaulamento **R** = retração **N** = normal			inferior							
			– língua saburrosa							
			– dentição							
		Ouvido:	– cerume							

Modelo 2 – Histórico de Enfermagem

Prontuário n. _____ Data: ____/____/____
Início: _____h
Término: _____h

I – Identificação do usuário
Nome: _____ Idade: _____
Sexo: M ( )   F ( )
Cor: Branca ( )   Parda ( )   Preta ( )   Amarela ( )   Indígena ( )
Nacionalidade: _____   Naturalidade: _____   Procedência: _____
Estado civil: Casado ( )   União Consensual ( )   Solteiro ( )   Divorciado ( )   Viúvo ( )
N. filhos: _____   Religião: _____   Grau de instrução: _____
Ocupação: _____
Endereço: _____
Bairro: _____   Cidade: _____   CEP: _____   UF: ____
Motivo da internação: _____
Usuário de Plano de Saúde: Sim ( )   Qual: _____   Não ( )
Responsável pelas informações: Usuário ( )   Cônjuge ( )   Filhos ( )   Parente ( )
Registro: _____
Clínica: _____   Quarto: _____
Entrada no EAS ( )   PA ( )   Ambulatório ( )   Internação eletiva ( )   Outros ( )

II – Situação de vida do usuário
Condições de moradia: Própria ( )   Aluguel ( )   Apartamento ( )   Outros ( )
Revestimento moradia: Alvenaria ( )   Madeira ( )   Outros ( )
Água potável: Não ( )   Sim ( )   Origem: _____
Banheiro dentro de casa: Sim ( )   Não ( )   Luz elétrica: Sim ( )   Não ( )
Coleta pública de lixo: Sim ( )   Não ( )
Indústrias químicas próximas: Sim ( )   Não ( )   Quais: _____
Locomoção: Deambula ( )   Cadeira de rodas ( )   Muletas ( )   Andador ( )   Bengala ( )   Outro ( )
Uso de próteses: Sim ( )   Qual: _____   Não ( )
Doenças anteriores: _____
Internações anteriores: Sim ( )   Não ( )   Motivo: _____   Quando: _____

III – Histórico da doença atual
Diagnóstico médico: _____
Diagnóstico provisório: _____
Data de internação: _____   Dias após internação: _____
Cirurgia proposta: _____
Data da cirurgia: _____   Dias pós-cirurgia: _____

IV – Perfil de saúde
1. Cirurgias anteriores: Sim ( )   Não ( )   Qual(is): _____   Há quanto tempo? _____
Complicações cirúrgicas: Não ( )   Sim ( )   Qual(is): _____
2. Alergias: Não ( )   Sim ( )   Medicação ( )   Alimentos ( )   Adesivos ( )   Látex ( )   Outro _____
3. Uso de medicamentos: Não ( )   Sim ( )   Nome: _____
   Dose: _____   Frequência: _____   Horário: _____
4. Últimas vacinas: _____   Ano: _____
5. História de peso: Ganho: Não ( )   Sim ( )   Quantos quilos: _____   Quanto tempo: _____
   Perda: Não ( )   Sim ( )   Quantos quilos: _____   Quanto tempo: _____
6. História de perdas sanguíneas: Não ( )   Sim ( )   Qual(is): _____

(Continua)

(Continuação)

7. História de disfunções orgânicas: Não ( )   Sim ( )   Qual(is): _____

8. História de dor: Não ( )   Sim ( )   Local ( )   Intensidade (0-10): _____   Duração: _____   Frequência: _____
Tipo: _____   Fatores desencadeantes: _____   Fatores de melhora: _____
Fatores de piora: _____   Período de exacerbação: _____

9. Presença de lesões corporais: Não ( )   Sim ( )   Localização: _____

10. Doenças atuais (A)/Pregressas (P)/Antecedentes familiares (AF):
Diabetes ( )
Epilepsia/Convulsões/Desmaios ( )
Cardiopatias ( )
Hipertensão arterial ( )
Alterações vasculares ( )
Alterações renais/urinárias ( )
Alterações musculoesqueléticas ( )
Alterações pulmonares/respiratórias ( )
Alterações gastrointestinais ( )
Alterações dermatológicas ( )
Doenças infectocontagiosas e/ou parasitárias ( )   Quais: Tuberculose ( )   Sarampo ( )   Rubéola ( )   Escabiose ( )
Pediculose ( )   Micoses ( )   Amebíase ( )   Verminoses ( )   Outra: _____
Doenças oncológicas ( )
Alteração da comunicação: Não ( )   Sim ( )   Visual ( )   Auditivo ( )   Fala ( )   Outros ( )
Atividades da vida diária (AVD) Grau de dependência: Não ( )   Sim ( )   Grau I ( )   Grau II ( )   Grau III ( )
Atividades instrumentais da vida diária (AIVD): Não ( )   Sim ( )   Grau I ( )   Grau II ( )   Grau III ( )   Observações importantes (estado mental, mobilidade, sinais vitais eliminações etc.).

V – Potencialidade para riscos
1. Quedas ( )
2. Lesão por pressão ( )
3. Flebites ( )

VI – Hábitos
1. Tabagismo: Não ( )   Sim ( )   Tipo ( )   Quantidade/dia: _____   Há: _____ anos
Parou há: _____ anos
2. Etilismo: ( )   Dose/dia: _____   Tipo: _____   Há: _____ anos   Parou há: _____ anos
3. Drogas ilícitas: ( )   Qual: _____   Há: _____ anos   Parou há: _____ anos
4. Sono e repouso (n. de horas: _____, medicamento: _____)
5. Alimentação: tipo: _____   frequência: _____   horário: _____   quantidade: _____
_____
6. Hidratação (ingesta de líquidos, tipo): _____
Eliminações: urinária: _____   intestinal: _____
Atividades lazer/recreação: Sim ( )   Qual: _____   Não ( )
Atividade física: Sim ( )   Qual: _____   Não ( )   Frequência: _____
Cuidado corporal: _____

VII – Aspectos emocionais
1. Medos, preocupações, problemas, desconfortos: _____
2. O que sabe sobre sua patologia e tratamento: _____
3. Queixas atuais: _____

VIII – Exames diagnósticos: _____
_____

IX – Impressões do entrevistador: _____
_____

(Continua)

(Continuação)

X – Exame Físico

SINAIS VITAIS E ANTROPOMETRIA

Temperatura: _____ °C (indicar local aferido) _____
PA: _____ × _____ mmHg (indicar membro aferido) _____
FC: _____ (indicar local aferido)
ritmo: _____
FR: _____ rpm Peso: _____ kg
Altura: _____ m IMC: _____

CONDIÇÕES GERAIS

Aspecto psicológico:
Alerta ( ) Calmo ( ) Comunicativo ( )
Agitado ( ) Apático ( ) Ansioso ( )
Preocupado ( ) Triste ( ) Alegre ( )

Nível de consciência:
Consciente ( ) Confuso ( )
Sonolento ( ) Torporoso ( )
Inconsciente ( )

OSSOS, MÚSCULOS E ARTICULAÇÕES

MMSS: Normais ( ) Paresia ( )
Plegia ( ) Edema ( ) Força muscular diminuída ( ) Atrofia muscular ( )
Articulações alteradas ( )
Deformações ( ) Lesões ( )
Articulações alteradas ( )
Integridade cutânea ( )

MMII: Normais ( ) Paresia ( )
Plegia ( ) Edema ( ) Força muscular diminuída ( ) Atrofia muscular ( )
Varizes ( )
Deformações ( ) Lesões ( )
Alterações da marcha ( )
Integridade cutânea ( )

Locomoção: Deambulante ( )
Acamado ( ) Cadeira de rodas ( )
Muletas ( ) Bengala ( ) Andador ( )

PELE

Turgor: Normal ( ) Diminuído ( )
Temperatura baixa ( ) Temperatura alta ( )

Espessura: Fina ( ) Grossa ( )
Xerodermia ( ) Oleosidade ( )
Hidratada ( ) Desidratada ( )
Sudorese ( )

Integridade cutâneo mucosa:
Íntegra ( ) Cicatriz ( ) Acne ( )
Edema ( ) Incisão ( ) Lesões ( )
Tatuagem ( )

TÓRAX

Tórax: Assimétrico ( ) Simétrico ( )
Em tonel ( ) Peito de Pombo ( )
Lordose ( ) Cifose ( ) Escoliose ( )
Abaulamentos ou depressões ( )
Cicatriz ( ) Eupneico ( )
Dispneico ( ) Bradipneico ( )
Taquipneico ( ) Taquidispneico ( )
Tiragem ( ) Cornagem ( ) Cheyne-Stoke ( ) Biot ( ) Kussmaul ( )
Cansaço ( ) Pletora ( ) Enfisema subcutâneo ( )

Murmúrios vesiculares: Presentes ( )
Ausentes ( ) Diminuídos ( )

Ruidos adventícios: Roncos ( )
Sibilos ( ) Estertores ( )
Crepitações alveolares ( )

Tosse: Seca ( ) Produtiva ( )
Frequente ( ) Esporádica ( )

Aspecto da secreção: Clara ( )
Espessa e amarelada ( )
Espumosa ( ) Hemoptoica ( )

Drenos: Mediastino ( )
Drenagem: _____ Aspecto: _____
Pleural D ( ) Drenagem: _____
Aspecto: _____
Pleural E ( ) Drenagem: _____
Aspecto: _____

Assistência ventilatória: Ventilação espontânea ( ) Traqueostomia ( )
IOT ( ) Catéter nasal ( ) Máscara facial ( ) Máscara Venturi ( )

Coração e vasos: Normocárdico ( )
Bradicárdico ( ) Taquicárdico ( )
Rítmico ( ) Arrítmico ( ) Atrito ( )
Hiperfonese ( ) Hipofonese ( )
Sopro ( )

Pulsos: Cheios ( ) Todos ( )
Filiformes ( ) Quais: _____
_____
Ausentes ( ) Quais: _____
_____

Normotenso ( ) Hipertenso ( )
Hipotenso ( ) Instável ( )
Marca-passo ( )

Perfusão periférica: Normal ( )
Vasodilatação ( ) Vasoconstrição ( )
Fenômeno de Raynaud ( ) Cãibras (MMII): Edema ( ) Palidez ( )

Fígado: Palpável Sim ( ) Não ( )

Intestinos: Ruídos hidroaéreos:
Presentes ( ) Ausentes ( )
Diminuídos ( )

Evacuação: Normal ( ) Constipação ( )
Disenteria ( ) Obstipação ( )
Diarreia ( ) Melena ( ) Tenesmo ( )
Acolia fecal ( ) Esteatorreia ( )
Flatulência ( ) Enterorragia ( )
Data da última evacuação: _____

Ânus: Hemorroidas ( ) Fissura ( )
Fístula ( ) Condiloma ( )

ÓRGÃOS GENITURINÁRIOS

Rins: Abaulamentos ( ) Aumento de volume ( ) Sinal de Giordano positivo ( )

Períneo: Lesões ( ) Estomas ( )
Nódulos, hérnias ( )

Bexiga: Bexiga distendida ( )
Bexiga neurogênica ( )
Retenção urinária ( ) Incontinência urinária ( ) Disúria ( ) Enurese ( )
Volume urinário: Normal ( )
Oligúria ( ) Poliúria ( ) Polaciuria ( )
Anúria ( ) Micção espontânea ( )
SVD ( ) Uripen ( ) Estoma ( )
Características da urina: Clara ( )
Turva ( ) Hematúria ( )
Sedimentos ( )
Odor *sui generis* ( ) Cor amarelo âmbar ( )
Volume horário: _____
Atividade sexual prejudicada M ( ) F ( )
Alterações caracteres sexuais M ( ) F ( )

Masculinos: Pênis (prepúcio, glande e meato uretral): Pele retrátil ( )
Fimose ( ) Parafimose ( ) Acúmulo de Esmegma ( ) Hipospadia ( )
Epispadia ( ) Estenose ( ) Lesões ( )
Prótese peniana ( )

Femininos: Monte púbico, grande e pequenos lábios, intróito vaginal:
Higiene inadequada ( ) Hirsutismo ( )
Leucoplasias ( ) Edema ( )
Varicosidades ( ) Lesões ( )
Secreções ( ) Roturas ( )
Bartolinite ( ) Cistos ( ) Cistocele ( )

(Continua)

(Continuação)

Tumefações ( ) Depressões ( )	Cianose ( ) Lesões ( ) Claudicação ( )	Retocele ( ) Prolapso uterino ( )
Corada ( ) Descorada ( ) Palidez ( )	Linfedema ( ) Elefantíase ( ) Varizes ( )	Amenorreia ( ) Dismenorreia ( )
Icterícia ( ) Cianose ( ) Eritema ( )	Temperatura: Baixa ( ) Alta ( )	Oligomenorreia ( )
Hematomas ( ) Equimoses ( )	**Gânglios:** Aumentados ( )	Menopausa ( ): _____
Petéquias ( ) Telangectasias ( )	Dolorosos ( ) Móveis ( ) Fixos ( )	
Locais: _____	Linfangite ( ) Adenite ( )	**OUTRAS OBSERVAÇÕES:** _____
	MAMAS E AXILAS	
Unhas: Cianose ( ) Palidez ( )	**Axilas:**	**CATETERES**
Onicofagia ( ) Paroníquia ( )	Pigmentação incomum ( ) Lesões ( )	Arterial: _____
Baqueamento digital ( )	Sinais de inflamação ( ) Presença	Intracath: _____
Escleroníquia ( ) Onicotrofia ( )	de nevos ( ) Estrias ( ) Cicatriz ( )	Flebotomia: _____
Onicomicose ( ) Sujidade ( )	Tatuagens ( ) Sudorese ( )	Gelco/scalp: _____
Pêlos: Hipertricose ( ) Hipotricose ( )	**Pelos:** Alopecia ( ) Hipertricose ( )	Port-a-cath: _____
Alopecia ( )	**Linfonodos:** Não palpáveis ( )	Duplo Lumen: _____
CABEÇA E PESCOÇO	Palpáveis ( )	Outros: _____
Cabelos: Secos ( ) Qrebradiços ( )	**Mamas:** Simétricas ( ) Assimétricas ( )	**DOR**
Finos ( ) Grossos ( ) Pediculose ( )	Edema ( ) Dermatite inframamária ( )	Local: _____
Couro cabeludo: Seborreia ( )	Nódulos sensíveis ( ) Presença de	
Caspa ( ) Calvíce ( )	nevos ( ) Pelos ( ) Estrias ( )	Tipo _____
Alopecia ( ) Sujidade ( ) Cistos ( )	Cicatriz ( ) Tatuagens ( )	Intensidade _____
Depressões ( ) Prótese óssea ( )	**Aréolas:** Simétricas ( ) Assimétricas ( )	Frequência _____
Face: Sobrancelhas: Simétricas ( )	Pigmentadas ( )	Irradiação _____
Alopecia ( ) Movimento ( )	**Mamilos:** Simétricos ( )	
Olhos: Pálpebras: Edema ( )	Assimétricos ( ) Invertidos ( )	
Hordéolo ( ) Ptose ( ) Blefarite ( )	Planos ( ) Semiprotuso ( ) Protuso ( )	
Lagoftalmia ( ) Blefaroplegia ( )	Fissuras ( ) Retração mamilar e	
Calazio ( ) Xantelasma ( ) Diplopia ( )	Areolar ( ) Ausência de ereção ao estímulo ( )	
Cílios: Entrópio ( ) Ectrópio ( )	**Secreções:** Serosa ( ) Purulenta ( )	
Alopecia ( ) Postiços ( )	Hemorrágica ( )	
Acuidade visual: Normal ( ) Diminuída OD ( ) OE ( ) Ausente OD ( ) OE ( )	**Ginecomastia:** Simétricas ( )	**OUTRAS OBSERVAÇÕES**
Coloração esclera, conjuntiva e córnea: Icterícia ( ) Hiperemia ( )	Assimétricas ( ) Lesões ( ) Nódulos ( ) Presença de nevos ( ) Estrias ( )	Fatores desencadeantes, fatores de melhora.
Palidez ( ) Exoftalmia ( ) Enoftalmia ( )	Tatuagens ( )	Fatores de piora, período de exacerbação.
Secreções ( ) Pterígio ( ) Xeroftalmia ( )	**Aréolas:** Simétricas ( ) Assimétricas ( )	_____
Queratite ( )	Pigmentadas ( ) Presença de nevos ( )	_____
Pupilas: Fotorreagentes: Miose ( )	Cicatriz ( ) Tatuagens ( )	_____
Midríase ( )	**Mamilos:** Simétricos ( )	
Anisocoria ( )	Assimétricos ( ) Invertidos ( )	
Simetria: Convergente ( ) Divergente ( )	Retração Mamilar ( ) Edema ( )	**NOME DO PACIENTE:** _____
Nistágmo ( ) Prótese: OD ( ) OE ( )	Ausência de Ereção ao Estímulo ( )	
Uso de óculos ( ) lentes de contato ( )	Fissuras ( )	
Orelhas: Acuidade auditiva: normal/ diminuída OD ( ) OE ( ) Ausente OD ( ) OE ( )	**Secreções:** Serosas ( ) Purulentas ( ) Hemorrágicas ( )	**LEITO:** _____
Implantação simétrica: Sim ( ) Não ( )	**ABDOME**	**DATA:** _____
Deformidades ( ) Higiene: L ( ) S ( )	Plano ( ) Globoso ( ) Flácido ( )	**Enfermeiro(a):** _____
Aparelho auditivo: Int. ( ) Ext. ( )	Timpânico ( ) Distendido ( )	
Prurido ( ) Secreções: Cerumen ( )	Rígido ( ) Doloroso à palpação ( )	
Purulenta ( )	Avental ( ) Hipotônico ( ) Ascite ( )	**COREN:** _____

(Continua)

(Continuação)

Nariz: Anosmia ( ) Desvio de septo ( ) Deformidades ( ) Lesões ( ) Permeabilidade ( ) Coriza ( ) Epistaxe ( ) Secreção purulenta ( ) **Boca:** Lábios: Colorações ( ) Deformidades ( ) Hidratação ( ) Cavidade oral: Coloração: Hiperemia ( ) Lesões ( ) Sangramento gengival ( ) Sialorreia ( ) Halitose ( ) Amônia ( ) Álcool ( ) Cetônico ( ) Língua: Ageusia ( ) Parageusia ( ) Disgeusia ( ) Saburrosa ( ) Lesões ( ) Protusa ( ) Palato: Fissuras ( ) Alteração da cor e da forma ( ) Dentição: Condições: B ( ) M ( ) Falhas dentárias ( ) Próteses dentárias: Superior ( ) Inferior ( ) Outra ( ) Orofaringe: Hiperemia ( ) Muco ( ) Hipertrofia de amígdalas ( ) Odinofagia ( ) **Pescoço:** Gânglios: Não palpáveis ( ) Palpáveis ( ) Estase jugular ( ) Traqueostomia ( ) Bócio ( ) Rigidez de nuca ( )	Massas abdominais ( ) Sinal de Blumberg Presente ( ) Ausente ( ) Sinal de Piparote: Presente ( ) Ausente ( ) Circulação colateral venosa: Presente ( ) Lesões ( ) **Cicatriz Umbilical:** Desvio lateral ( ) Protusa ( ) *Piercings* ( ) **Estomas:** local: _____ aspecto: _____ **Esôfago:** Pirose ( ) Disfagia ( ) Regurgitação ( ) Odinofagia ( ) Soluços ( ) **Estômago:** Eructação ( ) Náuseas ( ) Ronco ( ) Vômitos ( ) Aspecto: _____ Quantidade: _____ Frequência: _____ **Jejum:** Líquidos ( ) Sólidos ( ) Tempo ( ) **Dieta VO:** _____ **SNG:** Aberta ( ) Dieta ( ) Fechada ( ) **SNE:** Aberta ( ) Dieta ( ) Fechada ( ) Drenagem: aspecto: _____ Quantidade: _____ Frequência: _____	

XI – Levantamento de problemas, intervenções e avaliação

Data	Problema	Intervenções	Avaliação

Enfermeiro(a): COREN: Hora:_____:____ Data:___/___/____

Modelo 3 – Histórico de Enfermagem focado na Atenção Primária à Saúde

Prontuário: _____ CNS: _____ Data: ____/_____/_____

IDENTIFICAÇÃO

Nome: _____ Sexo: ☐ Masc. ☐ Fem.
Nome social: _____ Outros: _____
Data de Nasc.: ___/___/_____ Idade: _____anos Cor: ☐ Branca ☐ Parda ☐ Preta ☐ Amarela ☐ Indígena
Endereço: _____ Bairro _____
Cidade: _____ CEP: _____ UF: _____ Telefones: _____
Estado Civil: ☐ Casado ☐ Solteiro ☐ Amasiado ☐ Divorciado ☐ Viúvo ☐ Outros: _____
Escolaridade: ☐ Analfabeto ☐ Ensino Fundamental ☐ Ensino Médio ☐ Superior

QUEIXAS PRÉVIAS

_____
_____
_____

HISTÓRICO

_____
_____
_____
_____

Situação socioeconômica: Ocupação: _____ Profissão: _____ Aposentado ☐
Condições de moradia: ☐ Própria ☐ Aluguel ☐ Apartamento ☐ Situação de rua ☐ Outros: _____
Tipo de revestimento moradia: ☐ Alvenaria ☐ Madeira ☐ Outros: _____
Água potável: ☐ Não ☐ Sim Origem: _____ Banheiro de Casa: ☐ Sim ☐ Não Coleta de lixo: ☐ Sim ☐ Não
Indústrias químicas próximas: ☐ Não ☐ Sim – Tipo: _____
Situação vacinal – Últimas vacinas recebidas/ano: _____
_____

Internações prévias: ☐ Não ☐ Sim – Ano/Motivo: _____
Cirurgias anteriores: ☐ Não ☐ Sim – Qual: _____
Tabagismo: ☐ Não ☐ Sim – Quantidade: _____ Alcoolismo: ☐ Não ☐ Sim – Tipo _____
Doenças crônicas: ☐ DM ☐ HAS ☐ Câncer ☐ HIV ☐ Hepatite ☐ Outras: _____
Obs: _____
Alergia a medicamentos ☐ Não ☐ Sim – Qual(is): _____
Uso de medicações: ☐ Não ☐ Sim – Descreva Medicamento (M) e Horário (H): M1 _____ H____:____
M2 _____ H____:____ M3 _____ H____:____ M4 _____ H____:____
M5 _____ H____:____ M6 _____ H____:____ M7 _____ H____:____
M8 _____ H____:____ M9 _____ H____:____ M10 _____ H____:____

Exames realizados nos três últimos meses (alterações?) _____
_____
_____

Está em tratamento/acompanhamento com profissionais de saúde? _____
_____
_____

Mulher: Gestante: ☐ Sim ☐ Não Aborto: ☐ Sim ☐ Não D.U.M ___/___ Menopausa: ☐ Sim ☐ Não
Contraceptivo: ☐ Não ☐ Sim – Qual: _____
Uso anticoncepcional: ☐ Não ☐ Sim – Qual: _____ IST: ☐ S ☐ N Papanicolau data do último: ___/___/___
Obs. (n. filhos vivos (idade), natimorto, n. de abortos, irregularidades menstruais): _____
_____
_____

(Continua)

(Continuação)

Homem: Exame preventivo de próstata: ☐ Sim ☐ Não – Quando: ____/_____ Atividade sexual: ☐ Sim ☐ Não
IST: ☐ Sim ☐ Não Obs.: _____
_____
_____

OUTRAS NECESSIDADES

Sono (n. de horas) e repouso: _____
_____

Estado nutricional: ☐ Satisfatório ☐ Obeso ☐ Desnutrido ☐ Relata perda pondera ☐ Relato de ganho ponderal
Alimentação (tipo, frequência, horário, quantidade): _____
_____
_____

Hidratação (ingesta de líquidos, tipo): _____
_____
_____

Eliminações:
Vesicais: ☐ Presente ☐ Ausente ☐ Odor: _____ Coloração: _____ Depósito: ☐ Sim ☐ Não
Intestinais: ☐ Presente ☐ Ausente – n. dias ____ ☐ Líquida ☐ Pastosa ☐ Sólida ☐ Fecaloma ☐ Melena
Outros achados: _____
_____
_____
_____

Higiene corporal (frequência, como): _____
_____

Aspectos psicoemocionais: _____
_____

Espiritualidade (possui religião/crença/frequenta igrejas/frequência): _____

Rede de apoio (quem?/nome(s)/telefone): _____

EXAME FÍSICO

Nível de consciência: ☐ Lúcido ☐ Comatoso ☐ Torporoso ☐ Confuso ☐ Desorientado Obs.: _____
_____

PA: ____x____mmHg Temp_____°C FR: _____rpm FC: _____mpm Peso:_____ Altura:_____ IMC: _____
Pele/Tecidos: ☐ Íntegra ☐ Anasarca ☐ Icterícia ☐ Hipocorado ☐ Lesões de pele ☐ Reações alérgicas
☐ Desidratação ☐ Edemas ☐ Outros achados Inspeção: _____
_____

Cabeça: ☐ Cefaleia ☐ Lesão no couro cabeludo ☐ Depressões ☐ Abaulamentos Obs.: _____
_____

Face (aspectos da pele): _____

Olhos: ☐ Diminuição da acuidade visual ☐ Processo inflamatório/infeccioso ☐ Uso de óculos/lentes de contato
☐ Hematomas ☐ Sem alterações
Obs.: _____
Pupilas: ☐ Pupilas fotorreagentes ☐ Midríase ☐ Miose ☐ Isocória ☐ Anisicoria
Obs.: _____
Nariz: ☐ Coriza ☐ Alergia ☐ Epistaxe ☐ Sem alterações
Obs.: _____

(Continua)

(Continuação)

Boca: ☐ Falhas dentárias ☐ Uso de prótese ☐ Lesões ☐ Sem alterações
Obs.: _____
Ouvido: ☐ Acuidade diminuída ☐ Zumbido ☐ Processo inflamatório/infeccioso ☐ Uso de prótese ☐ Sem alterações
Obs.: _____
Pescoço: ☐ Estase venosa jugular ☐ Traqueostomia ☐ Sem alterações
Obs.: _____
Rede linfática: _____

Tórax (inspeção/percussão): _____

Mamas/Mamilos: ☐ Simétricas ☐ Assimétricas ☐ Nódulos: _____ Secreções: ☐ Não ☐ Sim
Obs.: _____
Ausculta cardíaca: ☐ 2BANF ☐ Bulhas hipofonéticas ☐ Rítmico ☐ Arritmia
Obs.: _____
Ausculta pulmonar: ☐ MV + Roncos ☐ Estertores ☐ Sibilos ☐ Crepitantes ☐ Outros
Obs.: _____
Abdome: ☐ Incisão cirúrgica ☐ Colostomia ☐ Indolor ☐ Dor ☐ Plano globoso ☐ Flácido ☐ Rígido ☐ Ascite ☐ Timpânico ☐ Distendido ☐ Rígido ☐ Doloroso à palpação ☐ RHA: ☐ Presentes ☐ Aumentado ☐ Diminuído
Obs.: _____
Genitália: Higiene preservada Mucosa: ☐ Íntegra ☐ Rósea ☐ Lesões: _____

Corrimento: ☐ Sim ☐ Não Obs.: _____

MMSS e MMII: Edemas: ☐ Presente + ++ +++ ++++ ☐ Ausente ☐ Perfusão periférica: > 2 seg < 2 seg
Obs: _____
Pulso pedial: ☐ Presente ☐ Ausente ☐ Filiforme ☐ Alteração _____
Palpação poplítea: ☐ Rígido ☐ Flácido Varizes: _____ Câimbras: _____

INVESTIGAÇÃO DE DOR

Localização da dor: _____
Detalhamento: (intensidade, duração, tempo): _____

Escala da dor:

| Sem dor | Desconfortável | Angustiante | Intensa | Totalmente horrível | Inimaginável Indescritível |

0 1 2 3 4 5 6 7 8 9 10

Muito leve | Tolerável | Muito angustiante | Muito intensa | Excruciante Insuportável

(Continua)

(Continuação)

INVESTIGAÇÃO DE LESÕES E FERIDAS

Apresenta alguma lesão: ☐ Sim ☐ Não – Apontar local caso houver:
_____
_____
_____

Lesão por pressão

☐ Occipital
☐ Escápula
Ombro ☐
Cotovelo ☐
Sacra ☐
Ísquio ☐
☐ Trocanter
☐ Joelho
☐ Maléolo
Hálux ☐
☐ Calcâneo

Ferida: ☐ Aguda ☐ Crônica ☐ Cirúrgica ☐ Traumática ☐ Úlcera arterial ☐ Úlcera venosa ☐ Úlcera neuropática ☐ Iatrogênica ☐ Queimadura ☐ Fator químico ☐ Fator biológico
Tamanho/Profundidade largura: ☐ 1-5 cm ☐ 5-10 cm ☐ 10-20 cm ☐ 20-30 cm ☐ > que 30 cm
Comprimento: ☐ 1-5 cm ☐ 5-10 cm ☐ 10-20 cm ☐ 20-30 cm ☐ > que 30 cm **Apontar local abaixo:**

(Continua)

(Continuação)

Classificação da ferida: ☐ Limpa ☐ Limpa contaminada ☐ Contaminada ☐ Infectada
Tecido encontrado no leito da ferida: ☐ Tecido necrótico ☐ Tecido desvitalizado ☐ Tecido de granulação ☐ Tecido epitelial ☐ Tecido cicatrizado/Reepitelizado
Comprometimento tecidual ferida: ☐ Estágio 1 ☐ Estágio 2 ☐ Estágio 3 ☐ Estágio 4 ☐ Não classificável
Tipo de exsudato: ☐ Seroso ☐ Fibrinoso ☐ Sanguinolento ☐ Serosanguinolento ☐ Purulento ☐ Purulento pútrido
Odor:: ☐ Sem odor ☐ Odor fétido ☐ Odor característico **Bordas:** ☐ Bordas regulares ☐ Bordas irregulares
Pele: ☐ Ressaca ☐ Hidratada ☐ Hiperemia ☐ Outros achados: _____
Tempo ferida: ☐ 3-5 dias ☐ 5-10 dias ☐ 10-20 dias ☐ 20-30 dias ☐ mais de 30 dias Meses:____ Anos:____
Tipo de curativo indicado: ☐ Semioclusivo ☐ Oclusivo/Fechado ☐ Compressivo ☐ Aberto
Tipo de medicação (pomada indicada): ☐ AGE ☐ Atadura de Rayon ☐ Hidrocoloide ☐ Fitoterápicos: ☐ Papaína ☐ Gel hidroativo ☐ Colagenase ☐ Soro fisiológico ☐ Sulfadiazina de prata ☐ Hidrogel ☐ Bota de UNNA ☐ Cetoconazol ☐ SafGel ☐ Carvão ativado ☐ Atrauman AG ☐ Fitoscar ☐ Outros: _____
Produtos para oclusão: ☐ Gases ☐ Atadura ☐ Clorexidina ☐ Outros: _____

DIAGNÓSTICOS DE ENFERMAGEM

RESULTADOS ESPERADOS

INTERVENÇÕES DE ENFERMAGEM

Enfermeiro (a): COREN: Hora:____:____ Data:___/___/_____
Instrumento

Elaborado durante Estágio Supervisionado em Saúde Coletiva, Ano 2020 – Grupo: Hermes Tiago de Paula Gomes, Júlia Amanda Tagava Silva, Luciana Aparecida Sanches, Roberta Cristina Aparecido Vicente, Maria Fernanda Berardo da Cruz.
Sob Orientação da Prof. Patrícia Maria da Silva Crivelaro.

Referências

1. Bare BG, Smeltzer SC. Brunner & Suddarth: Tratado de Enfermagem Médico-Cirúrgica. 12. ed. Rio de Janeiro: Guanabara Koogan; 2011.
2. Camargo FC, Iwamoto HH, Galvão CM, Monteiro DAT, Goulart MB, Garcia LAA. Modelos para a implantação da prática baseada em evidências na enfermagem hospitalar: revisão narrativa. Texto Contexto Enferm [Internet]. 2017;26(4):20700. [Citado 2018 jun 22]. Disponível em: http://www.scielo.br/pdf/tce/v26n4/0104-0707-tce-26-04-e2070017.pdf. doi: http://dx.doi.org/10.1590/0104-07072017002070017.
3. Cerullo JASB, Cruz DALM da. Raciocínio clínico e pensamento crítico. Rev. Latino-Am. Enfermagem [Internet]. 2010 Feb;18(1):124-129. [Citado 2020 maio 12]. Disponível em: http://www.scielo.br/scielo.php?script=sci_arttext&pid=S0104-11692010000100019. doi: https://doi.org/10.1590/S0104-11692010000100019.
4. Chaves LC, Posso MBS. Avaliação física em Enfermagem. Barueri: Manole; 2012. p.1-32.
5. Costa GPO, França K de, Santos MAL, Guilherme JG, Medeiros JGM de, Silva Júnior EA da. Dificuldades iniciais no aprendizado do exame físico na percepção do estudante. Revista Brasileira de Educação Médica. 2020;44(1):e027. Epub: 2020 mar 30. doi: https://doi.org/10.1590/1981-5271v44.1-20190124.
6. Egry EY, Cubas MR. O trabalho da enfermagem em saúde coletiva no cenário CIPESP®: guia para pesquisadores. Curitiba: Aben; 2006. 121p.
7. Horta WA, Castellanos BEP. Processo de enfermagem. São Paulo: EPU; 1979.
8. Nalom MF, Ghezzi JFSA, Higa AFR, Peres CRFB, Marin MJS. Health education: learning from professional practice. Ciênc. Saúde Coletiva [Internet]. 2019;24(5). [Citado 2019 jul 3]. Disponível em: http://www.scielo.br/scielo.php?script=sci_arttext&pid=S1413-81232019000501699. doi: http://dx.doi.org/10.1590/1413-81232018245.0441201.
9. Piccoli T, Lopes Nunes SF, Tramontina PC, Tono de Oliveira RJ, Atherino dos Santos EK, Narazeth Amante L. Refletindo sobre algumas teorias de enfermagem a partir do modelo de avaliação de Meleis. Cogitare Enfermagem [Internet]. 2015;20(2):437-42. [Citado 2020 jan 20]. Disponível em: http://www.redalyc.org/pdf/4836/483647679026.pdf.
10. Resolução Cofen n. 358/2009. Dispõe sobre a Sistematização da Assistência de Enfermagem e a implementação do Processo de Enfermagem em ambientes, públicos ou privados, em que ocorre o cuidado profissional de Enfermagem, e dá outras providências [Internet]. Brasília: Cofen; 2009. [Citado 2017 out 5]. Disponível em: http://www.cofen.gov.br/resoluo-cofen-3582009_4384.html.
11. Santos MG, Bitencourt JVOV, Silva TG, Frizon G, Quinto AS. Etapas do processo de enfermagem: uma revisão narrativa. Enferm em foco [Internet]. 2017;(4):49-53. [Citado 2018 jun 14]. Disponível em: file:///C:/Users/Patricia/Downloads/1032-7082-1-PB.pdf.

4

Pele e Anexos

Ana Lúcia G. G. de Sant'Anna
Maria Belén Salazar Posso

Pré-requisitos

- Conhecimento e domínio dos métodos propedêuticos de inspeção, palpação, digitopressão e compressão.
- Conhecimento da anatomia e da fisiologia da pele e anexos.
- Conhecimento dos mecanismos fisiológicos da cicatrização.
- Conhecimento e domínio dos instrumentos básicos de Enfermagem.

Histórico de Enfermagem – Entrevista, levantamento de dados e exame físico

Entrevista

A entrevista é o momento em que o enfermeiro se apresenta e conhece o paciente, por meio de suas habilidades de comunicação, observação e escuta ativa, explicando o objetivo, descobrindo características do perfil e da maneira preferencial de tratamento. Trata-se de uma importante oportunidade para se estabelecer uma relação de vínculo de confiança entre enfermeiro-paciente – condição essencial para nortear toda a assistência de Enfermagem a ser prestada. Convém lembrar que o paciente provavelmente encontra-se extremamente sensível e está ávido por informações quanto ao seu processo de saúde e doença e como ele o compreende. A entrevista deve abranger aspectos específicos e também os gerais relacionados à identificação, queixas referidas e particularizadas sobre a qualidade, a intensidade, o início, a duração e a evolução das alterações que serão completadas pelo levantamento de dados, pelos problemas de Enfermagem (sinais e sintomas) e pelo exame físico. A demonstração de determinadas atitudes que o enfermeiro poderá estabelecer em uma relação positiva com o paciente está descrita do Capítulo 3 – *Histórico de Enfermagem e Exame Físico*.

Levantamento de dados

Investigação de dados demográficos, antecedentes pessoais, motivo das queixas do paciente, lesão, localização inicial, característica original, modo de extensão, evolução (contínua ou por surtos), presença de prurido, ardor, dor, fatores desencadeantes, frequência, melhora ou piora, genéticos, momento do surgimento, uso de medicação e via, tipo de ocupação ou profissão com exposição a agentes físicos ou químicos ou mesmo ao Sol. Também pesquisar hábitos alimentares, de bebidas e higiênicos.

Problemas de Enfermagem (sinais e sintomas)

Lesões elementares, alterações nos anexos cutâneos, dor, prurido, queimação, xerodermia, hiperidrose, sudorese, oleosidade, poros dilatados.

Exame físico

Determina os sinais e os sintomas das alterações relatas pelo paciente. Os sinais são dados objetivos obtidos pela avaliação física (inspeção, palpação, digitopressão e compressão) e os sintomas são dados subjetivos advindos das queixas e dos dados coletados na entrevista e no levantamento de dados (histórico de Enfermagem) complementados pelo exame físico.

O exame físico de todo tegumento cutâneo é realizado – incluindo-se pelos, unhas, mucosas orais e genitais, glândulas sebáceas e sudoríparas –, de acordo com uma ordem: inicia-se pelas mãos, MMSS, face, tronco, abdome, região pélvica e genitais, MMII e, sempre que necessário, utiliza-se instrumentos como lupa, com aumento de cinco vezes em média, lâmina de vidro de microscopia, régua pequena (cm) (descartável), luvas de procedimentos, óculos especiais, espátulas, bolas de algodão, haste plástica e lanterna.

As alterações cutâneas são denominadas **lesões elementares**, cujos sinais morfoanatômicos as classificam de acordo com os seguintes grupos alterados:

- **Coloração:** manchas ou máculas (lisas) que podem ser vasculossanguíneas e pigmentadas.
- **Superfície:** integridade e distribuição de lesões, temperatura, umidade, sensibilidade, pelos, unhas e cabelos, glândulas sebáceas e sudoríparas e mucosas.
- **Espessura/textura:** áspera, grossa, fina, queratose, edema, esclerose, liquenificação, infiltração, atrofia.
- **Elevações edematosas:** angioedema.
- **Lesões de conteúdo sólido:** pápula, placa, nódulo, tubérculo, vegetação, urtica, goma, verrucosidade.
- **Lesões de conteúdo líquido:** vesículas, pústula, bolha ou flictena, hematoma, abcesso, cisto (Figura 4.3).
- **Lesões por solução de continuidade/perdas e reparações:** escoriações, erosões, fissuras, ulcerações, fístulas.
- **Lesões caducas e sequelas:** crostas, escamas, lesão por pressão (denominação anterior: escara ou úlcera de decúbito) atrofias e cicatrizes.
- **Formas tamanhos e localização:** simétrica, puntiforme, lenticular, numular, arciforme, anulares e local do corpo afetado.

Essas lesões elementares podem advir, geralmente, de várias enfermidades inflamatórias, infecciosas, degenerativas, circulatórias, neoplásicas e metabólicas que afetam e alteram o tegumento cutâneo.

Lesões elementares

Inspeção, palpação, digitopressão e compressão da coloração da pele

Em princípio, observar a coloração geral da pele antes de realizar o exame físico por segmento corporal. Considerando-se a cor natural do paciente, investigar alterações de coloração pelo corpo e pelas mucosas, como manchas ou máculas que são alterações da coloração ou da textura da pele sem relevo ou depressão com dimensão acima de 1 cm, podendo ser:

- **Vasculossanguíneas:** por constrição, congestão, vasodilatação ou transbordamento de hemácias – eritema: mancha vermelha por vasodilatação que desaparece com digitopressão, podendo adquirir padrões de tonalidades variados, como cianose, rubor, enantema, exantema, eritema generalizado, eritrodermia, telangiectasia (*spiders*), púpura (senis, plaquetopênicas ou não plaquetopênicas), petéquias < 1 cm, equimoses > 1 cm; linear: víbice, hematomas, angiomatosas (hemangiomas, plano, eritema palmar cirrótico), lividez (palidez), anêmica.

- **Pigmentares ou discrômicas:** derivam da ausência, diminuição, aumento ou deposição de melanina ou de outros pigmentos internos ou externos na pele e podem ser acrômicas ou leucodérmicas (Figura 4.2) – ausência total de melanina (albinismo, nevo acrômico, vitiligo, hanseníase); hipocrômicas: diminuição de melanina (pitiríase alba, versicolor); hipercrômicas: efélides – sardas, melasmas, melanose ou lentigo solar (Figura 4.1), acantose nigricante, hiperpigmentação periorbital (olheiras), tatuagens, argiria, icterícia e betacarotinemia. Observação: deve-se sempre comparar as regiões homólogas para identificar diferenças de coloração.

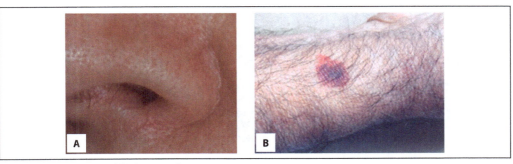

Figura 4.1 – (A) Telangectasia. (B) Púrpura senil.
Fonte: Acervo da autoria do capítulo.

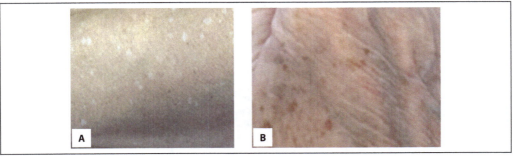

Figura 4.2 – (A) Manchas leucodérmicas solares. (B) Melanose ou lentigo senil.
Fonte: Acervo da autoria do capítulo.

48 CAPÍTULO 4

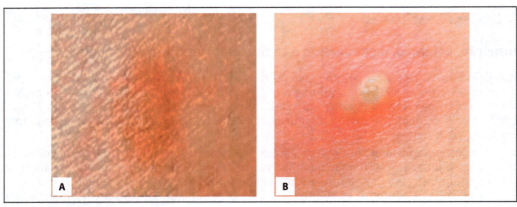

Figura 4.3 – (A) Pápula. (B) Pústula.
Fonte: Acervo da autoria do capítulo.

Quadro 4.1 – Parâmetros normais, problemas de Enfermagem e principais diagnósticos de Enfermagem da coloração da pele.		
Parâmetro normal – Coloração da pele	*Problemas de Enfermagem*	*Diagnósticos de Enfermagem*
A cor da pele varia com a etnia e a região do corpo. Nas etnias negras, só se consegue reconhecer a palidez nas palmas das mãos e nas plantas dos pés. Melanina e hemoglobina são os primeiros pigmentos responsáveis para imprimir a coloração da pele, do cabelo e dos olhos. Diferenças no fluxo sanguíneo provocam variações na coloração da pele.	**Manchas vasculossanguíneas:** ■ **Eritema:** eritema generalizado, cianose, rubor, erupções exantemáticas. ■ **Púrpura** (senis, plaquetopênicas ou não plaquetopênicas) petéquias, víbice, equimoses, hematomas. ■ **Doença de Raynaud:** altera coloração e palidez após extremidade cianótica e culmina com a área avermelhada. ■ **Telangiectasia** (*spiders*). ■ **Angiomatosas** (hemangiomas, planos, eritema palmar cirrótico). ■ **Lividez** (palidez), anêmica. ■ **Palidez generalizada:** anemia. **Manchas pigmentares ou discrômicas:** ■ **Acrômicas ou leucodérmicas:** albinismo, nevo acrômico e anêmico, vitiligo, leucodermia solar. ■ **Hipocrômicas:** pitiríase alba e versicolor, hanseníase indeterminada. ■ **Hipercrômicas:** efélides (sardas), melasmas, cloasmas, lentigo solar, nevos pigmentares, mancha mongólica, icterícia. ■ **Outros pigmentos:** caroteno (amarela), carboxi-hemoglobina (cianose), sais biliares (icterícia), hemossiderina (dermatite ocre).	Proteção ineficaz. Troca de gases prejudicada. Perfusão tissular periférica ineficaz. Integridade da pele prejudicada. Risco de função hepática prejudicada. Nutrição desequilibrada: menos do que as necessidades corporais. Perfusão tissular periférica ineficaz. Integridade tissular prejudicada. Distúrbio da imagem corporal. Risco de baixa autoestima situacional. Risco de envenenamento. Contaminação. Risco de lesão ocupacional. Risco de reação alérgica.

(Continua)

(Continuação)

Quadro 4.1 – Parâmetros normais, problemas de Enfermagem e principais diagnósticos de Enfermagem da coloração da pele.		
Parâmetro normal – Coloração da pele	*Problemas de Enfermagem*	*Diagnósticos de Enfermagem*
	■ **Agentes químicos:** mudam a coloração da pele: argiria (prata), arsênico, despigmentação por medicamentos, mercúrio, chumbo. ■ **Tatuagens:** impregnação dérmica de pigmentos insolúveis (acidentais: penetração dérmica de partículas de pólvora em curta distância; e ocupacionais). ■ **Dermografismo ou urticária factícia:** reação vasomotora da pele ao ser levemente arranhada com a unha ou com um objeto, surgindo uma linha vermelha ligeiramente elevada transitória.	

Fonte: Desenvolvido pela autoria do capítulo, fundamentado nas referências do final do capítulo.

Inspeção, palpação, digitopressão e compressão da superfície da pele

Neste exame físico, o paciente deve estar apenas com roupas íntimas, em pé, posição frontal, de costas e de perfil para a inspeção geral da pele, ou em decúbitos dorsal e ventral para a palpação, a digitopressão e a compressão. Inicialmente, inspeciona-se as condições gerais da superfície cutânea do paciente, inclusive dos anexos: pelos, unhas, glândulas sebáceas e sudoríparas (apócrinas e écrinas), mucosa oral (existem vários tipos de enfermidades orais e genitais com presença de nódulos, edema, parestesia, sangramento inespecífico), além de considerar os fatores interferentes nas alterações da integridade da superfície, na coloração, no número de lesões, como tipo de alimentação e estado nutricional, creme dental, exposição a agentes físicos/químicos, tabagismo, uso de álcool e de fármacos tópicos ou sistêmicos e genital (ampla variedade de lesões cutâneomucosas com formas e aspectos distintos de gravidade variável com benignidade, pré-malignidade e malignidade com repercussões sistêmicas). Além da região afetada, observa-se sua coloração, integridade (presença ou não de solução de continuidade, como **lesões elementares**, que serão avaliadas adiante), localização, topografia e distribuição, bem como condições de higiene. Na palpação, investiga-se temperatura, umidade, sensibilidade, consistência, mobilidade e elasticidade, turgor da pele. Pela digitopressão ou vitropressão, pressiona-se com os dedos indicadores ou com uma lâmina de vidro de microscopia a região a ser examinada para diferenciar as manchas vasculossanguíneas, diferenciando eritema – que é a coloração vermelha que desaparece pela digitopressão –, de púrpura – outras manchas vermelhas que não se modificam. Além disso, distinguir a cor entre o nevo acrômico e o anêmico. Por fim, na compressão, investiga-se edemas (cacifo – sinal de Godet) ou dermografismo.

Quadro 4.2 – Parâmetros normais, problemas de Enfermagem e principais diagnósticos de Enfermagem da superfície da pele.

Parâmetro normal – Superfície da pele	Problemas de Enfermagem	Diagnósticos de Enfermagem
Integridade: a pele é íntegra, lisa de maneira uniforme, sem qualquer solução de continuidade e elevações, firme, com poros, sulcos e pelos, tornando-se uma barreira eficaz de proteção. **Mobilidade:** promove a movimentação sobre as estruturas da pele e varia com a idade e a nutrição. **Elasticidade:** a pele normal é elástica, varia com a idade e a nutrição. **Umidade:** pele hidratada, sem presença de oleosidade ou ressecamento. Exibe certo grau de umidade, visível – face, mãos, pés, axilas e dobras da pele. **Turgor normal:** varia com a idade e a nutrição. Na palpação bidigital (indicador e polegar pinçando a pele), ela facilmente se pregueia, e, ao soltá-la, imediatamente retorna ao lugar. **Temperatura:** a temperatura da pele normal é de aproximadamente 36,5 °C. **Sensibilidade:** tátil, dolorosa e térmica. O tato é testado com algodão; dolorosa por estímulos com agulha; térmica com água quente e fria. Boas condições de higiene geral. **Pelos e cabelos:** ▪ No sexo masculino os pelos são fortes e grossos na face, no tórax, no abdome e nos membros. ▪ No sexo feminino os pelos são finos e curtos, principalmente nos membros e no púbis. ▪ O pelo e o fio de cabelo normais são macios, flexíveis, sedosos, brilhantes, resistentes, com quantidade, textura, espessura e cor variando com a idade, a genética e a etnia.	**Solução de continuidade:** presença de lesões, elevações; localização e distribuição, topografia, secreção (tipo e quantidade), profundidade; consistência (sólida ou líquida). **Mobilidade aumentada:** obesidade; normal em idosos. **Diminuída ou ausente:** flacidez, envelhecimento, imobilidade facial (caquexia), emagrecimento, elefantíase, infiltrações neoplásicas, esclerodermia. **Hiperelástica:** síndrome de Ehlers-Danlos (aumento na elasticidade da pele e das articulações), delicada e sujeita a lesões elementares (perdas teciduais e de continuidade). **Hipoelástica:** imobilidade facial, líquen, esclerodermia, envelhecimento. **Xerodermia:** pele ressecada, cor acinzentada e descamação superficial, prurido, desidratada (envelhecimento, caquexia, desidratação, mixedema, desidratação). **Turgor aumentado:** obesidade. **Turgor diminuído:** a pele volta devagar à posição inicial (+ de 30 seg) ou contÍnua elevada desidratação, desnutrição, caquexia. **Temperatura elevada (hipertermia):** febre (+ 36,5 °C), pesquisar prática de exercícios físicos, exposição ao sol com elevada temperatura (°C). **Hipotermia (– 35 °C):** uso de antitérmicos e analgésicos podem reduzir a tenperatura (°C) – isquemia. **Hipoalgesia, hiperalgesia e analgesia:** uso de medicamentos analgésicos; hanseníase. **Diminuição ou ausência de tato e térmica:** uso de medicamentos antitérmicos; envelhecimento, presença de infecções (micoses); esclerose múltipla, neuropatia periférica. Presença de sujidade corporal. **Hipertricose:** aumento de pelos distribuídos em todo o corpo (uso de medicamentos), doenças metabólicas ou nutricionais (anorexia), desnutrição ou síndromes de má absorção. **Hipotricose:** ausência ou diminuição da quantidade de pelos em todo corpo. Condição genética, e não é raro ser acompanhada de distúrbios emocionais desencadeados pelo isolamento, vergonha, autossegregação e até certo grau de agressividade defensiva.	Proteção ineficaz. Nutrição desequilibrada: mais do que as necessidades corporais. Nutrição desequilibrada: menos do que as necessidades corporais. Risco de lesão. Volume de líquidos deficiente por ingestão de líquidos insuficiente. Termoregulação ineficaz. Dor aguda. Ansiedade, sobrecarga de estresse. Risco de síndrome do desequilíbrio metabólico. Risco de infecção. Controle de impulsos ineficaz. Risco de automutilação. Risco de reação alérgica. Campo de energia perturbada. Déficit no autocuidado para banho e higiene íntima. Autocontrole ineficaz da saúde. Enfrentamento ineficaz. Conforto prejudicado – fator distúrbio de imagem corporal. Risco de lesão ocupacional. Risco de envenenamento. Envenenamento. Enfrentamento comunitário ineficaz. Conforto prejudicado. Privação de sono. Padrão de sono prejudicado. Fadiga. Ansiedade. Enfrentamento ineficaz. Mucosa oral prejudicada. Dentição prejudicada. Deglutição prejudicada. Interação social prejudicada. Enfrentamento defensivo. Padrão de sexualidade ineficaz. Autonegligência.

(Continua)

(Continuação)

Quadro 4.2 – Parâmetros normais, problemas de Enfermagem e principais diagnósticos de Enfermagem da superfície da pele.		
Parâmetro normal – Superfície da pele	*Problemas de Enfermagem*	*Diagnósticos de Enfermagem*
- O tipo de implantação e sua distribuição variam com o sexo. - A textura e a espessura dos cabelos variam de fino a grosso, liso a crespo, ralo a espesso. - Sem presença de resíduos. **Unhas:** prega ungueal firme, mesmo quando é pressionada. Formato convexo no diâmetro latero-lateral, achatadas e lisas, com angulação de 160° entre o leito ungueal e a raiz; cor: incolor, translúcida e rósea (rósea no leito ungueal); sem resíduos e de consistência forte. A espessura e a textura da unha variam com a etnia e a idade, sendo em crianças: finas, maleáveis e transparentes; em idosos: crescimento lento, grossas, duras e amareladas. **Glândulas sebáceas (exócrinas):** variam com a etnia, a idade e os níveis hormonais. **Glândulas sudoríparas (écrinas ou apócrinas):** variam de acordo com a temperatura, o grau de ansiedade e a atividade física. O aumento do suor ocorre nas elevações de temperatura ambiente e em situações de estresse. O suor é inodoro, portanto, o odor que a ele se associa se deve à ação de bactérias presentes na superfície da pele. **Mucosa oral:** - Assume diferentes características anatomofisiológicas de acordo com diferentes regiões da cavidade oral e respectivas funções. É úmida, íntegra, brilhante e lisa, de cor rosa avermelhada e rosa pálido nas gengivas; adere-se ao redor	**Hirsutismo:** pelos na mulher com distribuição característica masculina por excesso de androgênios, reação cutânea circulantes e metabolismo alterado a eles. **Queda e cabelo quebradiço:** seco, oleoso, sem brilho; queda é localizada, simétrica/assimétrica, avitaminoses, anorexia, estresse; hipotireoidismo, uso de agentes químicos/medicamentos. **Dermatite seborreica:** descamação do couro cabeludo (caspa). **Foliculite:** inflamação de mais de um folículo. **Tricotilomania:** impulso incontrolável de arrancar fios de cabelo. **Presença de resíduos:** pediculose pububiana ou no couro cabeludo; sujidade e presença de lesões. **Prurido.** **Micoses fúngicas (*Tinea Capitis*):** Tinha. **Placas avermelhadas e descamativas (psoríase):** fatores emocionais. **Alopecia/Eflúvio anágeno e telógeno:** queda geral/parcial de pelos ou cabelos por agentes quimioterápicos; trauma, infecção, desnutrição, doenças hepáticas, autoimunes, renais congênitas, endócrinas, hormonais, hematológicas, colagenoses; intoxicação por metais pesados. **Mudança natural de cor:** alteração genética, envelhecimento, uso de medicamentos, desnutrição grave (meninos se tornam ruivos). **Angulação de 180°:** problemas cardiovasculares e pulmonares. **Cor:** - **Palidez:** anemias, choque. - **Cianose:** sistêmica ou periférica. - **Acastanhada:** hematomas. - **Amarelas:** fármacos. - **Azul-acinzentado:** prata. - **Linhas brancas** (de Mee) arsênico. - **Azul-marrom:** antimaláricos. - **Marrom:** mercúrio. **Anoníquia:** ausência da lâmina. **Braquioníquia:** unha curta e larga. **Coiloníquia:** aspecto de colher, anemia. **Escleroníquea:** unha dura. **Leuconíquia:** cor esbranquiçada. **Onicococauxis:** unha frágil e mole.	

(Continua)

(Continuação)

Quadro 4.2 – Parâmetros normais, problemas de Enfermagem e principais diagnósticos de Enfermagem da superfície da pele.

Parâmetro normal – Superfície da pele	Problemas de Enfermagem	Diagnósticos de Enfermagem
dos dentes e reveste o palato mole, parte ventral da língua, assoalho da boca, processos alveolares e superfícies internas dos lábios e bochechas. ■ As bochechas são as paredes laterais da boca (flexível, alonga quando se abre a boca e enruga quando a boca é fechada). ■ O palato duro é revestido por uma mucosa espessa rosa ligada ao periósteo subjacente. ■ Os lábios localizam-se na parede anterior da boca, apresentam estrutura muscular hiperativa, umedecidos pela saliva da língua e das glândulas salivares do interior deles. Variam com a etnia e a idade. ■ A língua é móvel, ovalada e descansa com a ponta na parte anterior do palato (céu da boca), de cor rosa clara que varia com a ingestão de bebidas, comidas, uso de fármacos, de tabaco e enfermidades. A língua, por meio de suas papilas, tem importantes funções na fala, no paladar, na mastigação e na deglutição. **Mucosa genital feminina:** mucosa vaginal formada por tecido conjuntivo com várias fibras elásticas. Seu aspecto é rugoso, úmido, de coloração rósea. **Mucosa genital masculina:** lisa e rosa brilhante, sem lesão e secreção.	**Onicofagia:** ato de "comer unha". **Onicólise:** descolamento distal da unha. **Onicomadese:** descolamento proximal da unha (psoríase). **Onicomicose:** infecção por fungos, coloração escura, quebradiça, com sulcos transversais, ondulamento, descamação, espessamento (unhas de "lavadeira e trabalhador rural"). **Onicorrexe:** fissuras, sulcos longitudinais e aspecto fragmentado na borda livre (inflamações, infecções, dor). **Onicosquizia:** separação em camadas/descamação da borda livre da lâmina ungueal. **Paroníquia:** inflamação aguda/crônica do tecido periungueal. **Paquioníquia:** unha grossa; psoríase, envelhecimento. **Traquioníquia:** pequenas e finas estrias (aspecto rugoso). **Unhas hipocráticas:** aumento na convexidade com/sem hipertrofia ou de partes moles e cianose (DPOC). **Hiperplasia sebácea:** acne, proliferação bacteriana e inflamação. **Cistos sebáceos:** prurido, inflamação como vermelhidão, dor. **Poros dilatados:** pele excessivamente oleosa. **Placas eritematosas e escamativas:** dermatite seborreica, estresse/privação de sono, fadiga. **Hidradenite ou hidrosadenite:** lesões inflamadas, dolorosas, fístulas, nódulos (axilas, virilhas, em torno dos mamilos e ânus, deixa cicatrizes, dor, secreção). **Hiperidrose:** transpiração excessiva (desconfortável, tornar-se incapacitante, ansiedade, afeta relacionamentos, bem-estar emocional, autoestima e autoimagem). **Hipoidrose:** diminuição da secreção sudoral (trauma, radiação, atrofia das glândulas) em virtude de doenças do tecido conectivo; apresenta autossegregação, distúrbios emocionais, agressividade defensiva **Anidrose:** ausência de secreção sudoral. **Bromidrose:** odor desagradável (axilas, virilhas e pés); interfere nas relações pessoais, profissionais e atividades recreativas, isolamento.	

(Continua)

(Continuação)

Quadro 4.2 – Parâmetros normais, problemas de Enfermagem e principais diagnósticos de Enfermagem da superfície da pele.		
Parâmetro normal – Superfície da pele	*Problemas de Enfermagem*	*Diagnósticos de Enfermagem*
	Cromidrose: secreção sudoral colorida (amarela, azulada, preta, vermelha ou sanguínea), aumento da lipofucsina, corantes, fármacos, complexo B, alimentos. **Obstrução dos ductos:** ▪ **Miliária (brotoeja):** lesões cutâneas. ▪ **Miliária cristalina:** assintomática (vesículas pequenas sem inflamação). **Miliária rubra:** erupção cutânea pruriginosa profunda. **Presença de lesões brancas (candidíase):** placas brancas aderidas à mucosa, removíveis, leito sangrante – causas: má higiene oral, uso de próteses dentárias; sistêmicos – diabetes, gravidez, corticoides, antibióticos, quimioterapia, radioterapia, imunodepressão (HIV). **Líquen plano:** fino rendilhado com estrias brancas; estomatite/papilite. **Nicotínica:** pápulas no palato duro – causa: fumar cachimbo. **Leucoplasia:** manchas brancas, aspecto verrucoso, não removíveis (presentes nos fumantes) – causas: fumo, álcool e trauma; com ou sem fissuras. **Leucoplasia pilosa:** mucosa oral espessa, esbranquiçada, rugosa e assintomática (imunodepressão). **Sífilis:** lábio, língua e palato com pápula ulcerada, indolor, tornando-se mais grave conforme o estágio da doença. **Lesões vesicobolhosas (herpes simples):** estomatite e faringite (sinais iniciais mais frequentes: febre, artralgia, cefaleia e linfoadenopatia) – causas: exposição solar, frio, estresse, imunossupressão, trauma. **Pênfigo vulgar e vegetante:** presença de vesículas orais ou genitais (sialorreia, disfagia, hipoproteinemia, fonação alterada, dor, caquexia). **Penfigoide cicatricial:** gengivite escamativa. **Eritema multiforme:** reação alérgica, cefaleia, náusea, tosse, faringite, artralgia e hipertermia – causa: infecções, medicamentos, vacinas, estresse e radioterapia. **Síndrome de Stevens-Johnson:** causa: uso de fármacos, infecção mal-estar, hipertermia, fotofobia, desencadeado por desidratação, hipoglicemia e distúrbios hidroeletrolíticos.	

(Continua)

(Continuação)

Quadro 4.2 – Parâmetros normais, problemas de Enfermagem e principais diagnósticos de Enfermagem da superfície da pele.		
Parâmetro normal – Superfície da pele	*Problemas de Enfermagem*	*Diagnósticos de Enfermagem*
	Lesões aftoides: manchas esbranquiçadas/avermelhadas nos lábios/bochechas, dor, vesicobolhosas, lesões da língua – causas: infecções virais, bacterianas, déficits nutricionais, alterações hormonais, estresse, trauma, alergia a alimentos, alterações imunológicas e fatores genéticos; estresse e ansiedade, aftas, fissuras labiais, ingestão de agentes quimícos. **Mudança na coloração da língua:** infecções e processos inflamatórios (vermelha); cardiopatias ou hematológicas (vermelho intenso); hepatopatias (amarela); doenças gastroduodenais (cinza); alterações pulmonares (violeta); peblemas renais (azul); intoxicação, infecções, anemia ou deficiência de vitaminas (pálida); saburra lingual, candidíase, fissuras (branca). **Língua saburrosa:** presença de placa bacteriana de cor esbranquiçada, amarelada no dorso da língua, áspera, alterações do paladar – causas: doenças sistêmicas ou focais, estresse, depressão, imunodepressão, jejum prolongado, mordiscar dedos, lábios e bochechas, doenças autoimunes (halitose, alteração de paladar). **Presença de lesões elementares:** erupções eczematosas, hematomas, escoriações hiperemia, edema, úlceras, vesículas, verrugas, tumorações, fístulas, fissuras roturas (afecções sistêmicas e locais), farmadermia. **Prurido e ardor genital:** pediculose; escabiose (lesão semelhante à urticária). **Infecção fúngica-candidíase:** fissuras de tumorações, úlceras, vesículas e outras afecções cutâneo-mucosas. **Lesão nodulosa:** acompanhada de sangramento e dor local (donovanose). **Vesículas bolhosas:** nos grandes lábios e pênis – herpes. **Lesões irregulares:** dolorosas com bordos eritemato-edematosos com exsudato necrótico, amarelado, com odor fétido – cancro mole. **Lesão ulcerada:** rósea, indolor, com discreta secreção serosa, acompanhada de adenopatia regional – sífilis primária. **Lesão verrugosa:** aspecto de couve-flor com dimensões e localização variáveis, na região genital, perineal ou anal – Papilomavírus Humano (HPV) –, também relacionado à gênese do câncer de colo de útero – Condiloma acuminado. **Higiene inadequadas com odor fétido.**	

Fonte: Desenvolvido pela autoria do capítulo, fundamentado nas referências do final do capítulo.

Inspeção, palpação, digitopressão e compressão da textura e da espessura da pele

A textura e a espessura da pele variam com a idade, a etnia, a nutrição e a região corporal. A região a ser examinada deve ser inspecionada e palpada, verificando a presença de alterações na espessura e na textura da pele, como edema, em que se utiliza o sinal de Godet ("cacifo"), pressão digital sobre a pele (menos de 5 segundos); quando positivo, forma-se uma depressão que se desfaz logo após a descompressão.

Quadro 4.3 – Parâmetros normais, problemas de Enfermagem e principais diagnósticos de Enfermagem da textura e da espessura da pele.		
Parâmetro normal – Textura e espessura da pele	*Problemas de Enfermagem*	*Diagnósticos de Enfermagem*

Textura (trama tecidual): aspecto firme, elástico, liso, não depressível; varia com a idade, a etnia, a nutrição e a região corporal.
Espessura: mais grossa em regiões que têm mais atrito.
	Pele lisa, fina e enrugada: envelhecimento, hipotireoidismo regiões edemaciadas.
	Pele áspera (glabra): espessamento dérmico, inelástica, amarelada – deficiência de vitamina B – Pelagra.
	Queratose:
	▪ **Circunscrita:** por atrito/pressão/fricção nos pés e nas mãos; difusas, actínicas, ictioses.
	▪ **Regionais:** de contato, hereditárias, palmo plantares, envelhecimento.
	▪ **Liquenificação:** espessamento da pele com sulcos e cor acentuados, aspecto quadriculado (eczemas), atopias.
	▪ **Edema:** depressão acentuada da espessura e de cor avermelhada; acúmulo de plasma na derme e/ou hipoderme.
	▪ **Esclerose:** consistência aumentada da pele, espessada ou adelgaçada com ou sem hiper ou hipocromia (fibrose do colágeno, esclerodermia).
	▪ **Infiltração:** aumento da espessura e consistência da pele, com limites imprecisos, tornando os sulcos menos evidentes (eritema polimorfo, mixedema, hanseníase).
	▪ **Atrofia:** diminuição da espessura da pele.
	  ▪ **Residual:** agentes físicos, químicos, traumáticos; uso de fármacos prolongado, atróficas e radiodermite, lúpus cutâneo.
	  ▪ **Linear:** estrias ou víbices; comum em gestantes, obesos e ascite.
		Risco de volume de líquidos desequilibrado.
		Desconforto prolongado.
		Conforto prejudicado.
		Dor aguda.
		Risco de desequilíbrio eletrolítico.
		Risco de desequilíbrio do volume de líquidos.

Fonte: Desenvolvido pela autoria do capítulo, fundamentado nas referências do final do capítulo.

Inspeção, palpação, digitopressão e compressão das elevações edematosas

Elevações de características circunscritas advindas de edema na derme ou na hipoderme.

Quadro 4.4 – Parâmetros normais, problemas de Enfermagem e principais diagnósticos de Enfermagem das elevações edematosas da pele.		
Parâmetro normal – Elevações edematosas da pele	*Problemas de Enfermagem*	*Diagnósticos de Enfermagem*
Pele com integridade preservada, lisa, uniforme, sem qualquer solução de continuidade e elevações.	**Elevações circunscritas:** causa: edema na derme ou hipoderme. **Urtica:** elevação pela saída de plasma, formando edema dérmico, passageira,	Perfusão tissular periférica ineficaz. Desconforto prolongado. Conforto prejudicado.

(Continua)

(Continuação)

Quadro 4.4 – Parâmetros normais, problemas de Enfermagem e principais diagnósticos de Enfermagem das elevações edematosas da pele.		
Parâmetro normal – Elevações edematosas da pele	*Problemas de Enfermagem*	*Diagnósticos de Enfermagem*
	pruriginosa, irregular, de cor variável do branco-róseo ao vermelho. **Angioedema:** edema circunscrito no subcutâneo.	

Fonte: Desenvolvido pela autoria do capítulo, fundamentado nas referências do final do capítulo.

Inspeção, palpação, digitopressão e compressão das formações sólidas

São alterações no tegumento cutâneo advindas de processo inflamatório ou neoplásico, podendo afetar de forma isolada ou agrupada nas três camadas da pele.

Quadro 4.5 – Parâmetros normais, problemas de Enfermagem e principais diagnósticos de Enfermagem das formações sólidas na pele.		
Parâmetro normal – Formações sólidas na pele	*Problemas de Enfermagem*	*Diagnósticos de Enfermagem*
Pele com integridade preservada, lisa, uniforme, sem qualquer solução de continuidade e elevações.	**Pápula:** lesão sólida, circunscrita, elevada no máximo de 1 cm; podem ser isoladas ou agrupadas – causas: várias dermatoses, acne, leishmaniose, molusco contagioso, farmacodermias, picada de inseto, entre outros. **Placa:** lesão elevada, circunscrita, maior que 1 cm, única ou composta por um aglomerado de pápulas (placa maculosa), descamativa, queratinizada (psoríase, granuloma anular). **Nódulo:** lesão sólida, arredondada, circunscrita, saliente ou não, de 1 a 3 cm de tamanho, localizado na derme/hipoderme, elevado (neoplasias; queratoacantoma). **Vegetação:** lesão sólida e pedunculada, áspera com aspecto de couve-flor e superfície friável, pode estar presente em órgãos genitais, ânus e região oral (condiloma). **Goma:** nódulo ou nodosidade que sofre necrose e drena secreção pelo centro (sífilis terciária). **Verrucosidade:** lesão sólida, elevada, de superfície dura e inelástica, com hiperqueratose (nevo epidérmico verrucoso).	Resposta alérgica. Baixa autoestima situacional. Padrão de sono prejudicado. Dor aguda. Integridade da pele prejudicada. Integridade tissular prejudicada. Interação social prejudicada. Medo. Ansiedade. Padrões de sexualidade ineficaz. Mucosa oral prejudicada. Risco de lesão. Isolamento social.

Fonte: Desenvolvido pela autoria do capítulo, funfamentado nas referências do final do capítulo.

Inspeção, palpação, digitopressão e compressão das formações líquidas

As formações líquidas podem apresentar conteúdo seroso, sangue, sangue seco ou pus.

Quadro 4.6 – Parâmetros normais, problemas de Enfermagem e principais diagnósticos de Enfermagem das formações líquidas na pele.		
Parâmetro normal – Formações líquidas na pele	*Problemas de Enfermagem*	*Diagnósticos de Enfermagem*
Pele com integridade preservada, lisa, uniforme, sem qualquer solução de continuidade e elevações.	**Vesícula:** coleção líquida elevada e circunscrita menos de 1cm de diâmetro, com forma esférica, pontiaguda ou umbilicada. O conteúdo é claro-seroso; quando turvo-purulento, avermelhado, hemorrágico – varicela,	Risco de lesão. Isolamento social. Integridade da pele prejudicada.

(Continua)

(Continuação)

Quadro 4.6 – Parâmetros normais, problemas de Enfermagem e principais diagnósticos de Enfermagem das formações líquidas na pele.		
Parâmetro normal – Formações líquidas na pele	*Problemas de Enfermagem*	*Diagnósticos de Enfermagem*
	herpes/simples/zóster, queimaduras, pênfigo foliáceo, entre outros. **Bolha ou flictena:** coleção líquida elevada e circunscrita maior que 1 cm. **Pústula:** conteúdo turvo purulento com elevação de até 1 cm (foliculite, alergias medicamentosas, psoríase e acne pustulosa). **Cisto:** cavidade de aspecto nodular com conteúdo pastoso ou sebo (cisto epidermoide). **Abscesso:** coleção purulenta localizada e profunda na derme/hipoderme/subcutânea de tamanho variável (sinais de inflamação, como edema, dor, rubor), calor (antraz, carbúnculo). **Hematoma:** coleção sanguínea restrita ao local do trauma derme/subcutâneo; infectada pode tornar-se purulento (hematoma subungueal).	Dor aguda. Baixa autoestima situacional. Risco de infecção.

Fonte: Desenvolvido pela autoria do capítulo, fundamentado nas referência do final do capítulo.

Inspeção, palpação, digitopressão e compressão das perdas e reparações teciduais

Lesões resultantes da eliminação da destruição do tecido cutâneo e reparações em tecidual.

Quadro 4.7 – Parâmetros normais, problemas de Enfermagem e principais diagnósticos de Enfermagem das perdas e reparações teciduais.		
Parâmetro normal – Perdas e reparações teciduais	*Problemas de Enfermagem*	*Diagnósticos de Enfermagem*
Pele com integridade preservada, lisa, uniforme, sem qualquer solução de continuidade e elevações.	**Escoriação:** lesões traumáticas com áreas abertas e perda da epiderme (prurido, atrito). **Erosões:** perda epidérmica sem trauma (ruptura de bolhas). **Exulceração:** perda superficial somente de epiderme, Várias afecções cutâneas inflamatórias/infecciosas (herpes simples). **Ulceração:** perda circunscrita de epiderme e derme, podendo estender-se mais profundamente (leishmaniose tegumentar, estase venosa; doença arterial periférica, infecções, vasculites). **Fissura:** fenda com perda linear, estreita e profunda até a derme em pregas, dobras e em volta de orifícios naturais (fissuras nos calcanhares, eczema crônico hiperceratósico). **Fístula:** pertuito linear, profundo na pele, comunicando duas cavidades com drenagem de secreção necrótica.	Conforto prejudicado. Dor aguda. Medo. Ansiedade. Deambulação prejudicada. Risco de baixa autoestima situacional.

Fonte: Desenvolvido pela autoria do capítulo, fundamentado nas referência do final do capítulo.

Inspeção, palpação, digitopressão e compressão das lesões caducas

Lesões resultantes da eliminação da destruição do tecido cutâneo e reparações em tecidual.

Quadro 4.8 – Parâmetros normais, problemas de Enfermagem e principais diagnósticos de Enfermagem das lesões caducas.

Parâmetro normal – Lesões caducas	Problemas de Enfermagem	Diagnósticos de Enfermagem
Pele com integridade preservada, lisa, uniforme, sem qualquer solução de continuidade e elevações.	**Escama:** massa furfurácea micácea/foliácea, descamativa por alteração de queratinização (caspa, ptiríase versicolor, psoríase e queimaduras por raios solares). **Crosta:** resulta do soro, sangue ou pus dessecado e misturado com restos epiteliais. **Cicatriz:** reparação de processo destrutivo da pele, associado à atrofia, fibrose e discromia, aspecto variável (saliente/deprimida, móvel/aderente).	Distúrbio da imagem corporal. Risco de baixa autoestima situacional. Conforto prejudicado. Dor aguda.

Fonte: Desenvolvido pela autoria do capítulo, fundamentado nas referências do final do capítulo.

Observação: os diagnósticos de Enfermagem (DE) não estão, necessariamente, anexados em paralelo ao problema de Enfermagem citado, mas sim relacionados com todos os problemas ósseos, musculares e articulares. Isto para evitar repetição de DE nos problemas de cada grupo.

Feridas

São resultado de qualquer condição em que ocorra a perda da continuidade da pele advinda de múltiplos fatores, como procedimento cirúrgico, traumas, acidentes, entre outros. A perda da integridade da pele pode ser superficial ou profunda, parcial ou total, comprometendo epiderme, derme, tecido subcutâneo, fáscia, músculo, tendão, osso ou peritônio. Pode, também, apresentar condições orgânicas reparadoras que facilitem a cicatrização de primeira, segunda ou terceira intenções ou, ainda, necessitarem de intervenções de Enfermagem de mais complexidade. Lembrando que a descontinuidade da pele facilita a entrada de micro-organismos que associados a outros fatores de risco podem desencadear infecções.

Inspeção

O exame físico das condições gerais do paciente associado à inspeção das características da ferida é essencial para implementar a intervenção de Enfermagem específica. A inspeção da ferida compreende observar e avaliar área da pele perilesional, leito da ferida, **profundidade, formato, tamanho, margens, presença de túneis, quantidade de exsudação, localização, aspecto da ferida, odor, dor e presença de infecção**. Para determinar **tamanho e formato** da ferida, utiliza-se a mensuração linear (medir a largura e o comprimento da ferida) por meio de um traçado feito em uma folha de acetato, obtendo-se o perímetro da ferida, além de também fotografar a lesão, evitando, assim, o contato direto. A avaliação da **profundidade** da ferida pode ser feita pela introdução de uma sonda ou *swab* estéril. É variável a **quantidade de exsudação**, sendo maior no estágio inflamatório e menor na epitelização durante o processo de cicatrização. Quando o estágio inflamatório se mostra prolongado, a exsudação é abundante e pode também indicar infecção. A **localização** das feridas pode ser um indício de possíveis complicações, como o risco de contaminação nas feridas em região sacra ou próximas a estomas. O **aspecto da ferida, a presença de odor desagradável e a dor** permitem classificá-las:

- **Com tecidos desvitalizados:** presença de tecido orgânico morto sem qualquer vitalidade na lesão e que retarda a cicatrização, pois é meio propício de proliferação bacteriana. O aspecto e a cor do tecido desvitalizado são variáveis e podem ser macio e viscoso, mais firme, seco, petrificado, caloso, branco, amarelo, verde, castanho, cinzento ou preto, com odor desagradável.
- **Granuladas:** presença de uma coloração vermelha, tendo a superfície com aparência granular. O tecido é delicado, podendo ser facilmente lesado.
- **Epitelizadas:** presença de epitélio pela superfície da ferida. O novo tecido epitelial é branco ou rosado.

As feridas também podem ser classificadas em:

- **Feridas agudas:** lesões decorrentes de cirurgias ou traumas, com reparação tecidual em tempo adequado e sem complicações.
- **Feridas crônicas:** lesões com regeneração tecidual desordenada, tecidos inviáveis, infecção, citocinas elevadas, aumento dos neutrófilos e prolongamento do processo inflamatório/cicatrização, dolorosas, geralmente acima de 3 meses, por decorrência de doenças que dificultam ou impedem o suprimento sanguíneo. Nessa categoria, estão incluídas lesões por pressão, úlceras venosas, úlceras arteriais e diabéticas.
- **Feridas traumáticas:** ocasionadas por agentes físicos, químicos ou biológicos. Podem ocorrer por cortes, abrasões, lacerações, queimaduras e outras. Respondem rápido ao tratamento e geralmente cicatrizam facilmente.
- **Feridas cirúrgicas ou operatórias:** provocadas intencionalmente geralmente por incisão nos procedimentos cirúrgicos. Deve-se observar a presença de complicações pós-operatórias, como hemorragia, infecção, deiscência, formação de sinus e de fístula.
- **Feridas limpas:** aquelas isentas de inflamação ou infecção.
- **Feridas colonizadas ou contaminadas:** aquelas em que a quantidade de bactérias é $< 10^5$ e estão isentas de tecido necrótico e/ou material estranho.
- **Feridas infectadas:** aquelas em que a quantidade de bactérias é $> 10^5$ e há presença de pus e tecido necrótico.

Lesão por pressão (LPP)

Caracterizada como uma lesão decorrente de pressão ou da combinação de compressão e tração tecidual, frequentemente sobre uma proeminência óssea.

Classificação da LPP

- **Estágio 1 (pele íntegra com eritema não branqueável):** pele intacta com vermelhidão não branqueável geralmente sobre proeminência óssea, área mais dolorosa, firme, suave, mais quente ou fria.
- **Estágio 2 (perda de espessura parcial da pele com exposição da derme):** lesão aberta e rasa, com ferida rósea ou avermelhada e úmida, em que não há visualização do tecido adiposo. Pode apresentar bolha com exsudato seroso, intacta ou rompida.
- **Estágio 3 (perda total de espessura da pele):** caracterizada por tecido adiposo visível, pode ter fibrina, enfraquecimento e tunelamento. Fáscia, músculo, tendões, ligamentos, cartilagem e/ou osso não estão expostos.

Observação: ponta do nariz, orelha, região occipital e maléolo não têm tecido subcutâneo, portanto, podem ser superficiais. Entretanto, as áreas de adiposidade significativa podem desenvolver lesões profundas.

- **Estágio 4 (perda total da espessura pele e perda tissular):** com exposição ou palpação direta da fáscia, do tendão, do ligamento, do músculo, da cartilagem ou osso, e esfacelo e/ou escara podem estar presentes em algumas partes. As lesões podem se estender para o músculo e as estruturas de apoio (fáscia, tendão, cápsula articular), tornando a osteomielite possível. Exposição óssea/tendão é visível ou diretamente palpável.
- **LPP não classificável (estadiável):** perda da pele em sua espessura total e perda tissular não visível, na qual a extensão não pode ser confirmada por estar encoberta por esfacelo ou escara.
- **LPP tissular profunda:** pele intacta ou não, com área localizada e persistente de descoloração vermelho escura, marrom ou púrpura que não embranquece, ou separação epidérmica que mostra lesão com leito escurecido ou bolha com exsudato sanguinolento.
- **LPP relacionada a dispositivo médico:** geralmente com marca do dispositivo; deve ser classificada com o sistema de classificação das lesões.
- **LPP em membranas mucosas:** aparece em regiões recobertas por mucosas onde foram colocados dispositivos médicos; não pode ser classificada.

Associados ao exame físico da pele e anexos tem-se os procedimentos de Enfermagem, além de **curativo, remoção de suturas e banho no leito**.

Curativo

Finalidades

- Favorecer a cicatrização.
- Auxiliar na hemostasia.
- Evitar a contaminação.
- Controlar a proliferação de bactérias.
- Absorver e remover o excesso de exsudato.
- Permitir a troca gasosa.
- Promover um ambiente úmido e desbridamento.
- Proteger contra traumatismos.
- Proporcionar isolamento térmico.
- Aliviar a dor.

Materiais

- Bandeja com pacote de curativo esterilizado (1 pinça Kocher reta ou Kelly reta, 1 pinça anatômica ou dente de rato e 1 tesoura de Mayo) ou par de luvas esterilizadas (na ausência de pacote de curativo), agente de limpeza, gazes e/ou compressas de gaze algodonadas esterilizadas, produto de barreira, produto para ferida ou cobertura, adesivo hipoalergênico, saco de lixo, fita adesiva e equipamentos de proteção individual (gorro descartável, avental de manga longa impermeável descartável, máscara descartável, óculos e luvas de proteção).

Materiais complementares

- **Material para medir a ferida:**
  - **Tamanho:** acetato quadriculado (1 cm²) ou régua.
  - **Profundidade e túneis:** haste flexível com ponta de algodão esterilizada ou palito de madeira com ponta de algodão esterilizado ou sonda (aspiração ou uretral) fina.
- **Material para enfaixamento:** atadura de crepom e fita adesiva.
- **Material para irrigação:** seringa descartável esterilizada de 20 mL, agulha hipodérmica descartável esterilizada 25 × 8 (12,5 psi)* ou 40 × 12 (9,5 psi), solução de limpeza, cúpula ou cuba rim esterilizada e luvas de procedimento ou bolsa da solução (500 mL) com ponteira de irrigação (Figura 4.4).

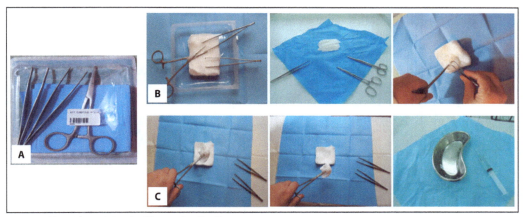

Figura 4.4 – Material para irrigação (A) e curativo (B e C).
Fonte: Acervo da autoria do capítulo.

Procedimentos

- Lavar as mãos e reunir o material.
- Perguntar o nome completo do paciente, apresentar-se e explicar o procedimento.
- Colocar a bandeja na mesa de cabeceira.
- Prender o saco de lixo na lateral da bandeja ou da cama e colocar os equipamentos de proteção individual (EPIs).
- Remover, delicadamente, o curativo com as luvas de procedimento e observar a presença de alergias, o volume e as características do exsudato.
- Inspecionar cuidadosamente a ferida e o tecido adjacente.
- Desprezar o curativo retirado e as luvas de procedimento no saco de lixo.
- Obedecendo os princípios de assepsia, abrir o pacote de curativo, colocar as pinças e a tesoura com as partes que serão manuseadas na parte de fora do campo e as gazes sobre a região central do campo.
- Calçar luvas de procedimento.
- Promover a limpeza do leito da ferida, da borda e da pele periférica até remover o exsudato, os restos celulares e os resíduos.

---

* psi: *pound force per square inch*.

- No caso de irrigação para limpeza da ferida, colocar a solução de limpeza (geralmente solução fisiológica a 0,9% morna) na cúpula ou cuba rim esterilizada e aspirar com a seringa de 20 mL. Para a irrigação com pressão conectar a agulha (40 × 12 ou 25 × 8) e para a irrigação sem pressão, utilizar apenas a seringa de 20 mL ou pressão manual na bolsa da solução (500 mL) com ponteira de irrigação. Proceder a limpeza direcionando o jato para a área a ser limpa.
- No caso de limpeza com fricção, fazer a dobradura da gaze com o auxílio das pinças e prender a gaze dobrada na pinça Kocher ou Kelly, umedecer com o agente de limpeza e friccioná-la no leito da ferida para remover exsudato, detritos e bactérias. Trocar a gaze sempre que todas as partes/faces estiverem sujas.
- Fazer a dobradura da gaze com o auxílio das pinças. Prendê-la e encostá-la delicadamente na ferida, somente para absorver a solução acumulada (se houver), de tal maneira que o leito da ferida se mantenha úmido.
- Repetir o procedimento para secar a borda e a pele periférica, trocando as gazes sempre que necessário.
- Medir, delicadamente, a profundidade do leito da ferida e o descolamento da borda com a haste flexível com ponta de algodão ou palito, e o comprimento dos túneis com sonda fina.
- Medir a área do leito da ferida por tipo de tecido e a área total utilizando o acetato quadriculado ou régua.
- Aplicar o produto de barreira (creme ou *spray*) na área periférica para proteger a pele íntegra, se houver indicação.
- Aplicar o produto recomendado no leito da ferida e recobrir com *rayon*, gaze e/ou compressa algodonada ou colocar a cobertura selecionada. Se mandatório, cortar o material para adequar o seu tamanho, caso não haja contraindicação.
- Se necessário, fixar o curativo com adesivo hipoalergênico. A fixação deve ser feita ao redor das extremidades (moldura de quadro) ou cobrindo totalmente a ferida.
- Identificar o curativo com data, hora e nome de quem realizou o procedimento.
- Recolher o material reutilizável para encaminhá-lo ao expurgo.
- Desprezar o saco de lixo e os EPIs descartáveis na lixeira.
- Lavar as mãos.
- Registrar no prontuário as informações sobre localização, tamanho e profundidade da ferida e descolamento da borda, características do(s) tecido(s) no leito da ferida e porcentagem, tipo e quantidade de exsudato, odor, localização e medida dos túneis, características da borda e pele periférica, produto utilizado para limpeza e/ou irrigação, produto/cobertura utilizado no leito, na borda, na pele periférica, material utilizado para ocluir a ferida, dor, alergias, data e horário.
- No caso de túneis e bordas descoladas, registrar a localização com base no mostrador de um relógio no sentido horário, considerando 12 horas quando o ponteiro indica a região cefálica (p. ex., túnel de 3 cm às 3 horas, borda descolada de 3 cm das 15 às 18 horas).

Observações:
1) Administrar o analgésico prescrito cerca de meia hora antes do procedimento, se indicado. Caso apresente dor durante o procedimento, registrar a intensidade e as características.

2) Se o curativo estiver aderido ao leito da ferida, umedecê-lo para facilitar a remoção e evitar danos.
3) Nos pacientes que possuem mais de uma ferida, deve-se iniciar o curativo pelas feridas fechadas e limpas, em seguida, as abertas não infectadas e, por último, as infectadas.
4) Quando a ferida se encontra com tecido de granulação, é contraindicado limpá-la pela fricção da gaze. O tecido de granulação é muito sensível e a fricção pode danificá-lo. Neste caso, recomenda-se irrigar a ferida.
5) A irrigação do leito da ferida com o agente de limpeza pode ser necessária para remover restos celulares, exsudato e resíduos. Recomenda-se irrigá-la utilizando seringa de 20 mL com agulha 25 × 8 ou 40 × 12 para remover esfacelo, bactérias, agentes tópicos residuais, fragmentos de coberturas ou partículas estranhas. Indica-se a irrigação sem pressão, utilizando seringa sem agulha ou bolsa (500 mL) da solução com ponteira de irrigação quando há tecido de granulação sangrante ou friável.
6) A fricção com gaze costuma ser uma das formas utilizada para o desbridamento mecânico.
7) Nas feridas com dreno, deve-se limpar a pele ao redor, utilizando movimentos circulares, da área próxima ao dreno até a área mais distante; limpar o dreno da área de inserção para a ponta. Aplica-se um antisséptico quando indicado e coloca-se gazes sob e sobre o dreno. Também, deve-se cobrir separadamente o dreno e a ferida, pois além do risco de infecção, a secreção proveniente do dreno pode lesar os tecidos, retardando a cicatrização da ferida.
8) Nunca utilizar o mesmo lado da gaze duas vezes sobre a ferida, pois corre-se o risco de recontaminá-la.
9) Utilizar curativo compressivo para controlar o sangramento excessivo.
10) No caso de terapia por pressão negativa, registrar a quantidade de esponjas utilizadas, a pressão (mmHg), a forma de aplicação (intermitente ou contínua), o tempo de troca, o volume e as características do líquido desprezado.
11) Promover a privacidade do paciente fechando portas, janelas e/ou cortinas ou persianas, posicionando biombo e expondo somente a área corporal onde será realizado o procedimento.

Agentes utilizados na limpeza

Solução fisiológica a 0,9% de cloreto de sódio

É o agente de limpeza mais utilizado, sendo composto por água, cloreto e sódio em quantidades fisiologicamente semelhantes ao plasma. Recomenda-se o aquecimento prévio a 37 °C para evitar danos ao tecido saudável. Utiliza-se em temperatura ambiente quando há tecido de granulação sangrante.

Solução de Ringer

Utilizado eventualmente para limpeza da ferida, também apresenta eletrólitos em quantidades semelhantes ao plasma, sendo composto por água, sódio, cloreto, potássio, cálcio e bicarbonato.

Hidrocloropolihexametilenobiguanida (PHMB)

Antisséptico de amplo espectro que age contra bactérias gram-positivas, gram-negativas, fungos, leveduras, esporos, *Pseudomonas aeruginosa* e *Staphylococcus aureus* resistente à meticilina (MRSA). Recomendado para feridas colonizadas/infectadas para auxiliar na remoção do biofilme, favorecer a cicatrização e controlar odores. Apresentado na forma líquida, também é comercializado na forma de gel para limpeza e tratamento da ferida ou em compressa impregnada com PHMB a 0,2% para feridas com ou sem infecção, principalmente, crônicas.

Agentes utilizados na pele periferida e na ferida

Creme barreira

- **Composição:** polímeros, agentes emolientes e umectantes.
- **Indicação:** hidrata e protege a pele íntegra contra fluidos corpóreos (exsudato da ferida, efluentes urinários e intestinais). Recomenda-se aplicá-lo na pele periferida.

Existe também uma película protetora de solução polimérica líquida, comercializada em frasco com *spray*. Pode ser aplicada em pele íntegra, irritada ou danificada sem causar ardência, pois não contém álcool.

Ácidos Graxos Essenciais (AGE)

- **Composição:** ácido linoleico, ácido caprílico, ácido cáprico, ácido caproico, ácido láurico, vitaminas A, E e lecitina de soja.
- **Indicação:** feridas sem tecido desvitalizado que precisam estimular a granulação e epitelização.

Papaína

- **Composição:** papaína (gel ou pó diluído em soro fisiológico).
- **Indicação:** estimular a proliferação celular (2% – em tecido de granulação), aumentar a força tênsil da cicatriz e diminuir a formação de queloide, desbridamento químico (acima de 2%).

Sulfadiazina de prata a 1%

- **Composição:** sulfadiazina de prata a 1% hidrofílica.
- **Indicação:** queimaduras, feridas com infecção causada por bactérias gram-negativas e gram-positivas, fungos, vírus e protozoários.

Alginato

- **Composição:** derivado de algas marinhas. À medida que o curativo absorve a exsudação, muda de estrutura fibrosa para gel. Pode apresentar-se associado ao cálcio, sódio, prata ou colágeno.
- **Indicação:** feridas de exsudação moderada até abundante, inclusive feridas com túneis. Promover hemostasia, desbridamento autolítico e debelar a infecção (alginato com prata – ação bactericida), além de prevenir lesões cutâneas.

Curativo de carvão

- **Composição:** confeccionado com tecido de carvão ativo impregnado com prata. Possui ação bactericida e desodorizante.
- **Indicação:** feridas infectadas, fétidas e com exsudato abundante.

Curativo de prata

- **Composição:** lâminas revestidas de prata iônica. Pode ser composto por espuma de poliuretano e silicone com íons prata ou por hidroalginato de cálcio, fibras de carboximetilcelulose (CMC) e fibras de *nylon* revestidas de prata bilaminada por camadas não aderentes ou por poliamida em forma de malha hidrófoba com íons de prata e ácidos graxos, ou ainda por película de silicone fenestrada, espuma de poliuretano e silicone associados a sulfato de prata e carvão ativado, poliacrilato e algodão ou por hidrofibra com prata.
- **Indicação:** queimaduras. feridas com infecção causada por bactérias, fungos e vírus.

Hidrocoloide

- **Composição:** formado por carboximetilcelulose sódica, gelatina e pectina, geralmente associado a agentes elastoméricos. Também pode apresentar uma camada de espuma de poliuretano. Absorve o exsudato transformando-se em gel.
- **Indicação:** feridas com exsudação baixa a moderada, desbridamento autolítico e para estimular a angiogênese.

Recomenda-se o hidrocoloide com alginato de cálcio para diminuir o odor e a dor. Hidrocoloide impregnado com prata é recomendado para feridas altamente colonizadas ou infectadas.

Hidrogel

- **Composição:** polímeros modificados de amido, glicerol e água purificada. Mantém o meio úmido e estimula a formação de tecido de granulação. Na presença de exsudato, forma um gel úmido e fresco.
- **Indicação:** feridas com exsudação ausente, baixa ou moderada, e para desbridamento autolítico de tecidos necrosados.

Pode ser encontrado associado ao alginato de cálcio e sódio, AGE ou nanopartículas de prata.

Espuma

- **Composição:** espuma de hidropolímero (poliuretano) de alta densidade com uma película adesiva de poliuretano ou silicone. Ainda pode estar impregnada com íons de prata, ibuprofeno ou hidrocoloide. Possui propriedade absorvente.
- **Indicação:** prevenir lesões por pressão, feridas com exsudato moderado ou intenso, feridas infectadas (espuma impregnada com prata) e feridas dolorosas (espuma impregnada com ibuprofeno).

Filmes semipermeáveis

- **Composição:** películas de poliuretano, transparentes e adesivas que permitem a difusão gasosa, a evaporação de água e oferecem um ambiente úmido, mas impedem a penetração de fluidos externos. Funcionam como barreira bacteriana e viral. Não possuem capacidade de absorção.
- **Indicação:** feridas limpas com pouca ou nenhuma exsudação, além de prevenir lesões por pressão.

Silicone

- **Composição:** silicone.
- **Indicação:** cicatrizes hipertróficas e queloides.

Encontrado na forma de laminado de poliuretano revestido com gel de silicone ou em gel transparente e autossecante.

Bota de Unna

- **Composição:** bandagem de gaze impregnada com óxido de zinco, glicerina, goma acácia, óleo de rícino, petrolatum e água deionizada.
- **Indicação:** úlcera venosa e edema linfático, aumentar a pressão intersticial local, o fluxo venoso nos membros inferiores, aumentar a fibrinólise e promover meio úmido.

Gaze de Rayon

- **Composição:** acetato de celulose.
- **Indicação:** feridas com baixa exsudação. Evitar a aderência na ferida e consequentemente a perda de tecido recém-formado, minimizar a dor.

Pode estar impregnada com emulsão de petrolatum ou AGE. Necessita de curativo secundário para absorção.

Remoção de suturas

- **Finalidade:** remover a sutura inabsorvível.
- **Material:** pacote de retirada de pontos esterilizado, pacote de gazes, antisséptico, EPI (luvas de procedimento, óculos de proteção) (Figura 4.5).

Procedimentos

- Lavar as mãos e reunir o material.
- Perguntar o nome completo do paciente, apresentar-se e explicar o procedimento.
- Colocar a bandeja na mesa de cabeceira.
- Prender o saco de lixo na lateral da bandeja ou da cama.
- Colocar os EPIs.
- Expor a área corporal a ser manipulada.

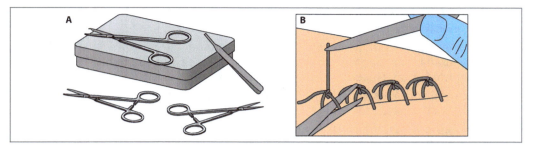

Figura 4.5 – (A e B) Material de retirada de suturas.
Fontes: Desenvolvida pela autoria do capítulo, fundamentada nas referências do final do capítulo.

- Colocar um saco plástico e sobrepor o papel toalha sob a área a ser manipulada.
- Retirar o curativo, se houver, e desprezá-lo no saco de lixo.
- Inspecionar a ferida cirúrgica em relação à aproximação das bordas, presença de exsudato e sinais flogísticos (dor, calor e hiperemia).
- Abrir o pacote de retirada de pontos e colocar as pinças e a tesoura com as partes que serão manuseadas na parte de fora do campo e as gazes sobre a região central do campo.
- Aplicar antisséptico na área suturada da ferida cirúrgica.
- Colocar uma gaze próxima da área suturada.
- Na sutura contínua, retirá-la cortando a sutura próxima ao local de inserção da pele, sempre do mesmo lado. A sutura deve ser elevada para facilitar a inserção da tesoura.
- Na sutura interrompida, segurar o nó com a pinça e puxá-lo para cima, delicadamente. Retirar a sutura cortando-a abaixo do nó, rente ao local de inserção na pele. Iniciar retirando os pontos alternadamente, deixando os pontos das extremidades até a remoção total da sutura.
- Colocar as partes removidas da sutura sobre a gaze para contar o número de pontos retirados.
- Colocar um curativo caso apresente drenagem ou a roupa possa friccionar a área.
- Recolher o material reutilizável para encaminhá-lo ao expurgo.
- Desprezar o saco de lixo e os EPIs descartáveis na lixeira.
- Lavar as mãos.
- Registrar no prontuário o procedimento, o tipo de sutura, o número de pontos retirados (se pertinente), o local, o aspecto da ferida, as intercorrências, a data e a hora.

Observações:
1) Promover a privacidade do paciente fechando portas, janelas e/ou cortinas ou persianas, posicionando biombo e expondo somente a área corporal onde será realizado o procedimento
2) A retirada de pontos ocorre entre 7 e 10 dias. Em algumas situações, recomenda-se a retirada alternada dos pontos com intervalo de um ou mais dias. Também, a permanência da sutura por 14 dias ou mais.
3) Preferencialmente, retire os pontos após o banho ou a higienização da região.
4) Administrar o analgésico prescrito cerca de meia hora antes do procedimento, se indicado. Caso apresente dor durante o procedimento, registrar a intensidade e as características.

5) Se o curativo estiver aderido ao leito da ferida, umedecê-lo para facilitar a remoção e evitar danos.
6) As suturas removíveis são classificadas como interrompidas, se estiverem separadas por pontos, ou contínuas, quando há um filamento longo que se espirala, com espaços uniformes, ao longo da ferida cirúrgica.
7) Nunca cortar os dois lados da sutura, para não ficar uma parte da sutura abaixo da pele.
8) No caso de grampos, utilizar o extrator de grampos, que deve ser colocado embaixo do grampo para sua remoção.

Banho no leito

Finalidades

- Proporcionar conforto e bem-estar.
- Remover odores, células mortas e sujidades.
- Ativar a circulação.
- Estimular a mobilização.

Materiais

- Bandeja, cuba rim, bacia, jarro(s) com água morna, balde, comadre, sabonete, xampu, condicionador, pente, bolas de algodão, hastes flexíveis com pontas de algodão, luvas de banho ou panos descartáveis, óculos de proteção, luvas de procedimento, avental impermeável de manga longa, toalha de banho e de rosto, material para higiene oral (escova de dentes ou espátulas envolvidas em gaze, creme dental ou antisséptico oral, copo com água fria, fio dental), tesoura ou cortador de unhas, saco de lixo, fita crepe, roupa de cama e pessoal, *hamper*, biombo, se necessário.

Banheira inflável

No caso dessa banheira, enche-se o dispensador com a quantidade de água necessária à temperatura adequada (Figura 4.6).

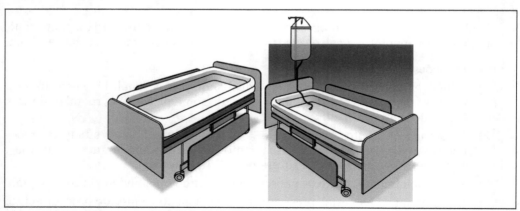

Figura 4.6 – Banheira inflável para banho no leito.
Fonte: Desenvolvida pela autoria do capítulo.

Procedimentos

- Lavar as mãos e reunir o material.
- Perguntar o nome completo do paciente, apresentar-se e explicar o procedimento.
- Colocar a roupa de cama previamente dobrada no espaldar da cadeira conforme a seguinte ordem: cobertor ou edredom, fronha, lençol de cima, lençol móvel (travessa), impermeável, lençol de cabeceira (se necessário) e lençol de baixo. Sobrepor a roupa de uso pessoal (camisola ou pijama).
- Dispor a bandeja com o material sobre a mesa de cabeceira, o balde e a comadre sobre a escadinha.
- Prender os sacos de lixo na lateral da bandeja e em cada lado da cama com fita crepe.
- Posicionar o biombo, se necessário.
- Colocar os equipamentos de proteção individual (EPIs).
- Elevar a cabeceira da cama para realizar a higiene oral e do rosto.
- Dispor a toalha de rosto sobre o tórax.
- Colocar creme dental ou antisséptico oral na escova ou espátula envolvida em gaze.
- Proceder à escovação da gengiva para os dentes na arcada superior e inferior, das bochechas, do palato e da língua para remover resíduos de alimentos e secreção. Limpar a escova ou trocar as espátulas sempre que necessário.
- Desprezar as espátulas sujas no saco de lixo.
- Oferecer água fria no copo para o enxágue bucal.
- Aproximar a cuba rim para o paciente cuspir.
- Aspirar a cavidade oral conforme realiza a higiene, no caso de pacientes inconscientes ou com dificuldade para expelir a água do enxágue bucal.
- No caso de pacientes com prótese móvel, retirá-las para facilitar a limpeza e recolocá-las após a higienização das bochechas, do palato e da língua.
- Secar os lábios e a região mentoniana.
- Manter a cabeceira elevada e a toalha de rosto sobre o tórax para proceder à higiene do rosto.
- Solicitar ao paciente que feche os olhos.
- Umedecer a bola de algodão com água morna e limpar a região ocular com movimento único e delicado, no sentido nariz-orelha, utilizando as faces limpas da bola e trocando-a sempre que necessário.
- Desprezar as bolas sujas no saco de lixo.
- Higienizar as narinas com hastes flexíveis umedecidas em água morna, com movimentos circulares, trocando-a sempre que necessário.
- Desprezar as hastes sujas no saco de lixo.
- Ensaboar e enxaguar a região frontal, malar, nasal, mentoniana, as orelhas e a região cervical exposta.
- Secar o rosto, as orelhas e o pescoço com a toalha de rosto.
- Abaixar a cabeceira e soltar as roupas de cama.
- Retirar a blusa do pijama ou camisola e proteger o tronco anterior com lençol ou toalha de banho.

- Colocar a toalha de banho abaixo das mãos e antebraço e proceder à higiene dos membros superiores do paciente com panos descartáveis.
- Colocar a toalha de rosto abaixo das mãos e antebraço e posicionar a bacia abaixo da mão.
- Derramar água morna do jarro na mão.
- Ensaboar a mão e enxaguar com água morna do jarro.
- Aparar as unhas, se necessário, e enxaguar.
- Retirar a bacia e desprezar a água suja no balde.
- Secar a mão.
- Ensaboar, enxaguar e secar o antebraço e o braço.
- Ensaboar, enxaguar e secar a axila.
- Repetir o procedimento no outro membro superior e axila da mesma maneira.
- Abaixar a cabeceira e o lençol de cima até a região pubiana.
- Proceder à higienização do tronco anterior com panos descartáveis.
- Ensaboar, enxaguar e secar o tronco anterior. Se necessário, utilizar a bola de algodão para higienizar a região umbilical.
- Cobrir o tronco anterior com camisola ou blusa de pijama limpa.
- Proceder à higiene intima:
  - Posicionar o lençol de cima em diagonal e dobrar a ponta em direção à cabeça para expor a região perineal.
  - Promover a flexão dos membros inferiores (MMII) para colocar a toalha de banho e a comadre pré-aquecida sob as nádegas, se não houver contraindicação. Oferecer panos descartáveis ao paciente – caso ele esteja consciente e com possibilidade de fazer sua higiene íntima –, após, oferecer água e sabão para a lavagem das mãos; na sua impossibilidade, realizar o procedimento.
  - Verter água morna do jarro na região perineal.
  - Ensaboar a região perineal utilizando bolas de algodão e/ou panos descartáveis, com movimentos únicos, do púbis ao ânus da seguinte forma:
    - nas mulheres: região pubiana, virilha, grandes lábios, pequenos lábios e região central (do clitóris ao ânus);
    - no homem: região pubiana, virilha, pênis e bolsa escrotal. Se estiver consciente e capaz, solicitar que ele mesmo faça a higienização ou na sua impossibilidade pedir para um membro da equipe de Enfermagem do sexo masculino proceder à higienização.
  - Para a higienização do pênis afastar o prepúcio e ensaboar a glande, do meato uretral até o prepúcio, utilizando movimentos circulares descendentes, trocando as bolas de algodão sempre que necessário. Em seguida, higienizar o corpo do pênis utilizando movimentos descendentes.
  - Desprezar as bolas e os panos sujos no saco de lixo.
  - Enxaguar (verter água morna do jarro) e reposicionar o prepúcio.
  - Retirar a comadre e desprezar a água suja no balde.
- Trocar as luvas de procedimento.
- Secar com a toalha de banho e reposicionar os MMII.
- Lateralizar o paciente.

- Proceder à higiene do pescoço e do tronco posterior com panos descartáveis e/ou bolas de algodão:
    - Ensaboar, enxaguar e secar o pescoço e o tronco posterior até as nádegas, com movimentos únicos.
    - Ensaboar, enxaguar e secar as nádegas e a região interglútea (da vagina para o ânus ou do saco escrotal para o ânus) com bolas de algodão e/ou panos descartáveis.
    - Desprezar as bolas e/ou os panos descartáveis sujos no saco de lixo.
- Retornar o paciente ao decúbito dorsal e colocar a camisa do pijama ou a camisola.
- Proceder à higiene dos membros inferiores MMII com panos descartáveis:
    - Fletir o membro inferior, se não houver contraindicação.
    - Colocar a toalha de banho sob o membro inferior.
    - Ensaboar, enxaguar e secar a coxa e a perna.
    - Repetir o procedimento no outro membro.
    - Colocar a toalha e sobrepor a bacia sob os pés.
    - Verter água morna do jarro nos pés.
    - Ensaboar e enxaguar (com água morna do jarro). Aparar as unhas, se necessário.
    - Retirar a bacia e desprezar a água suja no balde.
    - Secar os pés, principalmente as pregas interdigitais.
- Trocar as roupas de cama e fronhas, desprezando as roupas sujas no *hamper*.
- Posicionar o travesseiro sob a cabeça e os ombros.
- Recolher o material utilizado e o *hamper*. Encaminhá-los para o expurgo.
- Desprezar os sacos de lixo e os EPIs descartáveis na lixeira.
- Lavar as mãos.
- Registrar no prontuário o procedimento realizado, os produtos utilizados, as alterações encontradas, as intercorrências, a data e a hora.

Observações:
1) Promover a privacidade do paciente fechando portas, janelas e/ou cortinas ou persianas, posicionando biombo e expondo somente a área corporal onde será realizado o procedimento. Despir o paciente protegendo-o com a toalha de banho ou o lençol, para expor somente a região que está sendo lavada.
2) O banho deve obedecer, preferencialmente, o sentido cefalocaudal.
3) A higiene oral deve ser realizada no mínimo três vezes por dia, inclusive quando o paciente não ingere alimentos e água, para evitar a proliferação de bactérias e umidificar a cavidade oral.
4) Pacientes intubados, com reflexo tussígeno ausente ou alterado, têm chances maiores de proliferação de bactérias gram-negativas na cavidade oral e maior risco de pneumonia decorrente da aspiração do conteúdo contaminado da orofaringe.
5) A Agência Nacional de Vigilância Sanitária (Anvisa) recomenda a higiene oral com escova de cerdas macias, fricção de gaze embebida em clorexidina aquosa a 0,12% por 1 minuto, inclusive do tubo orotraqueal para remoção das placas bacterianas amolecidas, cerca de quatro vezes ao dia para prevenção

da pneumonia em pacientes com intubação endotraqueal. Também, utilizar clorexidina a 0,12% para os pacientes que serão submetidos à intubação (cirurgia).
6) A Anvisa recomenda o banho pré-operatório com degermante (clorexidina a 2% ou polivinilpirrolidona – iodo/PVPI), 2 horas antes de procedimentos cirúrgicos de grande porte, implantes ou situações específicas, como surtos.
7) Aplicar hidratante corporal após o término da higiene do tronco anterior e antes de lateralizar o paciente, após higiene do tronco posterior e antes de retornar o paciente ao decúbito dorsal e ao término do banho nos MMII.
8) Aplicar creme de barreira na região perineal, se necessário, após a secagem da região.
9) Colocar uripen e/ou fralda descartável, se necessário.

Referências

1. Bergamasco EC, Murakami BM, Lopes CT, Santos ER. Habilidades clínicas em enfermagem. Rio de Janeiro: Guanabara Koogan; 2020.
2. Brasil. Agência Nacional de Vigilância Sanitária. Medidas de prevenção de infecção relacionada a assistência à saúde. Brasilia: Anvisa; 2017.
3. Campos MGCA, Sousa ATO, Vasconcelos JMB, Lucena SAP, Gomes SKA. Feridas complexas e estomias: aspectos preventivos e manejo clínico. Joao Pessoa (Paraíba): Ideia; 2016.
4. Caveião C, Hey AP, Sales WB, Tavares ELP, Souza E, Silva MMBG. Knowledge of nurses in primary health care about the indication of special coverage. ESTIMA, Braz. J. Enterostomal Ther.2018;16:e3118.
5. Chaves LC, Posso MBS. Avaliação física em Enfermagem. São Paulo (Barueri): Manole; 2012.
6. Farina Junior JA, Coltro PS, Oliveira TS, Correa FB, Castro JCD. Curativos de prata iônica como substitutos da sulfadiazina para feridas de queimaduras profundas relato de caso. Rev Bras Queimaduras. 2017;16(1):53-7.
7. Fjeld H, Lingaas E. Polyhexanide – Safety and efficacy as an antiseptic. Tidsskr Nor Legeforen. 2016;3 136(8):707-11.
8. Gamba MA, Petri V, Costa MTF. Feridas: prevenção, causas e tratamento. Rio de Janeiro: Ed. Santos; 2016.
9. Gonzales CVS, Thum M, Ramalho AO, Silva OB, Coelho MF, Queiroz WMS et al. Analysis of "1st Brazilian Recommendation for Biofilm Management in Chronic and Complex Wound. ESTIMA, Braz. J. Enterostomal Ther. 2019;17:e1819.
10. Houaiss A, Villar MS, Mello FM. Pequeno dicionário Houaiss da língua portuguesa. São Paulo: Moderna; 2015.
11. Malagutti W, Kakihara CT. Curativos, estomias e dermatologia: uma abordagem multiprofissional. 3.ed. São Paulo: Martinari; 2014.
12. Martins EAP, Meneghin P. Avaliação de três técnicas de limpeza do sítio cirúrgico infectado utilizando soro fisiológico. Cienc Cuid Saúde. 2012:11(suplem.):204-10.
13. Moraes JT, Borges EL, Lisboa CR, Cordeiro DCO, Rosa EG, Rocha NA. Conceito e classificação de lesão por pressão: atualização do National Pressure Ulcer Advisory Panel. Enferm. Cent. O. Min. 2016;6(2):2292-306.
14. Orlandini GM, Lazzari CM. Nursing staff's knowledge about oral care in critically ill patients. Rev Gaúcha Enferm. [Internet]. 2012 Sep;33(3):34-41. [Citado 2018 ago 15]. Disponível em: http://www.scielo.br/scielo.php?script=sci_arttext&pid=S1983-14472012000300005.
15. Perry AG, Potter PA, Elkin MK. Procedimentos e intervenções de enfermagem. Rio de Janeiro: Elsevier; 2013.
16. Posso MBS. Semiologia e Semiotécnica de Enfermagem. Rio de Janeiro: Atheneu; 2010.
17. Rivitti, EA. Dermatologia de Sampaio e Riviti. 4. ed. Porto Alegre: Artmed; 2018.
18. Timby BK. Conceitos e habilidades fundamentais no atendimento de enfermagem. 10.ed. Porto Alegre: Artmed; 2014.

5
Cabeça e Pescoço

Juliana Rizzo Gnata

Pré-requisitos

- Conhecer a anatomia e a fisiologia da cabeça e do pescoço.
- Conhecer as técnicas de inspeção e palpação.
- Aplicar adequadamente a comunicação e a observação durante o histórico de Enfermagem.
- Conhecimentos dos instrumentos básicos de Enfermagem.

Histórico de Enfermagem – Entrevista, levantamento de dados e exame físico

Entrevista

Deve abranger aspectos específicos relacionados às queixas referidas sobre o início e a evolução das alterações da cabeça e do pescoço. Durante a entrevista, o levantamento de dados pelo questionamento deve ser direcionado para detectar a presença de possíveis alterações em relação a cada uma das regiões anatômicas da cabeça e do pescoço e dos órgãos do sentido.

Levantamento de dados

Durante essa etapa, na identificação, é importante dar atenção à procedência do paciente, condições de moradia, idade, sexo e etnia, profissão e ocupação, antecedentes familiares, fatores de risco associados, hábitos e preferências, condições socioeconômicas e culturais, fala e linguagem, nível de consciência, fácies, mucosas.

Problemas de Enfermagem (sinais e sintomas)

- **Cabeça:** presença e frequência de cefaleias, tonturas e vertigens.
- **Olhos:** alterações na acuidade visual, presença de secreções oculares e características, lacrimejamento ou ressecamento ocular.

- **Orelhas:** dificuldades na audição, dor (presença, grau, característica e localização), se há secreções e suas características.
- **Nariz:** olfato, obstrução, coriza, se faz uso de descongestionante nasal e frequência de aplicação.
- **Seios da face:** se há presença de abaulamentos e de dor (grau, característica e localização).
- **Boca:** capacidade de distinguir os diversos tipos de paladar, edema ou retração gengival, condição da língua, dos dentes e da higiene bucal, presença de halitose, uso de próteses, presença de lesões na mucosa oral.
- **Orofaringe:** disfonia (rouquidão), dislalia, disartria, disfagia, odinofagia.
- **Fácies:** normal ou atípica, os diversos tipos de fácies (cianótica, pálida, renal, cushingoide ou de lua cheia, acromegálica, depressiva, mongoloide, etílica, entre outras).
- **Pescoço:** se há presença de rigidez, edema, linfonodos palpáveis ou dor.

Exame físico

Couro cabeludo

Inspeção e palpação

Por meio da técnica de inspeção, observar o padrão de distribuição, a cor, a consistência e a textura dos cabelos. Cabelos finos podem estar presentes em indivíduos com hipertireoidismo; cabelos mais grossos, em indivíduos com hipotireoidismo.

A descamação do couro cabeludo pode ser observada por meio de pequenos pedaços de pele denominados caspa, a qual pode ter origem fúngica ou decorrente de doenças dermatológicas, como dermatites ou psoríase. Ainda por meio da inspeção (palpação feita com as polpas digitais em toda a extensão do crânio), deve-se verificar a coloração da pele do couro cabeludo e se há presença de lesões com sangramento ou alterações de pigmentação, o que pode ser indicativo de neoplasia maligna da pele.

Quadro 5.1 – Parâmetros normais, problemas de Enfermagem e principais diagnósticos de Enfermagem da inspeção e da palpação do couro cabeludo.

Parâmetro normal – Couro cabeludo	Problemas de Enfermagem	Diagnósticos de Enfermagem
Textura apresenta certa resistência natural. Alopecia pode ser comum em indivíduos do sexo masculino em virtude da predominância da testosterona. Couro cabeludo liso, sem descamações ou lesões. Cabelos: implantação mais alta nos homens, com entradas, e mais baixa nas mulheres, com distribuição uniforme.	**Inflamações:** foliculites, abscessos. Presença de lesões ou ulcerações.	Risco de infecção. Integridade da pele prejudicada. Integridade tissular prejudicada.
	Pediculose: lêndeas e piolhos.	Manutenção ineficaz da saúde.
	Sujidade, seborreia ou caspa.	Risco de infecção. Manutenção ineficaz da saúde.
	Cabelos secos e quebradiços: podem indicar déficit nutricional ou alterações endócrinas. **Alopecias focais:** tamanho, localização, número de lesões, forma, superfície, periférica.	Nutrição desequilibrada: menor do que as necessidades corporais.

Fontes: Adaptado de Posso (1999); Chaves e Posso (2012); NANDA International (2018).

Cabeça

Inspeção e palpação

Durante a entrevista, a cefaleia é uma das queixas mais comuns reportadas na prática assistencial. Desde os anos 2000, a enxaqueca e as cefaleias estão entre os transtornos mais prevalentes no mundo em ambos os sexos e em todas as faixas etárias, principalmente em mulheres jovens e de meia idade.

Com relação às causas de cefaleia, há aquelas que são potencialmente fatais, como infecções neurológicas, meningite, hemorragia subaracnoidea, e aquelas lesões expansivas ocasionadas pelo aumento de estruturas, como no caso de neoplasias ou hipertensão intracraniana, sendo, portanto, sintomas que merecem atenção.

As características da cefaleia devem ser criteriosamente investigadas, como sua intensidade, frequência, como se deu seu início, fatores desencadeantes, se está associada ou não a outros sintomas, como febre, náuseas, vômitos, sudorese e perda de peso, histórico de trauma recente, rigidez de nuca, déficits neurológicos, papiledema e exoftalmia.

A identificação de abaulamentos por meio da inspeção ou dor à palpação pode ser feita em alguns casos após trauma cranioencefálico. A palpação deverá ser realizada com as polpas digitais em toda a extensão do crânio a fim de identificar a presença de nódulos ou massas.

Quadro 5.2 – Parâmetros normais, problemas de Enfermagem e principais diagnósticos de Enfermagem da inspeção e da palpação da cabeça.

Parâmetro normal – Cabeça	Problemas de Enfermagem	Diagnósticos de Enfermagem
Formato arredondado e simétrico, ausência de dor à palpação ou de cefaleia.	Presença de abaulamentos. Dor à palpação. Cefaleia.	Integridade tissular prejudicada. Dor aguda.

Fontes: Adaptado de Posso (1999); Chaves e Posso (2012); NANDA International (2018).

Olhos

Inspeção estática/dinâmica e palpação

O exame físico permite que seja realizada uma avaliação não somente sensorial, referente à acuidade visual, mas também do sistema neurológico e de condições orgânicas sistêmicas, como alterações endócrinas e metabólicas.

A inspeção deve ser iniciada pelas sobrancelhas, observando-se a quantidade e a distribuição dos pelos e se há descamação na pele. O exame do olho inclui uma investigação sobre a acuidade visual, a qual é resultante dos movimentos oculares, podendo estes ser voluntários ou reflexos, coordenados pelos nervos oculomotores. Durante a inspeção, deve-se perguntar como está a visão e se há alguma alteração associada, como pontos flutuantes ou borramento visual e se estes tiveram início gradual ou súbito. A amaurose é a ausência total da visão e pode ocorrer uni ou bilateralmente. Sua causa pode ser estrutural, metabólica ou congênita e a detecção de alterações visuais é importante para determinar o nível de assistência de Enfermagem que o indivíduo necessitará para realizar suas atividades diárias.

O histórico de doença ocular deve ser investigado, inclusive familiar, em relação à glaucoma, retinopatia, catarata, cirurgias oftalmológicas prévias e trauma ocular, bem como se o indivíduo tem diabetes e/ou hipertensão. O histórico ocupacional também merece atenção, pois algumas atividades podem causar fadiga ocular, como o uso excessivo de tecnologias que dependem de telas ou o uso de produtos químicos que possam ocasionar lesão ocular.

A inspeção do olho deverá ser iniciada com as pálpebras fechadas, observando sua superfície externa, a fim de perceber se há o fechamento completo da estrutura e se há presença de secreções ou lacrimejamento. A presença de secreção poderá indicar algum tipo de infecção ou inflamação, no caso das conjuntivites, e o lacrimejamento poderá indicar que há ressecamento ocular.

O ressecamento do olho e da conjuntiva pode ser ocasionado por um desequilíbrio entre a qualidade do filme lacrimal, o qual é constituído por mucina e lipídeos, e a hipoatividade da glândula lacrimal. O ducto lacrimal localizado no canto interno do olho também deverá ser inspecionado. Deve-se observar se há presença de obstrução, edema ou massas.

Em seguida, é importante observar a posição do globo ocular, o estado da córnea e as pupilas (tamanho, simetria e reatividade à luz). A avaliação pupilar deve verificar a reação das pupilas a uma luz artificial (lanterna), permitindo que sejam identificadas alterações nos nervos oculomotores ou se há lesões mesencefálicas (ver Figura 6.3 – Avaliação das pupilas, no Capítulo 6 – *Sistema Neurológico*).

O exame de mobilidade visual é realizado pedindo-se para que o paciente acompanhe com os olhos o movimento de um objeto, mantendo a cabeça em posição fixa, da esquerda para a direita, da direita para a esquerda, de baixo para cima e de cima para baixo. Poderá ser identificada a presença de nistagmo (movimentos rítmicos involuntários dos olhos), geralmente causado por lesões oculares, quadros de labirintite, neuropatias e processos cerebrais infecciosos ou hemorrágicos.

Após a inspeção, inicia-se a palpação das pálpebras por meio de leve compressão com as polpas digitais do 1º e do 2º quirodáctilo em pinça, a fim de verificar se há edema. Por fim, realiza-se um movimento suave de tração da pálpebra inferior para examinar as conjuntivas palpebrais e a esclera (cor e umidade).

Quadro 5.3 – Parâmetro normal, problemas de Enfermagem e principais diagnósticos de Enfermagem do exame físico dos olhos.

Parâmetro normal – Olhos	Problemas de Enfermagem	Diagnósticos de Enfermagem
Sobrancelhas: pelos com distribuição uniforme na região superior do rebordo do espaço orbital.	**Rarefação lateral associada a pelos espessos:** pode indicar hipotireoidismo.	Fadiga. Risco de pressão arterial instável.
Pálpebras e cílios: tecido palpebral frouxo, íntegro e com pouca resistência. A pálpebra superior recobre pequena porção da íris. Os cílios devem apresentar distribuição uniforme.	**Edema palpebral:** pode indicar alterações no sistema renal, cardíaco, endócrino, alergias ou situações pós-traumáticas.	Volume excessivo de líquidos. Débito cardíaco diminuído. Risco de lesão na córnea (associado a situações pós-traumáticas).
	Xantelasma: tipo de tumor benigno associado à dislipidemia e hipertrigliceridemia.	Integridade tissular prejudicada.
	Ptose: queda palpebral que pode indicar lesão do nervo oculomotor ou presença de miastenia.	Risco de ressecamento ocular (associado à lesão neurológica com perda de reflexo sensorial ou motor). Mobilidade física prejudicada (associada à prejuízo neuromuscular, em casos de miastenia).
	Blefarite: inflamação do rebordo cutâneo-mucoso da pálpebra.	Risco de infecção.

(Continua)

(Continuação)

Quadro 5.3 – Parâmetro normal, problemas de Enfermagem e principais diagnósticos de Enfermagem do exame físico dos olhos.

Parâmetro normal – Olhos	Problemas de Enfermagem	Diagnósticos de Enfermagem
Posição do globo ocular: deve ocupar a cavidade orbitária e sua porção anterior tangente à linha dos cílios.	**Exoftalmia:** protusão do globo ocular, ultrapassando a linha dos cílios, geralmente associada ao hipertireoidismo ou à presença de tumores.	Risco de lesão na córnea.
Conjuntiva bulbar e esclera: a conjuntiva bulbar é uma fina membrana transparente que recobre a parte externa do olho e permite a visualização de vasos sanguíneos. A esclera ou esclerótica é constituída por um tecido denso, de coloração esbranquiçada ou levemente amarelada.	**Conjuntivite:** inflamação da conjuntiva.	
	Icterícia: deposição de bilirrubina observada pelo amarelamento da esclera, geralmente associada às patologias hepáticas, como cirrose, hepatites ou obstrução de ductos biliares.	Hiperbilirrubinemia neonatal. Risco de função hepática prejudicada.
	Pterígeo: membrana originária da conjuntiva com aspecto membranoso que cresce em direção à córnea, principalmente associado à exposição ao sol.	Risco de ressecamento ocular.
	Hemorragias: ocasionadas por rompimentos de vasos por processos inflamatórios ou trauma.	Integridade tissular prejudicada.
Íris e pupilas: a íris é uma estrutura discoide pigmentada localizada atrás da córnea. A pupila é um orifício circular flexível, localizada no epicentro da íris, com diâmetro entre 3 e 5 mm em repouso e que se contrai ao receber um estímulo luminoso.	**Anisocoria:** pupilas apresentando diâmetros diferentes ao serem expostas à mesma intensidade de luz.	Capacidade adaptativa intracraniana diminuída.
	Midríase: diâmetro pupilar superior a 5 mm.	
	Miose: diâmetro pupilar inferior a 3 mm.	
	Redução da acuidade visual: déficit visual parcial ou total.	Comunicação verbal prejudicada.
Conjuntiva palpebral: membrana avermelhada, lisa e úmida que reveste a parte interna das pálpebras.	**Palidez:** geralmente associada a anemias.	Nutrição desequilibrada: menor do que as necessidades corporais.
	Conjuntivite: inflamação da conjuntiva.	Dor aguda. Risco de infecção.

Fonte: Adaptado de NANDA International (2018) e fundamentado nas referências do final do capítulo.

Nariz

Inspeção e palpação

Por meio da inspeção, verifica-se se a pele que recobre externamente o nariz está íntegra. A presença de lesões pode estar associada às neoplasias em razão da região permanecer em intensa exposição à luz solar.

Deve-se iluminar as narinas para observar suas condições de higiene, presença de massas e coloração das mucosas, as quais devem estar rosadas e úmidas. Presença de palidez associada à coriza pode indicar rinite (inflamação da mucosa nasal) alérgica, enquanto uma mucosa avermelhada pode sugerir rinite viral. Os quadros de rinite podem se manifestar de forma aguda ou crônica.

Com as polpas digitais do 1º e do 2º quirodáctilo, palpar a pirâmide nasal, a fim de verificar se há anormalidades.

Quadro 5.4 – Parâmetro normal, problemas de Enfermagem e principais diagnósticos de Enfermagem do exame físico do nariz.		
Parâmetro normal – Nariz	Problemas de Enfermagem	Diagnósticos de Enfermagem
A pirâmide nasal apresenta anatomias variáveis, e a porção distal é semimóvel e cartilaginosa. Há duas fossas nasais separadas pela cartilagem septal nasal. As vias aéreas devem estar pérvias. Mucosa rosada e úmida.	Batimento de asas do nariz e dispneia. Obstrução nasal.	Troca de gases prejudicada. Desobstrução ineficaz de vias aéreas.

Fonte: Desenvolvido pela autoria do capítulo, fundamentado nas referências do final do capítulo.

Seios paranasais

Palpação

Realizada com o objetivo de verificar a presença de alergias ou infecção, com as polpas digitais do 1º quirodáctilo de ambas as mãos, comprimindo as seguintes regiões bilateralmente: acima das sobrancelhas e parte óssea das sobrancelhas de baixo para cima para examinar os seios frontais (cautela para não pressionar os olhos); sobre o osso zigomático próximo ao nariz, comprimindo também de baixo para cima para examinar os seios maxilares, e com as polpas dos 5º quirodáctilos ao lado das fossas lacrimais para examinar os seios etmoidais. Em razão da localização, não é possível palpar os seios esfenoidais. A hipersensibilidade à palpação pode sugerir presença de sinusite, um quadro de inflamação das mucosas que revestem os seios faciais.

Quadro 5.5 – Parâmetro normal, problemas de Enfermagem e respectivos diagnósticos de Enfermagem do exame físico dos seios paranasais.		
Parâmetro normal – Seios paranasais	Problemas de Enfermagem	Diagnósticos de Enfermagem
Ausência de secreção nasal ou de sensibilidade à digitopressão durante a palpação.	Hipersensibilidade à digitopressão associada à inflamação e presença de secreção nos seios da face em virtude da comunicação óssea com as fossas nasais.	Desobstrução ineficaz de vias aéreas (pela presença de escarro em excesso ou associada à alergia em via aérea). Dor aguda.

Fonte: Desenvolvido pela autoria do capítulo, fundamentado nas referências do final do capítulo.

Orelhas

Inspeção e palpação

Durante a anamnese, verifica-se se o indivíduo apresenta perda auditiva, o que pode ser observado por meio do uso de aparelhos auditivos ou por falhas em responder à conversação. Por meio da técnica de inspeção, observar o aspecto da pele que recobre as orelhas. Tracionar levemente o pavilhão auditivo para cima e para trás, por meio da apreensão em pinça do 1º e do 2º quirodáctilos, para observar o canal auditivo. Realizar digitopressão com a polpa digital do 2º quirodáctilo na região pré-auricular para investigar se há sensação dolorosa.

Quadro 5.6 – Parâmetro normal, problemas de Enfermagem e principais diagnósticos de Enfermagem do exame físico das orelhas.		
Parâmetro normal – Orelhas	*Problemas de Enfermagem*	*Diagnósticos de Enfermagem*
Acuidade auditiva preservada. Pele íntegra com pequena quantidade de secreção sebácea de coloração amarelada ou acastanhada (cerume). Ausência de sensibilidade à tração ou à digitopressão da região pré-auricular.	**Acuidade auditiva reduzida:** dificuldade para compreender a comunicação. Otalgia (dor na orelha externa, interna ou média), presença de processos inflamatórios ou infecciosos evidenciados por dor à tração e à pressão auricular ou pelo acúmulo de secreção.	Comunicação verbal prejudicada. Dor aguda.

Fonte: Desenvolvido pela autoria do capítulo, fundamentado nas referências do final do capítulo.

Boca

Inspeção

Realiza-se a inspeção com os lábios fechados. Observar o epitélio quanto à coloração, textura e integridade. Solicitar ao paciente que abra a boca e, com a ajuda de uma espátula, examina-se os dentes (número e condições), epitélio gengival (coloração, retração, edemas e sangramentos), mucosa oral (integridade e coloração) e condições de higiene oral.

Em seguida, pede-se que o paciente coloque a língua para fora, observando seu tamanho, cor, umidade e uniformidade das papilas. Utilizando luvas de procedimento e com o auxílio de uma gaze, realiza-se a apreensão da parte anterior da língua, pedindo que o paciente a mantenha relaxada. É importante que a língua seja deslocada para a direita e posteriormente para a esquerda, a fim de inspecionar as laterais posteriores. Lesões esbranquiçadas podem indicar a presença de neoplasia, e os cânceres de lábio, da cavidade oral e da faringe correspondem a cerca de 3,8% de todos os casos de câncer no mundo e estão associados ao tabagismo, etilismo e infecção por papilomavírus. A perda de papilas do dorso da língua, denominada glossite migratória benigna, também conhecida por língua geográfica, pode caracterizar uma condição inflamatória crônica, geralmente descoberta em exame de rotina, uma vez que os indivíduos que apresentam esse problema raramente relatam desconforto.

Procede-se à oroscopia utilizando a espátula para abaixar a língua, que deve permanecer em posição anatômica e relaxada, em direção anteroinferior, a fim de permitir a inspeção da orofaringe, dos arcos anteriores e posteriores, das amígdalas (tamanho e coloração) e halitose.

Quadro 5.7 – Parâmetro normal, problemas de Enfermagem e principais diagnósticos de Enfermagem do exame físico da boca.		
Parâmetro normal – Boca	*Problemas de Enfermagem*	*Diagnósticos de Enfermagem*
Lábios: epitélio delgado, com coloração variando do rosado ao acastanhado.	Cianose.	Hipotermia. Troca de gases prejudicada.
	Palidez.	Hipotermia. Nutrição desequilibrada: menor do que as necessidades corporais.
	Herpes labial ou queilose angular (rachadura das comissuras labiais).	Integridade da mucosa oral prejudicada.
	Ressecamento do epitélio.	

(Continua)

(Continuação)

Quadro 5.7 – Parâmetro normal, problemas de Enfermagem e principais diagnósticos de Enfermagem do exame físico da boca.

Parâmetro normal – Boca	Problemas de Enfermagem	Diagnósticos de Enfermagem
Dentes: brancos ou levemente amarelados e brilhantes. Em torno dos dois anos e meio de idade completa-se a dentição decídua, com 20 dentes. Até os 32 anos de idade, a fase permanente, com 32 dentes.	Edentulismo (ausência).	Dentição prejudicada.
	Condições inadequadas de higiene.	
	Cáries.	
Gengivas e mucosa oral: a gengiva é recoberta por uma mucosa rósea ou acastanhada pálida. A mucosa oral que recobre as bochechas apresenta coloração mais viva.	Edema e presença de sangramentos nas gengivas (associados a gengivite, periodontite, acúmulo de tártaro ou avitaminoses, geralmente deficiência de vitamina C).	Integridade da mucosa oral prejudicada.
	Estomatite: inflamação da mucosa oral com presença de eritema, ulcerações e exsudação.	
	Leucoplaquia: placas esbranquiçadas, grossas e bem aderidas que podem ser lesões pré-neoplásicas.	
Língua: formada por tecido muscular estriado e recoberta por uma mucosa úmida e papilas (filiformes, fungiformes e circunvaladas).	**Língua saburrosa:** presença de camada esbranquiçada, constituída por descamações celulares, saliva e restos de alimentos.	Dentição prejudicada.
	Língua acastanhada e seca: desidratação associada a acidose metabólica.	Risco de boca seca.
Orofaringe: formada pelo palato duro, palato mole, pilares anteriores e posteriores, dentre os quais estão localizadas as tonsilas (amígdalas) e a úvula.	**Amigdalite:** infecção viral e/ou bacteriana nas amígdalas. Pode estar associada à febre e ao aumento dos linfonodos.	Dor aguda.
	Halitose: hálito com odor desagradável associado às cáries, condições de higiene inadequadas ou alterações do trato gastrointestinal.	Dentição prejudicada. Motilidade gastrointestinal disfuncional.
	Angina de Ludwig: infecção geralmente de origem odontogênica, caracterizada pelo acometimento dos espaços sublingual, submentoniano e submandibular. Pode evoluir para mediastinite.	Dor aguda. Integridade da mucosa oral prejudicada.

Fonte: Desenvolvido pela autoria do capítulo, fundamentado nas referências do final do capítulo.

Pescoço

Inspeção e palpação

Para realizar o exame físico do pescoço, se possível, solicitar que o paciente permaneça sentado e em posição ereta. Inspeciona-se o pescoço, verificando a integridade da pele e observando se há sinais visíveis de linfonodos aumentados, o que pode sugerir a presença de infecção ou neoplasia maligna.

A palpação da cadeia de linfonodos deve ser realizada com o 2º e o 3º quirodáctilos, de acordo com a seguinte sequência: linfonodos pré-auriculares (localizados na região anterior à abertura do meato acústico), auriculares posteriores (sobre a mastoide), occipitais (localizados na base do crânio), tonsilares (logo abaixo do ângulo da mandíbula sobre a região carotídea), submandibulares (entre o ângulo médio e a extremidade da mandíbula), submentonianos (logo abaixo do mento), cervicais superficiais ao músculo esternocleidomastoideo, cervicais posteriores ao longo da borda anterior do músculo trapézio, cervicais profundos (localizados profundamente à porção medial do esternocleidomastoideo), supraclaviculares (localizados acima da clavícula).

Inspecionar a traqueia em busca de qualquer desvio em relação à sua posição anatômica esperada (linha média). A palpação da glândula tireoide deve ser realizada com o avaliador posicionado atrás do paciente, que deve estar sentado com a cabeça levemente flexionada para direita e para frente, a fim de manter os músculos da região cervical relaxados. Com os dedos da mão esquerda, deve-se deslocar a traqueia discretamente para direita, enquanto os dedos da mão direita realizam a palpação do lobo direito da tireoide. Cada lobo tem cerca de 4 a 5 cm de comprimento. Nesse momento, solicitar ao paciente que execute uma deglutição para que a glândula se desloque para cima juntamente com a traqueia e a laringe.

Quadro 5.8 – Parâmetro normal, problemas de Enfermagem e principais diagnósticos de Enfermagem do exame físico do pescoço.

Parâmetro normal – Pescoço	Problemas de Enfermagem	Diagnósticos de Enfermagem
Movimentação: amplitude de 180° tanto na direção vertical quanto na horizontal.	**Torcicolo:** dificuldade na movimentação associada a dor na musculatura.	Dor aguda.
Veias jugulares: normalmente não estão distendidas quando em posição sentada. Com o dorso na posição de 30° podem tornar-se visíveis, mas não são pulsáteis.	Distensão das veias jugulares quando em posição ereta ou sentada indica aumento da pressão venosa central.	Débito cardíaco diminuído.
Tireoide: não palpável, exceto em indivíduos muito magros.	Aumento de volume, presença de nódulos que podem estar associados à disfagia.	Fadiga. Deglutição prejudicada (associada à obstrução mecânica). Risco de pressão arterial instável.
Cadeias de linfonodos: em adultos, geralmente os linfonodos não são palpáveis (exceto em indivíduos de baixo peso em que se palpam pequenas massas móveis, ovoides ou arredondadas, lisas e bem delimitadas).	Linfonodo aumentado, doloroso e móvel, associado a processos inflamatórios.	Dor aguda. Proteção ineficaz.
	Linfonodo aumentado associado a processos neoplásicos malignos (em geral são fixos e/ou endurecidos).	Proteção ineficaz.

Fonte: Desenvolvido pela autoria do capítulo, fundamentado nas referências do final do capítulo.

Os procedimentos de Enfermagem associados ao exame físico de cabeça e pescoço são a higiene do couro cabeludo, dos cabelos e a higiene oral.

Higiene da face, da orelha externa, do couro cabeludo e dos cabelos

Finalidades

- Remover sujidades da face, da orelha externa, do couro cabeludo e dos cabelos.

- Promover a limpeza corporal para prevenir infecções.
- Proporcionar higiene e conforto ao paciente.

Materiais

- 1 bacia.
- 1 balde com água morna ou na temperatura da preferência do paciente.
- 1 jarro.
- Bolas de algodão.
- Compressas para banho.
- Forro impermeável.
- Luvas de procedimento.
- Sabonete.
- Travesseiro alto e impermeável.
- Xampu e condicionador.

Procedimentos

- Higienizar as mãos e reunir o material necessário próximo ao paciente.
- Explicar o procedimento ao paciente e posicioná-lo com o dorso elevado.
- Iniciar pela higiene ocular, umedecendo o algodão em água limpa, sem sabonete, realizando uma delicada fricção do canto interno para o externo, evitando, assim, que sejam levadas sujidades para o ducto lacrimal.
- Realizar a higiene oral, conforme procedimento descrito a seguir:
    - Se o paciente desejar, realizar a tricotomia da face utilizando, preferencialmente, tricotomizador elétrico com lâmina descartável.
    - Com a compressa de banho umedecida em água e com um pouco de sabonete, realizar a limpeza da face, da orelha externa e do pescoço; em seguida, retirar o sabonete com uma compressa umedecida com água.
    - Secar a face, a orelha externa e o pescoço com o auxílio da toalha.
    - Se possível, colocar o paciente em decúbito dorsal horizontal.
    - Colocar o travesseiro sob os ombros do paciente e o forro impermeável sobre o colchão.
    - Colocar a bacia sob a cabeça do paciente.
    - Caso disponha de acessório para lavagem da cabeça (Figura 5.1), substitua a bacia e o jarro, pois o acessório possui reservatório de água.
    - Com auxílio do jarro, umedecer o couro cabeludo e os cabelos.
    - Aplicar pequena quantidade de xampu nas mãos, fazer um movimento de fricção entre elas e massagear o couro cabeludo; em seguida, massagear os cabelos na direção das raízes para as pontas.
    - Derramar a água para enxágue com o auxílio do jarro.
    - Retirar a bacia e enrolar a toalha na cabeça do paciente.
    - Retirar as luvas e higienizar as mãos.
- Recolher os materiais e deixar a unidade em ordem.
- Fazer as anotações de Enfermagem pertinentes e verificar a prescrição de Enfermagem.

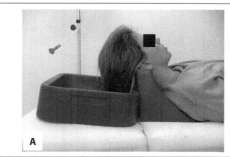 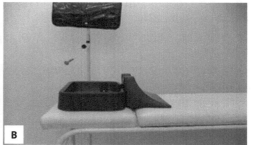

Figura 5.1 – (A e B) Acessório para lavagem de cabeça.
Fonte: Ramos (2005).

Higiene oral

Finalidades

- Remover restos alimentares e evitar a formação de placa bacteriana (biofilme) e tártaro.
- Promover a higiene da cavidade oral para prevenir infecções e garantir a segurança do paciente, bem como evitar cárie dental, gengivite e halitose, proporcionando conforto ao indivíduo.

Higiene oral em paciente acamado

Materiais

- Antisséptico bucal sem álcool.
- Creme dental.
- Copo com água potável.
- Cuba rim.
- Escova de dentes com cerdas macias ou *swab* dental.
- Fio dental.
- Luvas de procedimento.
- Toalha de rosto.

Procedimentos

- Higienizar as mãos e reunir o material necessário próximo ao paciente.
- Explicar o procedimento ao paciente e colocá-lo em posição de Fowler para prevenir aspiração.
- Colocar a toalha de rosto sobre o tórax do paciente.
- Caso o paciente faça uso de próteses dentárias, retirá-las antes de iniciar o procedimento.
- Higienizar as mãos e calçar as luvas.
- Estimular o paciente a fazer uso do fio dental e auxiliá-lo, se necessário.
- Oferecer escova ou *swab* dental com creme dental e água, encorajando o paciente a escovar os próprios dentes. Caso ele não consiga, escovar ou auxiliá-lo na escovação dos dentes e da língua.

- Oferecer o copo com água para que o paciente faça bochechos e despreze o conteúdo na cuba rim.
- Oferecer antisséptico bucal para que seja feito bochecho e a cuba rim para o descarte.
- Com escova ou *swab* dental e água, auxiliar o paciente a limpar a prótese dentária, se houver.
- Retirar as luvas e higienizar as mãos.
- Recolher os materiais e deixar a unidade em ordem.
- Fazer as anotações de Enfermagem pertinentes e verificar a prescrição de Enfermagem.

Higiene oral em paciente inconsciente

É comum a prática de se utilizar antisséptico contendo clorexidina (geralmente a 0,12%) para realizar a higiene oral em pacientes intubados, com a finalidade de prevenir pneumonia associada à ventilação mecânica. Contudo, não há evidências de que o uso de clorexidina para esse fim reduza significativamente o tempo em ventilação mecânica, a permanência em terapia intensiva, o uso de antibióticos ou melhore a saúde bucal.

Materiais
- Antisséptico bucal (seguir rotina da instituição).
- Copo com água potável.
- Cuba rim.
- Espátula com gaze envolta em uma das extremidades ou *swab* dental.
- Hidratante labial ou vaselina.
- Luvas de procedimento.
- Toalha de rosto.

Procedimentos
- Higienizar as mãos e reunir o material necessário próximo ao paciente.
- Explicar o procedimento ao paciente, elevar o seu dorso a pelo menos 45° e lateralizar o seu rosto.
- Colocar a toalha de rosto ao lado da cabeça lateralizada e colocar a cuba rim próxima ao rosto do paciente.
- Higienizar as mãos e calçar as luvas.
- Com a espátula envolta em gaze ou *swab* dental embebido em solução antisséptica, limpar os dentes do paciente com movimentos circulares; realizar a limpeza da língua do mesmo modo.
- Se necessário, realizar aspiração da cavidade oral.
- Hidratar os lábios com hidratante labial ou vaselina.
- Retirar as luvas e higienizar as mãos.
- Recolher os materiais e deixar a unidade em ordem.
- Fazer as anotações de Enfermagem pertinentes e verificar a prescrição de Enfermagem.

Referências

1. Badash I, Shauly O, Lui CG, Gould DJ, Patel KM. Nonmelanoma facial skin câncer: a review of diagnostic strategies, surgical treatment, and reconstructive thecniques. Clin Med Insights Ear Nose Throat. 2019;12:1179550619865278.
2. Barros ALBL, Lopes JL, Morais SCRV. Procedimentos de enfermagem para a prática clínica. Porto Alegre: Artmed; 2019.
3. Barros ALBL. Anamnese e exame físico: avaliação diagnóstica de enfermagem no adulto. 3.ed. Porto Alegre: Artmed; 2016.
4. Brasil. Agência Nacional de Vigilância Sanitária. Medidas de prevenção de infecção relacionada à assistência à saúde. Brasília: Anvisa; 2017.
5. Chaves LC, Posso MBS. Avaliação física em Enfermagem. São Paulo (Barueri): Manole; 2012.
6. Collaborators GBDH. Global, regional, and national burden of migraine and tension-type headache, 1990-2016: a systematic analysis for the Global Burden of Disease Study 2016. Lancet Neurol. 2018;17:954-76.
7. Dereje H, Tsehay K, Biruktayit K, Atirsaw T. Prevalence and associated factors of pterygium among adults living in Gondar city, Northwest Ethiopia. PLoS ONE. 2017;12(3):e0174450.
8. Leite AC, Goes DMS, Shibayama R, Stabile GAV, Battistetti MM, Stabile CLP. Patient affected by Ludwig's Angina with serious progression rehabilited with dental prosthetics: case report. Arch Health Invest. 2019;8(3):119-24.
9. Lynn SB. Bates –Propedêutica médica. 12.ed. Rio de Janeiro: Guanabara Koogan; 2018.
10. NANDA International. Diagnósticos de enfermagem da NANDA-I: definições e classificação 2018-2020. 11. ed. Porto Alegre: Artmed; 2018.
11. Posso MB. Semiologia e semiotécnica de enfermagem. Rio de Janeiro: Atheneu; 1999. Cap.6, p.49-72.
12. Potter PA, Perry AG, Stockert PA, Hall AM. Fundamentos de enfermagem. 9.ed. Rio de Janeiro: Elsevier; 2018.
13. Ramos MERG. Lavador de cabelos para pacientes acamados: construção de protótipo [dissertação de mestrado]. Curso de Pós-Graduação em Ciências da Saúde. Santo André: Faculdade de Medicina do ABC (FMABC-FUABC); 2005.
14. Santos ER, Ferretti REL, Correa MF. Exame físico na prática clínica de enfermagem. Rio de Janeiro: Elsevier; 2015.
15. Scariot R, Batista TBD, Olandoski M, Souza CM, Souza PHC, Lima AAS et al. Host and clinical aspects in patients with benign migratory glossitis. Arch Oral Biol. 2017;73:259-68.
16. Shield KD, Ferlay J, Jemal A, Sankaranarayanan R, Chaturvedi AK, Bray F et al. The global incidence of lip, oral cavity, and pharyngeal cancers by subsite in 2012. CA Cancer J Clin. 2017;67(1):51-64.
17. Tran K, Butcher R. Chlorhexidine for oral care: a review of clinical effectiveness and guidelines. Ottawa (ON): Canadian Agency for Drugs and Technologies in Health; 2019.

6 Sistema Neurológico

Ana Paula Guarnieri

Pré-requisitos

- Conhecimento de anatomia e fisiologia do sistema neurológico.
- Domínio do exame físico de cabeça e pescoço, como também do aparelho locomotor.
- Conhecimento e domínio da funcionalidade e movimentação.
- Conhecimento das atividades básicas da vida diária e das atividades instrumentais de vida prática.
- Conhecimento e domínio dos instrumentos básicos de Enfermagem.

A semiologia neurológica é fundamental para o direcionamento do grau de cuidado que será prestado ao paciente, pois são as funções neurológicas que determinam o seu grau de autonomia e independência. Entende-se por autonomia a capacidade de se autogovernar. Para que um indivíduo seja autônomo, ou seja, capaz de realizar escolhas autônomas, é necessário que ele possa agir intencionalmente. Indivíduos que padecem de determinadas enfermidades neurológicas e/ou cognitivas, com alterações do nível de consciência, são exemplos de pessoas que, permanente ou temporariamente, não possuem capacidade de agir por querer. A ausência de capacidade torna impossível a ação autônoma. Uma pessoa pode ter autonomia e não ter independência funcional, ou seja, ela pode decidir como quer, por exemplo, ficar no leito, mas não ter condições neuromotoras para fazê-lo.

A capacidade funcional é considerada a habilidade do indivíduo em realizar atividades instrumentais do seu cotidiano, garantindo sua autonomia. A dependência funcional é a incapacidade de manter as habilidades básicas e mentais necessárias a uma vida independente e autônoma. Sua prevalência geralmente é mensurada por meio da incapacidade de realizar atividades de vida diária (AVD), sendo elas básicas (ABVD), descritas por atividades de autocuidado ou instrumentais (AIVD), que envolvem ações de organização da rotina diária. Quando essa capacidade está prejudicada ou limitada, afeta diretamente o planejamento do cuidado de Enfermagem.

Histórico de Enfermagem – Entrevista, levantamento de dados e exame físico

Entrevista

A formação do enfermeiro exige o conhecimento de toda a semiologia e semiotécnica de Enfermagem, bem como das Ciências Básicas, como a anatomia e a fisiologia do sistema neurológico. O conhecimento destes fatores é de fundamental importância para a assistência do enfermeiro de acordo com o raciocínio crítico e o embasamento técnico-científico, relacionando aspectos gerais e específicos à identificação de queixas referidas e particularizadas sobre a qualidade, a intensidade, o início, a duração e a evolução das alterações que serão completadas pelo levantamento de dados, problemas de Enfermagem (sinais e sintomas) e exame físico.

Levantamento de dados

A coleta de dados deve ser muito detalhada, pois, sempre que possível, a determinação do parâmetro de normalidade de um paciente é fundamental para avaliação da condição do agravo. Qual é a condição da capacidade cognitiva e neurológica daquele indivíduo? Qual é o seu parâmetro de capacidade funcional? Existe alguma deficiência prévia permanente? Estas perguntas não devem ser negligenciadas, pois facilmente podem interferir na coleta de dados dos problemas de Enfermagem importantes. Exemplifica-se o caso da avaliação de pacientes idosos com demência que podem relatar situações não reais naquele momento, ou mesmo na condição de trauma em que há um quadro de alteração de consciência.

Quando existirem alterações do nível de consciência ou da linguagem, um informante (familiar ou testemunha) deve ser entrevistado. Muitas doenças neurológicas apresentam sintomas característicos sem alterações ao exame físico e neurológico, sendo primordiais os dados da semiologia para a suspeita diagnóstica e a condução do cuidado.

Deve-se dirigir a história de maneira apropriada, fazendo intervenções pertinentes para o esclarecimento das dúvidas e a formulação do raciocínio clínico de Enfermagem, lembrando que a semiologia não é substituída por laudo de exames subsidiários. A qualidade da semiologia, portanto, depende das capacidades de observação e de comunicação do paciente e, principalmente, do conhecimento do profissional sobre o sistema neurológico. Por exemplo, ao se avaliar um paciente com cefaleia, a habilidade de extrair os dados mais significativos que permitirão o cuidado entre as diversas causas de dor de cabeça está diretamente relacionada ao conhecimento do profissional sobre o assunto.

Os antecedentes pessoais e familiares devem ser questionados ativamente, assim como o uso de substâncias exógenas, medicamentos, drogas lícitas ou ilícitas. Comparado aos demais sistemas orgânicos, o sistema nervoso exibe a prerrogativa de permitir excepcional objetividade e precisão na correlação anatômico-clínica.

Os exames complementares devem ser sempre verificados, pois fornecem pistas correlacionadas à avaliação clínica. Deve-se sempre considerar as informações do paciente ou do informante/acompanhante não se restringindo apenas às queixas principais, mas investigando os por menores como localização, duração, intensidade, frequência, tipo, fatores que desencadeiam, agravam ou atenuam as manifestações associadas. Tratamentos já realizados devem ser investigados, assim como medicações ou terapêuticas complementares em uso.

Sistema Neurológico

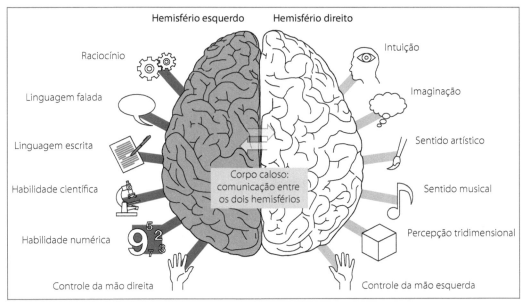

Figura 6.1 – Córtex cerebral.
Fonte: Desenvolvida pela autoria do capítulo.

Problemas de Enfermagem (sinais e sintomas)

Os problemas estritamente neurológicos devem ser interpretados como indicadores de lesão com precisa localização anatômica. Nesse sentido, justifica-se a necessidade do conhecimento consolidado da organização anatomofuncional geral do sistema nervoso, sendo ele indispensável ao domínio da semiologia neurológica.

Os sinais e sintomas devem ser quantificados em graus, por exemplo: forte, médio ou fraco. Podem-se utilizar escalas ou instrumentos validados próprios para a quantificação de determinados sinais e sintomas, como escalas analógicas de dor, escala de força muscular. Quando utilizado instrumentos, eles devem ser referenciados.

A frequência é uma manifestação que deve ser descrita detalhadamente. A exemplo da dor, o sinal apresenta tendência à diminuição ou ao desaparecimento espontâneo e se os intervalos respectivos são regulares ou não, prolongados ou não. As qualificações clássicas de frequência são: intermitente (a manifestação desaparece e reaparece periodicamente ao longo da mesma doença); remitente (diminui sem desaparecer); e recorrente (ou recidivante), que desaparece e reaparece como se fosse nova doença.

A temporalidade do sinal e sintoma também faz a diferença e deve aparecer na investigação, sempre determinando o caráter evolutivo do quadro clínico e se progressivo ou regressivo.

Alguns pacientes necessitam de auxílio para lembrar, especialmente, aqueles ligados às disfunções nervosas. A seguir está uma lista dos mais frequentes sintomas a serem perguntados:

- dor;
- crises epilépticas;
- distúrbios do movimento;
- parestesias;

- vertigem;
- distúrbios visuais;
- distúrbios auditivos;
- distúrbios de outros nervos cranianos;
- alterações da linguagem;
- alterações da consciência;
- sintomas e sinais viscerais;
- perturbação mental.

Exame físico neurológico: sistematização

A avaliação física está dividida da seguinte maneira:
1) estado mental e cognitivos;
2) nervos cranianos;
3) sistema neuromotor;
4) reflexos;
5) sistema sensorial;
6) sinais meníngeos;

Deve-se fazer o exame em três etapas:
- deitado;
- sentado;
- em pé (sempre que possível).

A inspeção é realizada na evolução da entrevista.

Quadro 6.1 – Função cortical superior (função cognitiva).
- Nível de consciência: alerta, confuso, sonolento, torporoso, comatoso. - Orientação: pessoa, tempo, espaço. - Atenção. - Concentração. - Estado de espírito e afeto. - Julgamento crítico. - Memória. - Linguagem e fala: afasia, disfasia, disartria, dislalia, entre outras. - Agnosia: perda da capacidade de reconhecimento e identificação de objetos, mesmo com a manutenção da função sensorial intacta (visão, audição e tato). - Apraxia (perda da atividade de gesticulação consciente e intencional).

Fonte: Desenvolvido pela autoria do capítulo, fundamentado nas referências do final do capítulo.

A avaliação da consciência é uma fase fundamental, pois evidencia a noção dos estímulos à volta do indivíduo, que confirmam a sua existência.

Na avaliação dos níveis da consciência humana, o exame físico neurológico pode ser diferenciado em sentido lato, seu estado, sua qualidade, seu conteúdo.

Os componentes elementares da consciência são:
- estado vigil;

- orientação;
- capacidade de vivência.

Compreendendo os seguintes setores funcionais:
- **Vigília:** premissa fundamental para a clareza da consciência.
- **Clareza da consciência:** só com consciência clara determinados objetos, que se mostram no horizonte, podem ser experimentados.
- **Consciência de si mesmo:** o sujeito reconhece-se a si mesmo como vivente e atuante, com total coerência biográfica que, aliás, se mantém continuamente (em condições normais) ao longo da vida.

À consciência de si mesmo corresponde à consciência da experiência, da realidade e do vivenciar o tempo.

A **avaliação do nível de consciência** ocorre pelo contato com o paciente no decorrer da interação. O paciente está acordado e alerta? Nesse contexto, avaliar se o paciente é estimulável, o contato visual e as expressões faciais.

A **avaliação da orientação** traz a informação se o paciente reconhece características reais dele mesmo. Nesse sentido, há dois tipos de orientação que devem ser aplicadas: 1) orientação autopsíquica: avalia se o paciente tem consciência de informações em relação a si próprio, como seus dados pessoais e o reconhecimento de familiares e pessoas que estão em contato com ele (questioná-lo se ele sabe seu próprio nome, se sabe onde está e o motivo pelo qual está ali; 2) orientação alopsíquica: avalia se o paciente tem consciência sobre tempo e espaço (questioná-lo a respeito da temporalidade: dia, mês, ano, hora do dia, espaço – onde ele está naquele momento e em que cidade).

Existem instrumentos que auxiliam na avaliação do nível de consciência, e o mais utilizado é a escala de Glasgow. Esta escala (Quadro 6.2), conhecida também como a escala de coma de Glasgow, é uma escala de ordem neurológica capaz de **medir e avaliar o nível de consciência de uma pessoa que tenha sofrido um traumatismo craniano**. A avaliação é baseada em três parâmetros: 1) abertura ocular; 2) resposta motora; e 3) resposta verbal. O escore 3 representa o máximo de gravidade e o escore 15 o mínimo. Após avaliação e somatório, faz-se a reatividade pupilar com estímulo luminoso: se ambas as pupilas estiverem fotorreagentes, não se altera o somatório da escala já feito pelos passos anteriores; se somente uma das pupilas não estiver reagente, subtrai-se 1 ponto da escala; e se nenhuma das duas pupilas estiverem reagentes, subtrai-se 2 pontos da escala.

Quadro 6.2 – Escala de Glasgow.		
Parâmetro	*Resposta obtida*	*Pontuação*
Abertura ocular	Espontânea	4
	Ao estímulo sonoro	3
	Ao estímulo de pressão	2
	Nenhuma	1
Resposta verbal	Orientada	5
	Confusa	4
	Verbaliza palavras soltas	3

(Continua)

(Continuação)

Quadro 6.2 – Escala de Glasgow.

Parâmetro	Resposta obtida	Pontuação
	Verbaliza sons	2
	Nenhuma	1
Resposta motora	Obedece comandos	6
	Localiza estímulo	5
	Flexão normal	4
	Flexão anorma	3
	Extensão anormal	2
	Nenhuma	1
Trauma leve	Trauma moderado	Trauma grave
13 a 15	9 a 12	3 a 8
Reatividade pupilar		
Inexistente	Unilateral	Bilateral
–2	–1	0

Fonte: American College of Surgeons Committee on Trauma (2018).

A **capacidade intelectual (cognição)** é o conjunto de habilidades cognitivas resultante dos diferentes processos intelectivos. Inclui raciocínio, planejamento, resolução de problemas, pensamento abstrato, compreensão de ideias complexas, aprendizagem rápida e aprendizagem a partir da experiência.

A cognição é o processo de estar consciente, planejar, aprender e julgar. Abrange ainda:

- **Gnosias:** reconhecimento de objetos, sons e imagens.
- **Praxias:** capacidade voluntária de como fazer determinada tarefa.
- **Linguagem:** capacidade de comunicação através da fala (afasias: alterações da linguagem).
- **Memória:** capacidade de armazenamento (aprendizado).

A **avaliação da memória** investiga a capacidade de registrar, fixar ou reter, evocar e reconhecer objetos, pessoas, experiências ou estímulos sensoriais. Sua análise engloba a avaliação das memórias imediata, recente e remota que devem ser verificadas com informações obtidas no prontuário ou com os profissionais que estão interagindo, os familiares ou outros informantes que possam ajudar, para que o profissional de enfermagem realize a correta avaliação das informações fornecidas pelo paciente.

- **Memória imediata:** cobre os últimos 5 minutos. Fale três palavras e peça para o paciente repeti-las em seguida; continue falando e peça a ele para relembrar as palavras.
- **Memória recente:** engloba os últimos dias e horas. Pergunte, por exemplo, o que foi oferecido na última refeição.
- **Memória remota:** desde os primeiros anos de vida.

A avaliação da memória utiliza diversos instrumentos/escalas adequadas para cada faixa etária. O mais conhecido é o minimental, que é utilizado para a população idosa.

Sistema Neurológico 93

Quadro 6.3 – Parâmetros normais, problemas de Enfermagem e principais diagnósticos de Enfermagem da função cerebral.		
Parâmetros normais – Função cerebral	*Problemas de Enfermagem*	*Diagnóstico de Enfermagem*
Estado vigil: estado alerta e responsivo. Capaz de responder corretamente data, horário, dia da semana, endereço e localização que se encontra. Apresenta iniciativa, tem capacidade de julgamento e crítica preservada.	**Torpor:** lentificação dos processos ideacionais, fala pastosa, pouca movimentação. Paciente apático, intensamente lentificado e sonolento. Adormece de novo se o deixam só, porém, é fácil despertá-lo com um estímulo, por exemplo, palmas. Perda de espontaneidade. Mantém movimentos de defesa e correção da postura. Tonos muscular muito diminuído. Reflexos conservados, exceto os reflexos de deglutição e da tosse, que se encontram muito diminuídos. **Obnubilação:** sonolência, falta de espontaneidade, lentificação. Apesar de parecer que está dormindo, pode ainda se mexer e agir, até certo ponto, de modo ordenado. Podemos despertá-lo com a fala ou o toque. Compreende ordens simples. Não presta atenção ao que o rodeia. Pode estar parcialmente desorientado. **Estupor:** apenas com estímulos intensos o doente pode ser despertado (sacudindo-o). Existem ainda movimentos de defesa, mas raramente existem movimentos de correção da postura. Reflexos conservados. Tônus muscular diminuído. Respiração lenta e profunda. **Estado parassônico da consciência:** o paciente surge desperto, ainda que mudo e imóvel (olhar fixo perdido no vazio). Não se obtém qualquer reação, seja verbalmente, seja não verbalmente (sacudindo-o ou mostrando-lhe objetos). Os reflexos de fuga e de defesa podem estar ausentes. Ausência também de movimentos de correção da postura. **Coma:** apresenta profundo comprometimento da atividade voluntária consciente e ausência de qualquer indício de consciência. Já não é possível despertar o paciente. Desaparecem os movimentos de defesa e de correção. **Da postura:** desaparecem os reflexos cutâneos e tendinosos, mantendo-se, contudo, presentes nos primeiros graus do coma os reflexos pupilares à luz e corneano. Nas últimas fases, extingue-se primeiro o reflexo corneano e, por fim, o reflexo pupilar à luz.	Percepção de tempo, local e pessoa piorada. Confusão aguda. Distúrbio do padrão do sono. Risco da síndrome do desuso.
Memória preservada (cognição preservada): capacidade de registro de dados, comunicação escrita e verbal de acordo com o nível de instrução, clareza, coerência, raciocínio e compreensão.	Comportamento social inadequado. Falha ou perda da memória. Incapacidade de anotar e transmitir recados, afasia, agnosia, disfasia, incapacidade de cálculos.	Confusão aguda. Confusão crônica. Negligência unilateral. Memória prejudicada. Comunicação prejudicada.

(Continua)

(Continuação)

Quadro 6.3 – Parâmetros normais, problemas de Enfermagem e principais diagnósticos de Enfermagem da função cerebral.		
Parâmetros normais – Função cerebral	Problemas de Enfermagem	Diagnóstico de Enfermagem
Afeto e humor: receptivo, colaborativo. **Aparência e comportamento:** apresenta postura, gestos e modo de se expressar e vestir socialmente aceitáveis.	Irritação, ansiedade, apatia, euforia, labilidade de humor. Má aparência, negligência ao se vestir.	Controle emocional lábil. Desesperança. Tristeza crônica. Distúrbio da identidade pessoal. Disposição para esperança melhorada. Controle de impulsos ineficaz. Autonegligência. Ansiedade.

Fonte: Desenvolvido pela autoria do capítulo, fundamentado nas referências do final do capítulo.

Avaliação dos pares de nervos cranianos

São 12 os pares de nervos cranianos e eles podem ser avaliados de acordo com sua função: olfato, acuidade visual, sensação facial, mastigação etc. A Figura 6.2 demonstra a importância desse tipo de avaliação, no esquema do SNC e SNP, com indicação de onde estão incluídos os nervos cranianos.

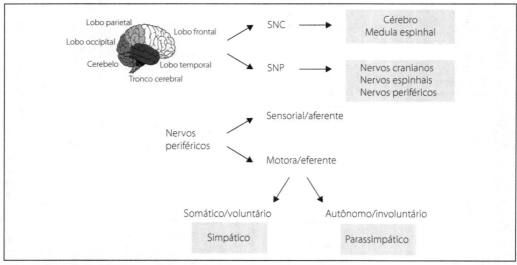

Figura 6.2 – Esquema do sistema nervoso central e periférico e respectivos nervos.
Fonte: Desenvolvida pela autoria do capítulo, fundamentada nas referências do final do capítulo.

Anatomicamente são designados por algarismos romanos de acordo com a localização anatomotopográfica. A inspeção e a palpação são realizadas com a utilização de testes específicos.

Quadro 6.4 – Avaliação dos pares de nervos cranianos.	
Pares de nervos	Avaliação
I – Nervo olfativo	Ao exame empregue substâncias com odores conhecidos com o paciente com os olhos fechados (p. ex., café).

(Continua)

(Continuação)

Quadro 6.4 – Avaliação dos pares de nervos cranianos.

Pares de nervos	Avaliação
II – Nervo óptico	**Acuidade visual:** Exame: pedir ao paciente para relatar o que está vendo. Pode-se utilizar o teste de Snellen. Deverá ser testado também a área da visão. **Campo visual:** Exame: deslocar objetos em vários pontos, dividindo o campo em quatro áreas.
III – Nervo oculomotor IV – Nervo troclear VI – Nervo abducente	São examinados em conjunto. Inervam os músculos e dão a função de mobilidade dos globos oculares. Deve-se pedir para que o paciente feche os olhos, para a oclusão das pálpebras. Avalie se o globo ocular tem movimentação completa, portanto, peça que o paciente siga o seu dedo, ocluindo um de cada vez e testando o outro. Deslocar os globos oculares em vários sentidos se faz necessário. A avaliação pupilar é feita por meio de um estímulo luminoso sendo apontado ao olho, esperando obter resposta pupilar bilateral e simétrica pela ativação do nervo oculomotor. Avalia-se os seguintes dados: - reatividade; - simetria; - forma; - diâmetro. A reatividade demonstra o funcionamento dos III e IV pares cranianos. Quando ocorre reação pupilar à luz, diz-se que houve reação fotomotora. Caso não haja reação pupilar, afirma-se que a reação é fotomotora negativa. A simetria das pupilas é classificada de acordo com a reação fotomotora e também envolve a forma que esta se apresenta. Uma luz deve ser aplicada sobre as pupilas para avaliar o seu reflexo. Para medir diâmetro, pode-se utilizar um instrumento chamado pupilômetro.
V – Nervo trigêmeo	O nervo misto tem várias raízes: **a) Raiz motora:** nervo mastigador. Exame: 1) musculatura das regiões temporais e masseterinas; 2) abertura da boca: mandíbula; 3) trincar os dentes; 4) materialização da mandíbula. **b) Raízes sensitivas:** nervos oftálmicos, maxilar e mandibular. Exame: 1) proceder ao exame de sensibilidade superficial; 2) pesquisa de sensibilidade corneana: mecha de algodão tocando suavemente entre a esclerótica e a córnea. **c) Reflexo córneo-palpebral:** contração do orbicular da pálpebra.
VII – Nervo facial	O interesse é a parte motora do nervo facial. Exame: paciente deve enrugar a testa; franzir os supercílios, fechar as pálpebras; mostrar os dentes, abrir a boca, assobiar, inflar a boca; contrair o plastina.
VIII – Nervo vestibulococlear	O nervo tem duas raízes: coclear (audição vestibular) e equilíbrio. Exame: **a) Grosseiro:** testar a audição. Sussurrar em um ouvido, e após, o outro ouvido. **b) Equilíbrio:** sinal de Romberg. Utilizado para avaliar as colunas dorsais da medula espinhal, que são essenciais para a propriocepção (localizar a posição das articulações) e o sentido vibratório. Colocar o paciente em pé (os pés devem estar juntos), mãos ao lado do corpo e olhos fechados por um minuto. O normal é manter o equilíbrio sem oscilação.
IX – Nervo glossofaríngeo X – Nervo vago	Avaliação conjunta. **Lesão (distúrbios da gustação do 3º posterior da língua):** estimular a parte posterior da língua com um embaixador de língua, observando o reflexo de engasgamento. Durante a vocalização, não deve apresentar alteração da voz. A vocalização deve demonstrar simetria da úvula.

(Continua)

(Continuação)

Pares de nervos	Quadro 6.4 – Avaliação dos pares de nervos cranianos.
	Avaliação
XII – Nervo hipoglosso	É um nervo motor que se dirige para os músculos da língua. Sempre avaliado. Exame: inspeção da língua. Movimentá-la para todos os lados.
XI – Nervo acessório	Tem função motora no músculo trapézio, no músculo esternocleidomastoideo, nos constritores faríngeos, na laringe, nos músculos do palato mole (motor).

Fonte: Desenvolvido pela autoria do capítulo, fundamentado nas referências do final do capítulo.

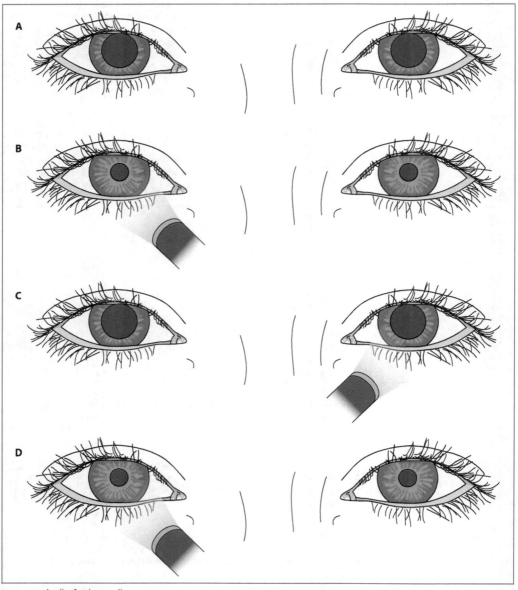

Figura 6.3 – **Avaliação das pupilas.**
Fonte: Desenvolvida pela autoria do capítulo, fundamentada nas referências do final do capítulo.

Quadro 6.5 – Parâmetros normais, problemas de Enfermagem e principais diagnósticos de Enfermagem dos nervos cranianos.

Parâmetros normais – Nervos cranianos	Problemas de Enfermagem	Diagnóstico de Enfermagem
I – Nervo olfativo	**Hiposmia:** não percebe adequadamente cheiros. **Anosmia:** não identifica odores.	Risco para ingesta menor que as necessidades corporais.
II – Nervo óptico	**Ambliopia:** diminuição da acuidade. **Amaurose:** acuidade abolida. **Hemianopsia:** perda da visão em metade do campo da visão. **Quadrantopsia:** perda da visão em um quadrante. **Ambliopia:** diminuição da acuidade.	Risco para quedas. Risco para trauma.
III – Nervo oculomotor IV – Nervo troclear VI – Nervo abducente	**Motilidade extrínseca:** funcionamento harmônico do globo ocular esperado (diplopia – visão dupla). **Motilidade intrínseca:** pupila normal (2 a 4 mm), Discoria (distúrbio das pupilas). Forma ou dimensões anômalas das pupilas. **Midríase:** dilatação da pupila. **Miose:** constrição (diminuição do diâmetro) da pupila. **Puntiforme:** não reativas, ficam muito contraídas. **Isocoria:** pupila normais. **Anisocoria:** uma pupila diferente da outra, não reativa. **Nistagmo:** oscilações rítmicas, repetidas e involuntárias de um ou ambos os olhos conjugadamente.	Risco de lesão na córnea.
V – Nervo trigêmeo	**Parestesia:** alterações do movimento e da sensibilidade facial. Ausência do reflexo córneo-palpebral. Diminuição ou ausência da força ou tônus dos músculos mastigatórios.	Dor aguda. Dor crônica. Conforto alterado.
VII – Nervo facial	**Lagoftalmia:** olho permanece sempre aberto. **Epífora:** lacrimejamento. **Prosopoplegia:** paralisia da face. Parestesias (sensações cutâneas subjetivas, por exemplo, frio, calor, formigamento, agulhadas, adormecimento, pressão etc.) que são vivenciadas espontaneamente na ausência de estimulação.	Risco de ressecamento ocular. Sensopercepção alterada. Risco de lesão térmica.
VIII – Nervo vestibulococlear	**Nistagmo:** movimentos oculares ritmados. Diminuição ou ausência de acuidade auditiva. Teste de Romberg positivo sugere que a ataxia é de natureza sensorial, ou seja, depende da perda da propriocepção. Desequilíbrio.	Risco para quedas. Risco para trauma.
IX – Nervo glossofaríngeo X – Nervo vago	**Hipogeusia:** não se sente o sabor de alguns alimentos específicos. **Ageusia:** ausência total de percepção de sabor. **Disgeusia:** sensação prolongada de sabores desagradáveis na boca, mesmo na ausência do estímulo, como sabor amargo, salgado, ácido, metálico, "podre", "rançoso" ou simplesmente ruim na boca. **Disfagia:** dificuldade de engolir, ou seja, fazer a deglutição de alimentos ou de líquidos. **Rouquidão:** mudança no tom ou na qualidade da voz, em geral, para um tom mais áspero. Ela pode vir acompanhada de cansaço ou mesmo dor ao falar. Ausência de contração faríngea.	Comunicação prejudicada. Risco de aspiração.
XII – Nervo hipoglosso	Desvios e ausência de força na língua. Dificuldade para movimentar os alimentos com a língua.	Deglutição prejudicada.
XI – Nervo acessório	Diminuição da função motora das estruturas de ombros e pescoço. Diminuição do tônus e da força dos músculos esternocleidomatoideo e trapézio.	Mobilidade física prejudicada.

Fonte: Desenvolvido pela autoria do capítulo, fundamentado nas referências do final do capítulo.

Sistema neuromotor e reflexos

A avaliação neuromuscular é realizada por meio da inspeção e da palpação. Verifica-se dimensões, simetria dos tônus, força muscular, coordenação, equilíbrio, marcha e postura (ver Capítulo 12 – *Aparelho Locomotor*). Neste capítulo, será dada mais ênfase às provas, às manobras e aos reflexos.

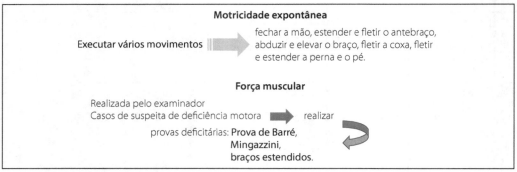

Figura 6.4 – Provas, manobras e reflexos.
Fonte: Desenvolvida pela autoria do capítulo, fundamentada nas referências do final do capítulo.

Prova de Romberg

O paciente deve ficar em pé, com os pés juntos e os olhos fechados. O enfermeiro deverá proteger com os braços circunferencialmente o paciente para evitar a sua queda ao chão. A positividade da prova é evidenciada pelo aparecimento de oscilações corpóreas, podendo a queda sobrevir em qualquer direção. Os resultados do exame podem ser:

- **Normal:** Romberg negativo (p. ex., casos de labirintite, polineuropatias).
- **Astasia:** paciente não consegue ficar em pé.
- **Distasia:** paciente fica em pé com dificuldade.

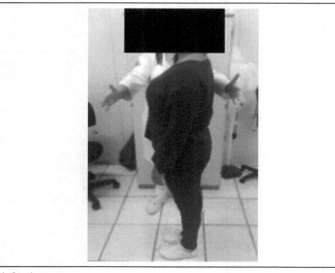

Figura 6.5 – Manobra de Romberg.
Fonte: Acervo da autoria do capítulo, fundamentado nas referências do final do capítulo.

Sistema Neurológico 99

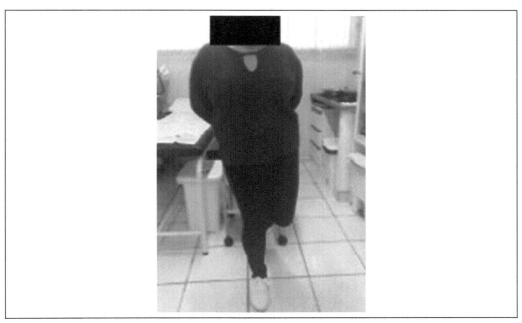

Figura 6.6 – Unipodal.
Fonte: Acervo da autoria do capítulo, fundamentado nas referências do final do capítulo.

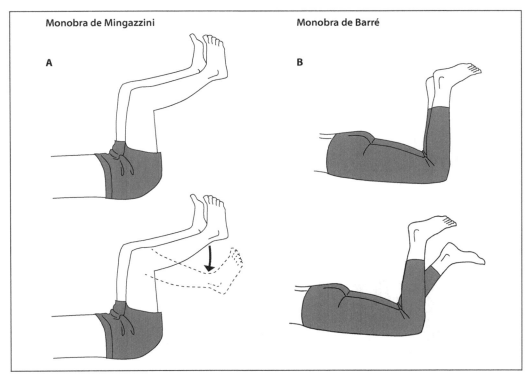

Figura 6.7 – Manobras de Mingazzini e de Barré.
Fonte: Desenvolvida pela autoria do capítulo, fundamentada nas referências do final do capítulo.

> **Tônus muscular**
> É o estado de tensão constante a que estão submetidos os músculos.
> **Hipotonia:** diminuição do tono (p. ex., lesões do cerebelo, coma profundo).
> **Hipertonia:** aumento do tono (p. ex., lesões de vias motoras piramidal e extrapiramidal).
>
>   Hipertonia piramidal → **Espasticidade**
>
>   (casos de hemiplegia)
>
> **Coordenação**
> Não é normal a perda da coordenação (ataxia).
> No exame, fazem-se as provas e confirma-se ao pedir para o paciente fechar as pálpebras.

Prova Index ou dedo-nariz

Com paciente sentado ou em pé, solicita-se a ele que faça extensão completa dos braços e abdução, levando o indicador até a ponta do nariz, alternando os membros. É considerado normal realizar o completo movimento, caso não haja suspeita de comprometimento cerebelar.

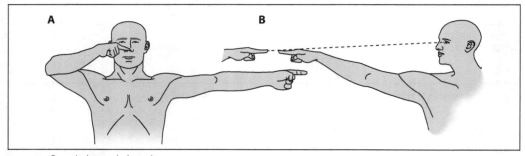

Figura 6.8 – Prova Index ou dedo-nariz.
Fonte: Desenvolvida pela autoria do capítulo, fundamentada nas referências do final do capítulo.

Avaliação meníngea

Prova de Brudzinski

Com o paciente em posição dorsal completa, flete-se a cabeça dele. O normal é que não haja movimento de flexão dos MMII. Caso isso ocorra, é sinal de irritação meníngea.

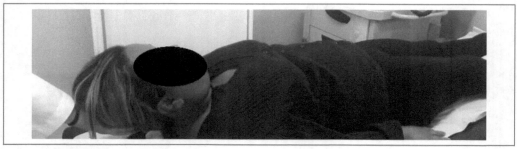

Figura 6.9 – **Prova de Brudzinski**.
Fonte: Acervo da autoria do capítulo, fundamentado nas referências do final do capítulo.

Prova de Lewinson

Deve-se solicitar ao paciente que fique em posição dorsal e encoste a boca aberta no tórax. O ideal é que no movimento não seja observado rigidez de nuca; caso contrário, é indicativo de meningite ou hemorragia meníngea.

Prova de Kerning

Com o paciente em decúbito dorsal, flexiona-se os joelhos em 90° sobre o quadril. O exame não deve provocar dor ou ter resistência ao longo do trajeto do nervo ciático; caso seja relatada dor, há suspeita de meningite, radiculopatia, hemorragia subaracnoidea.

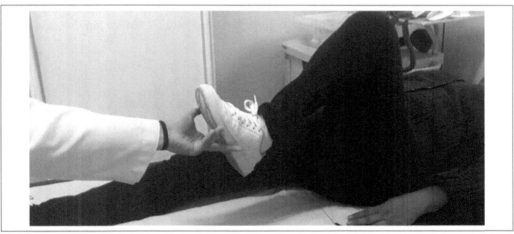

Figura 6.10 – Prova de Lasègue.
Fonte: Acervo da autoria do capítulo, fundamentado nas referências do final do capítulo.

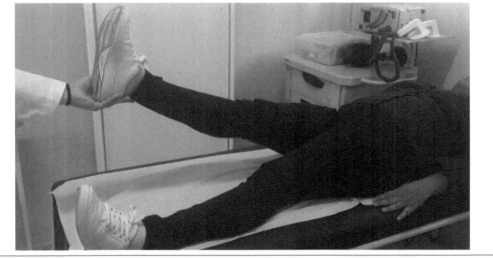

Figura 6.11 – Prova de Kerning.
Fonte: Acervo da autoria do capítulo, fundamentado nas referências do final do capítulo.

Reflexos

São uma reação corporal automática (leia-se imediata e constante) à estimulação. O reflexo mais comum a se testar é o patelar, em que se aplica um estímulo sobre o tendão com o martelo de exame. No reflexo patelar, espera-se simetria do movimento, sem contração mantida. Pode-se testar os reflexos braquiorradial, tríceps, calcâneo, entre outros.

Sinal de Babinski

Refere-se ao sinal do reflexo plantar patológico, quando há a extensão do hálux (1º dedo do pé). A presença do reflexo (extensão do hálux) é uma reação normal em crianças até 2 anos de idade. Em adultos, indica lesão neurológica. O estímulo é feito na face lateral da planta do pé, resultando em reflexo normal de contração dos artelhos.

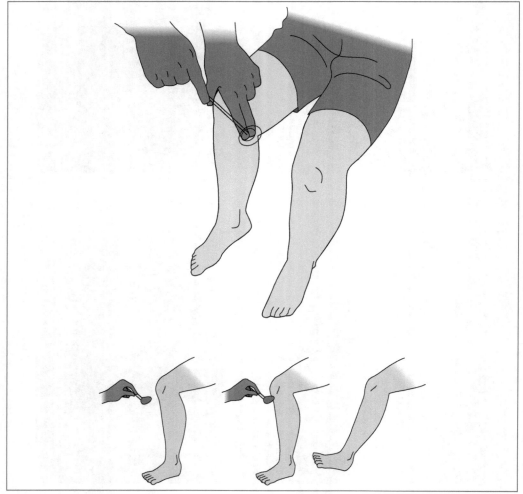

Figura 6.12 – Reflexo patelar.
Fonte: Desenvolvida pela autoria do capítulo, fundamentada nas referências do final do capítulo.

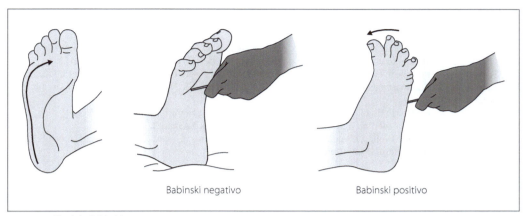

Figura 6.13 – Sinal de Babinski.
Fonte: Desenvolvida pela autoria do capítulo, fundamentada nas referências do final do capítulo.

Percepção sensorial

A avaliação sensorial testa a sensibilidade tátil, térmica e dolorosa e ela deve ser realizada com a utilização de diferentes texturas (p. ex., lixa, algodão, espuma). O profissional aplica o instrumento sobre a pele do paciente, que deve estar com olhos fechados. O monofilamento/estesiômetro também deve ser utilizado nesta investigação. Deve-se perguntar ao paciente se ele está sentindo algo, onde está localizada a sensação e se ela é igual nos dois lados do corpo. A sensibilidade térmica pode ser realizada com calor e frio, por exemplo, utilizando-se um frasco de ensaio com água morna e outro com água fria. Já a sensibilidade dolorosa pode ser testada com aplicação de força com material de ponta romba, seguindo o mesmo processo.

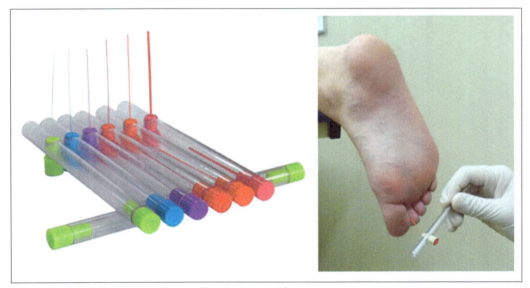

Figuras 6.14 – (A) Monofilamento/estesiômetro. (B) Avaliação sensorial.
Fontes: (A) http://www.sorribauru.com.br/produtos.html. (B) Acervo da autoria do capítulo, fundamentado nas referências do final do capítulo.

Referências

1. American College of Surgeons Committee on Trauma. Advanced Trauma Life Suport – ATLS. 10.ed.; 2018.
2. Diccini S. Enfermagem em Neurologia e Neurocirurgia. 2.ed. Rio de Janeiro: Atheneu; 2017.
3. Freitas et al. Tratado de Geriatria e Gerontologia. 4.ed. Rio de Janeiro: Guanabara Koogan; 2016.
4. Gagliardo RJ, Takayanagui OM. ABN (Academia Brasileira de Neurologia). 2.ed. Rio de Janeiro: Elsevier; 2019.
5. Greenberg MS. Tratado de Neurocirurgia. 8.ed. Rio de Janeiro: Revinter; 2018.
6. Porto CC. Semiologia Médica. 8.ed. Rio de Janeiro: Guanabara Koogan; 2019.
7. Suarez-Escudero JC, Rueda Vallejo ZV, Orozco AF. Disfagia y neurología: ¿una unión indefectible? Acta Neurol Colomb. 2018;34(1):92-100.

7 Sistemas Cardiovascular, Vascular Periférico e Linfático

Juliana Thomaz Palladino
Simone Alvarez Moretto

Pré-requisitos

- Conhecimentos de anatomia e fisiologia dos sistemas cardiovascular e linfático.
- Conhecimentos das técnicas propedêuticas (inspeção, palpação e ausculta).
- Conhecimento e domínio da fisiopatologia dos sistemas cardiovascular e linfático.
- Conhecimentos dos instrumentos básicos de Enfermagem.

Histórico de Enfermagem – Entrevista, levantamento de dados e exame físico

Entrevista

O conhecimento de toda a propedêutica, bem como da anatomia e da fisiologia do sistema cardiovascular é essencial para a formação do enfermeiro. Torna-se primordial que o profissional, durante a realização do Histórico de Enfermagem, fase primeira do Processo de Enfermagem, faça o levantamento dos sinais e sintomas (problemas de Enfermagem) e dos fatores de risco das doenças cardiovasculares (FRDCV). O conhecimento destes fatores é de fundamental importância para a prática clínica do enfermeiro de acordo com o raciocínio crítico e o embasamento técnico-científico, relacionando aspectos gerais e específicos à identificação das queixas referidas e particularizadas sobre a qualidade, a intensidade, o início, a duração e a evolução das alterações. É na entrevista o momento importante para que o enfermeiro estabeleça relação positiva de vínculo com o paciente, condição primeira para nortear toda a assistência de Enfermagem a ser prestada. A demonstração de determinadas atitudes que o enfermeiro poderá estabelecer está descrita no Capítulo 3 – *Histórico de Enfermagem e Exame Físico*.

Levantamento de dados

Durante o levantamento de dados, na identificação, é importante dar atenção à idade, ao sexo e à etnia, à profissão e/ou ocupação e à procedência do paciente, uma vez que algumas doenças são mais prevalentes e até reincidentes em faixas etárias específicas, independentemente do nível socioeconômico, e afetam sobremaneira o sistema cardiovascular e linfático, que são acometidos por sintomas sistêmicos e comorbidades. O enfermeiro deve conhecer a história de vida, as medicações em uso ou já utilizadas, as queixas dolorosas de intensidade, a periodicidade (esporádica ou contínua), a duração (se aguda ou crônica), a irradiação (associada ou não ao movimento e/ou à atividade profissional), os hábitos, os sintomas na realização de atividades da vida diária (p. ex., de higiene, alimentação, estilo de vida, vícios posturais, atividades de lazer), o início e a intensidade dos sintomas e os antecedentes familiares. Investigar perda de peso, febre, relato de infecção recente, tabagismo, etilismo, condições de habitação, doenças alérgicas, malignas e contagiosas.

Problemas de Enfermagem (sinais e sintomas)

O enfermeiro então deve atentar-se para os sinais e sintomas mais comuns do sistema cardiovascular, que ocasionam o diagnóstico das doenças cardiovasculares (DCV), tais como: dor torácica retroesternal por isquemia miocárdica aguda ou crônica, difusa ou em opressão, queimação, dor pericárdica em virtude da pericardite (dor aórtica é súbita e intensa); palpitações (relatadas como "falhas, saltos do coração, paradas"); dispneia; fadiga, insônia intercalada com sonolência; edema dos MMII, baqueteamento digital, cianose, sopros sistólicos (abaulamentos); retrações; cicatriz e/ou manchas; forma torácica; características dos pulsos periféricos e carotídeos; alterações da pressão arterial; frêmitos; atrito; turgência da veia jugular/estase jugular; lipotimia e síncope, astenia. As DCV representam a principal causa de morbimortalidade da população mundial. Além disso, geram grande impacto socioeconômico, tanto pelos custos diretos como os indiretos, em razão do absenteísmo, da perda da produtividade e da mortalidade precoce.

As variáveis mais estudadas e já estabelecidas como os principais FRDCV são: idade, sexo, pressão arterial alta, tabagismo, dislipidemia e diabetes. Isso posto, a comunidade científica passou a estudar e desenvolver algoritmos de avaliação individual do risco cardiovascular (RCV) na tentativa de prever o desenvolvimento das DCV, diferenciando, assim, indivíduos com elevado risco daqueles com baixo risco para o desenvolvimento.

O escore de risco de Framingham (ERF) (Tabela 7.1) é uma das ferramentas mais aplicáveis na predição de DCV. Com baseado na avaliação do risco cardiovascular, torna possível a estratificação pela probabilidade de ocorrer um evento coronariano em 10 anos. É importante salientar que este escore derivou-se do Framingham Heart Study, maior coorte sobre doenças cardiovasculares que se iniciou com uma população aparentemente sem doenças, portanto, as suas conclusões dizem respeito à prevenção primária e não se aplicam a pacientes com doença coronariana diagnosticada. A Sociedade Brasileira de Cardiologia indica a utilização do referido escore em sua "IV Diretriz sobre Dislipidemias e Prevenção da Aterosclerose".

Entre os indivíduos sem doença aterosclerótica significativa, podem-se estimar pelo ERF (Tabela 7.2) aqueles de risco baixo (probabilidade menor que 10% de infarto ou morte por doença coronária no período de 10 anos) e de risco alto (probabilidade maior que 20% de infarto ou morte por doença coronária no período de 10 anos). Para os indivíduos identificados pelo ERF como portadores de risco intermediário (probabilidade entre 10 e 20% de infarto ou morte por doença coronária no período de 10 anos), maior atenção deverá ser dada aos fatores agravantes para aperfeiçoar a acurácia do ERF.

Tabela 7.1 – Escores de risco de Framingham (ERF) para cálculo do risco absoluto de infarto e de morte em 10 anos para homens e mulheres.

Homens		Mulheres	
Idade	Pontos	Idade	Pontos
20 a 34	−9	20 a 34	−7
35 a 39	−4	35 a 39	−3
40 a 44	0	40 a 44	0
45 a 49	3	45 a 49	3
50 a 54	6	50 a 54	6
55 a 59	8	55 a 59	8
60 a 64	10	60 a 64	10
65 a 69	11	65 a 69	12
70 a 74	12	70 a 74	14
75 a 79	13	75 a 79	16

Colesterol Total (mg/dL)	Idade					Colesterol Total (mg/dL)	Idade				
	20 a 39	40 a 49	50 a 59	60 a 69	70 a 79		20 a 39	40 a 49	50 a 59	60 a 69	70 a 79
< 160	0	0	0	0	0	< 160	0	0	0	0	0
160 a 199	4	3	2	1	0	160 a 199	4	3	2	1	1
200 a 239	7	5	3	1	0	200 a 239	8	6	4	2	1
240 a 279	9	6	4	2	1	240 a 279	11	8	5	3	2
≥ 280	11	8	5	3	1	≥ 280	13	10	7	4	2

Fumo	Idade					Fumo	Idade				
	20 a 39	40 a 49	50 a 59	60 a 69	70 a 79		20 a 39	40 a 49	50 a 59	60 a 69	70 a 79
Não	0	0	0	0	0	Não	0	0	0	0	0
Sim	8	5	3	1	1	Sim	9	7	4	2	1

HDL-colesterol (mg/dL)	Pontos	HDL-colesterol (mg/dL)	Pontos
≥ 60	−1	≥ 60	−1
50 a 59	0	50 a 59	0
40 a 49	1	40 a 49	1
< 40	2	< 40	2

PA (sistólica, mmHg)	Não tratada	Tratada	PA (sistólica, mmHg)	Não tratada	Tratada
< 120	0	0	< 120	0	0
120 a 129	0	1	120 a 129	1	3
130 a 139	1	2	130 a 139	2	4
140 a 159	1	2	140 a 159	3	5
≥ 160	2	3	≥ 160	4	6

Fonte: Adaptada de Lotufo PA. [Framingham score for cardiovascular diseases]. Rev Med (São Paulo). 2008;87(4):232-7. Portuguese Framingham Heart Study. A Project of the National Heart, Lung and Blood Institute and Boston University [homepage na Internet]. [Citado 2012 ago 10]. Disponível em: www.framinghamheartstudy.org.

Tabela 7.2 – Pontuação do escore de risco de Framingham (ERF) para cálculo do risco absoluto de infarto e morte em 10 anos para homens e mulheres.

Total de pontos	Risco absoluto em 10 anos (%)	Total de pontos	Risco absoluto em 10 anos (%)
< 0	< 1	< 9	< 1
0	1	9	11
1	1	10	1
2	1	11	1
3	1	12	1
4	1	13	2
5	2	14	2
6	2	15	3
7	3	16	4
8	4	17	5
9	5	18	6
10	6	19	8
11	8	20	11
12	10	21	14
13	12	22	17
14	16	23	22
15	20	24	27
16	25	≥ 25	≥ 30
≥ 17	≥ 30	–	–

Fonte: Adaptada de https://framinghamheartstudy.org/.

Exame físico

O exame físico do sistema cardiovascular segue os métodos propedêuticos de inspeção, palpação e ausculta. A técnica de percussão tem valor limitado, quando comparada com as demais. As posições mais favoráveis do paciente durante o exame físico são os decúbitos dorsal e lateral esquerdo elevados a 30°, assim como o tórax deverá estar nu e relaxado, com ombros discretamente elevados e a cabeça apoiada. O examinador deve posicionar-se preferencialmente do lado direito e eventualmente do lado esquerdo do paciente. Uma boa iluminação do ambiente é condição importante para a avaliação.

Parede torácica e precórdio

Inspeção e palpação

As técnicas de inspeção e palpação (Figura 7.1) são realizadas simultaneamente durante a avaliação, pois os achados tornam-se expressivos quando em conjunto. Diante destas técnicas, tem-se como objetivos identificar deformidades na parede torácica e precórdio (abaulamentos e retrações), presença de circulação colateral, frêmitos, pulsações, bulhas e *ictus cordis* (hipercinético ou propulsivo) (Quadro 7.1). Com a mão direita espalmada e as polpas dos dedos indicador e médio delicadamente posicionados sobre o tórax do paciente, o examinador explora a localização e a extensão do *ictus cordis*, também conhecido como choque da ponta ou ponto de impulso máximo, impulso apical ou choque precordial. Ele corresponde ao encontro da ponta porção anterior do ventrículo esquerdo contra o arcabouço torácico durante a contração isovolumétrica do ciclo cardíaco (Figura 7.2).

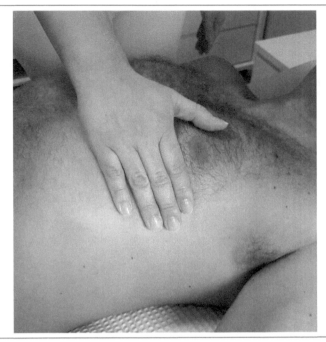

Figura 7.1 – Inspeção e palpação da região precordial.
Fonte: Acervo da autoria do capítulo, fundamentado nas referências do final do capítulo.

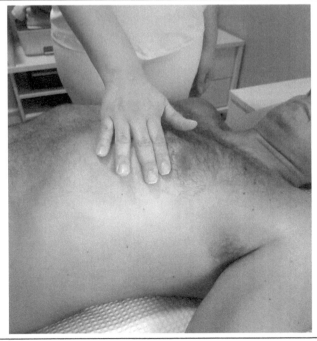

Figura 7.2 – Palpação do *ictus cordis*.
Fonte: Acervo da autoria do capítulo, fundamentado nas referências do final do capítulo.

Quadro 7.1 – Avaliação do sistema cardiovascular.		
Parâmetros normais	*Problemas de Enfermagem*	*Diagnósticos de Enfermagem*
Parede torácica e precordial: são simétricos e sem abaulamentos. **Circulação colateral:** a rede venosa normalmente não é visualizada na parede torácica. ***Ictus cordis:*** pode ser visualizado em pessoas jovens e magras e em decúbito dorsal, pode ser encontrado no 4º ou 5º espaço intercostal esquerdo na linha hemiclavicular. À palpação, percebe-se suave impulsividade. **Frêmitos:** não são perceptíveis.	Assimetria torácica. Retração do terço inferior da região external e do apêndice xifoide na fase inspiratória (observado na pericardite crônica adesiva). **Abaulamento precordial:** hipertrofia ou dilatação do ventrículo direito (no pneumopericárdio, no aneurisma da aorta torácica ou no tumor de mediastino). **Rede venosa visível e palpável:** pode ocorrer em casos de tumores ou aneurisma da crossa da aorta, com compressão da veia cava superior. **Alterações do *ictus cordis*:** aumento de sua extensão ou desviado em pacientes com miocardiopatias dilatada ou cardiopatia chagásica, hipertrofia cardíaca ou em virtude de tumores de mediastino, aneurisma aórtico descendente. Edema. **Frêmitos:** sensação tátil de sopros de alta intensidade (vibrações produzidas na parede torácica), indicando a presença de sopros cardíacos, atrito pericárdico ou palpados sobre as artérias carótidas na presença de estenose mitral, da valva aórtica e pulmonar (dispneia, hemoptise). Palpação precordial com a mão espalmada melhora a percepção das vibrações.	Baixa autoestima situacional. Risco de pressão arterial instável. Risco de débito cardíaco diminuído. Risco de perfusão tissular cardíaca diminuída. Perfusão tissular periférica ineficaz. Volume de líquidos excessivo. Volume de líquidos deficiente. Risco de sangramento. Risco de débito cardíaco diminuído. Risco de integridade tissular prejudicada. Risco de sangramento.
Pulsações supraesternal ou na fúrcula esternal ou chanfradura supraesternal: são visíveis ou palpáveis e geralmente estão associadas ao reflexo das pulsações da crossa da aorta nesta região.	**Pulsações intensas supraesternal, na fúrcula esternal ou na chanfradura supraesternal:** observadas na hipertensão abdominal, na insuficiência da valva aórtica, no aneurisma aórtico. Edema.	Risco de integridade tissular prejudicada. Volume de líquidos excessivo. Risco de sangramento.
Pulsações epigástricas: são visíveis ou palpáveis e correspondem ao reflexo das pulsações aórticas na parede abdominal.	**Pulsações epigástricas intensas:** hipertrofia do ventrículo direito, presença de estenose da valva tricúspide, aneurisma de aorta abdominal e hipertensão arterial, astenia, edema, hipertiroidismo.	Perfusão tissular periférica ineficaz. Volume de líquidos excessivo. Risco de sangramento. Risco de síndrome do desequilíbrio metabólico.

Fonte: Desenvolvido pela autoria do capítulo, fundamentado nas referências do final do capítulo.

Ausculta

Método propedêutico que oferece informações valiosas dos sons cardíacos, denominados bulhas cardíacas, bem como a frequência, o ritmo e a fonese.

As áreas de ausculta caracterizam-se por pontos, precisamente nos espaços intercostais na parede do tórax, em que são captados os sons provenientes do fechamento das quatro valvas, denominados focos de ausculta cardíaca (Figura 7.3).

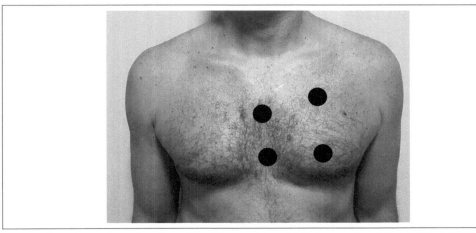

Figura 7.3 – Focos de ausculta cardíaca. Foco aórtico (2º espaço intercostal direito paraesternal); foco pulmonar (2º espaço intercostal esquerdo paraesternal); área tricúspide (abaixo do apêndice xifoide); e área mitral (5º espaço intercostal esquerdo na linha hemiclavicular).
Fonte: Acervo da autoria do capítulo, fundamentado nas referências do final do capítulo.

Os focos de ausculta não correspondem ao posicionamento anatômico das valvas cardíacas, mas o reflexo dos sons delas na parede torácica. Esta técnica deve ser realizada em ambiente silencioso, com o examinador à direita do paciente, que deve estar posicionado em decúbito dorsal ou sentado, permitindo assim a flexão frontal do tórax para amplificação dos sons dos focos aórtico e pulmonar. O estetoscópio deve ser aplicado em toda região precordial, com especial atenção aos focos cardíacos. A ausculta cardíaca deve ser iniciada no foco mitral, seguindo para a borda esternal esquerda até as áreas aórtica e pulmonar (Quadro 7.2).

Quadro 7.2 – Parâmetros normais, problemas de Enfermagem e principais diagnósticos de Enfermagem da ausculta cardíaca.		
Parâmetros normais – Ausculta cardíaca	Problemas de Enfermagem	Diagnósticos de Enfermagem
Bulhas cardíacas: quando normais são representadas pela primeira bulha (B1) – "Tum" e segunda bulha (B2) – "Tá". O intervalo entre B1 e B2 equivale à sístole, normalmente mais curto que o intervalo entre B2 e B1, diástole. Durante a avaliação das bulhas observar a ritmicidade, ou seja, se há um intervalo de tempo entre as bulhas e a fonese. **Primeira bulha (B1) – "Tum":** produzida pelo fechamento simultâneo das valvas atrioventriculares (mitral e tricúspide) marca o início da sístole (contração ventricular). Mais audível no foco mitral localizado no 5º espaço intercostal na	**Hiperfonese de B1 e B2:** indica presença de pleurite, pericardite (dor torácica), infecção (amigdalites, dispneia, turgência da jugular, hipotensão arterial). **Hipofonese de B1 e B2:** derrame pericárdico (dispneia); tosse, sibilos; arritmias. **Estalidos sistólicos:** hiperfonese de B1 (alterações valvares), prolapso da valva mitral (dor torácica, astenia). **Estalidos de abertura atrioventriculares:** estenose mitral (febre reumática). **Hipofonese de B1:** insuficiência mitral (edema, dispneia).	Risco de hipertermia. Dor aguda. Risco de infecção. Risco de perfusão tissular cardíaca diminuída. Débito cardíaco diminuído. Padrão respiratório ineficaz. Perfusão tissular periférica ineficaz. Volume de líquidos excessivo.

(Continua)

(Continuação)

Quadro 7.2 – Parâmetros normais, problemas de Enfermagem e principais diagnósticos de Enfermagem da ausculta cardíaca.

Parâmetros normais – Ausculta cardíaca	Problemas de Enfermagem	Diagnósticos de Enfermagem
linha hemiclavicular esquerda e foco tricúspide no 4º espaço intercostal na linha paraesternal esquerda ou abaixo do apêndice xifoide. A B1 é considerada mais intensa, mais duradoura e mais grave quando comparada com a B2.		
Segunda bulha (B2) – "Tá": produzida pelo fechamento simultâneo das valvas semilunares (aórtica e pulmonar). Fisiologicamente, durante a inspiração pode haver um desdobramento da B2, em decorrência de um ligeiro atraso no fechamento da valva pulmonar. Ela é mais audível no foco aórtico localizado no 2º espaço intercostal paraesternal à direita e foco pulmonar no 2º espaço intercostal paraesternal à esquerda. A B2 é menos intensa, mais curta e mais aguda quando comparada com a B1.	**Hiperfonese de B2 em foco aórtico:** sonoridade de alta intensidade à ausculta (estalidos diastólicos), hipertensão arterial sistêmica, dilatação da raiz da aorta (dispneia paroxística noturna e de esforço e dor torácica) e persistência de canal arterial e comunicação interatrial. **Hipofonese de B2:** intensidade diminuída sonora à ausculta no foco aórtico (estenose aórtica), hipertensão pulmonar e venosa sistêmica, hipotensão sistólica, insuficiência cardíaca e derrame pericárdico importante (hepatomegalia dolorosa), débito cardíaco diminuído, confusão mental, oligúria, taquipneia. **Hiperfonese de B2 em foco pulmonar:** hipertensão pulmonar e dilatação da artéria pulmonar (dispneia progressiva). **Hipofonese de B2 em foco pulmonar:** tamponamento cardíaco, obesidade, enfisema pulmonar, estenose pulmonar e aumento do diâmetro anteroposterior do tórax. **Mascaramento de B2:** constatado na extrassístole, estenose aórtica (hipertensão pulmonar e venosa sistêmica), hipotensão sistólica, insuficiência cardíaca (dispneia aos grandes, pequenos esforços e em repouso), astenia, edema, cansaço, hipotensão arterial, miocardiopatias, estenose pulmonar.	Fadiga. Conforto prejudicado. Risco de débito cardíaco diminuído. Risco de perfusão tissular cardíaca diminuída. Risco de função hepática prejudicada. Risco de perfusão renal ineficaz. Eliminação urinária prejudicada. Risco de confusão aguda. Obesidade. Risco de intolerância à atividade.
Terceira bulha (B3) fisiológica: relacionada com a vibração do sangue na fase de enchimento rápido dos ventrículos, fato que acontece na diástole. Ocorre como um desdobramento longo da 2ª bulha. A B3 é habitualmente observada em crianças e adolescentes e raramente em adultos. Em adultos jovens (adultos até 40 anos) magros e depois de exercícios, a B3 pode ser identificada principalmente nos focos mitral e tricúspide.	**B3 Patológica:** indica disfunção ventricular (presente em cardiopatias que reduzem a complacência ventricular) e na insuficiência mitral e na insuficiência cardíaca (astenia, edema, cansaço), hipotensão arterial, hipopotassemia, hipomagnesemia, cianose, insônia. Miocardite, miocardiopatias, comunicações interatriais ou interventriculares e persistência de canal arterial, alterações indicativas de lesões cardíacas (cardiomegalia, sopros).	Fadiga com fatores para a insuficiência cardíaca. Risco de síndrome do desequilíbrio metabólico. Insônia. Distúrbio do padrão do sono alterado.
Quarta bulha (B4) fisiológica: caracterizada como um som distante da B2 que precede a B1, durante a contração atrial. Pode ser observada em crianças e adolescentes.	**B4 Patológica:** presente nas lesões estenóticas das válvulas semilunares (aórtica e pulmonar), hipertensão arterial, doença coronariana aguda ou crônica, miocardiopatias e estenose aórtica.	Risco de pressão arterial instável.

(Continua)

(Continuação)

Quadro 7.2 – Parâmetros normais, problemas de Enfermagem e principais diagnósticos de Enfermagem da ausculta cardíaca.

Parâmetros normais – Ausculta cardíaca	Problemas de Enfermagem	Diagnósticos de Enfermagem
Sopros: normalmente não são audíveis. Vão depender dos graus de intensidade do fluxo. Um conjunto de características fundamentais deve ser avaliado: fase do ciclo em que ocorrem, frequência, duração, intensidade, timbre, localização, configuração, irradiação e relação com as incursões respiratórias.	**Sopros:** algumas situações podem favorecer um fluxo mais turbulento em virtude de uma velocidade elevada (p. ex., na febre, no hipertireoidismo, na atividade física, na anemia); diminuição da viscosidade sanguínea; passagem do sangue por zonas estreitadas (nas disfunções valvulares), comunicações interatriais ou interventriculares; passagem do sangue por uma zona dilatada (defeitos valvulares e aneurisma). **Sopro sistólico:** ocorre entre B1 e B2 na sístole. Audíveis nos focos aórtico e pulmonar, indicam um estreitamento na passagem do fluxo sanguíneo pela não abertura dessas valvas durante a sístole. Focos mitral e tricúspide (presença do sopro) indicam refluxo de sangue dos ventrículos para os átrios (falha no fechamento dessas valvas durante a sístole); estenose aórtica, insuficiência aórtica e insuficiência mitral. **Sopro diastólico:** ocorre entre B2 e B1 na diástole. Audíveis nos focos aórtico e pulmonar, indicam refluxo de sangue para os ventrículos. O sopro mostra a dificuldade de passagem do fluxo sanguíneo diante de uma área estenótica, nos focos mitral e tricúspide (estenose mitral). **Sopro contínuo:** iniciam-se na sístole, atingem o pico próximo B2 e continuam em toda diástole ou parte dela. Exibem som característico, semelhante ao movimento de uma locomotiva, advindo da comunicação anormal entre dois segmentos do sistema circulatório (presente na fístula ateriovenosa e da persistência do canal arterial e nas cardiopatias cianosantes graves). **Atrito:** audível por todo o precórdio, mas principalmente no 3º espaço intercostal, paraesternal à esquerda, melhor com o paciente sentado e fletido para a frente. É um som rude, áspero e intenso, percebido na sístole e na diástole, advindos do contato entre os folhetos parietal e visceral do pericárdio inflamado. **Sons de galope:** por produzir sons acústicos semelhantes ao galopar do cavalo, bem detectado com o paciente em decúbito lateral esquerdo, é aplicável ao ritmo patológico da B3 (galope ventricular) ou B4 (galope atrial) em virtude de sofrimento miocárdico ou insuficiência cardíaca. Astenia e cansaço, dispneia.	Hipertermia. Risco para débito cardíaco diminuído (hipertireoidismo). Risco de volume de líquidos deficiente. Risco de desequilíbrio eletrolítico. Disposição para equilíbrio de líquidos aumentado. Perfusão tissular periférica ineficaz. Risco de desequilíbrio do volume de líquidos. Troca de gases prejudicada. Distúrbio no padrão de sono. Fadiga. Ventilação espontânea prejudicada. Conforto prejudicado. Integridade tissular prejudicada.

Fontes: Savonitti e Sampaio (1999); Chaves e Posso (2009); NANDA International (2018).

Sistema vascular periférico

Na avaliação do sistema vascular periférico, é imprescindível a utilização dos métodos propedêuticos de inspeção e palpação.

As doenças arteriais, venosas e linfáticas apresentam os seguintes sinais e sintomas (problemas de Enfermagem): dor, queimação; câimbras; prurido, edema de tornozelo, telangectasias, veias varicosas e edema dos MMII, alteração de pulsos arteriais periféricos; isquemia tecidual (coloração da pele, cianose e palidez); cansaço; claudicação, lesões cutâneas; tromboflebopatias, turgência da veia jugular/estase jugular.

Avaliação venosa

Pulso venoso jugular

As oscilações observadas na veia jugular interna, o pulso jugular, retratam a dinâmica e as modificações pressóricas do átrio direito e, consequentemente, do ventrículo direito. A técnica de avaliação da pressão venosa jugular permite uma estimativa da pressão venosa central.

Inspeção e palpação

Para a avaliação deve-se manter o paciente em decúbito dorsal, com a cabeça apoiada sobre um travesseiro, em posição semi-Fowler (45°), de modo a ampliar as pulsações jugulares venosas e torná-las visíveis na base inferior do pescoço. Com a cabeça do paciente voltada para o lado esquerdo e direito, é possível identificar as veias jugulares externas de ambos os lados (Quadro 7.3). A veia jugular interna não será vista, pois está localizada abaixo do músculo esternoclidomastoideo, mas poderá ser sentida pelas suas pulsações. Algumas características marcam as diferenças entre o pulso arterial carotídeo e o pulso venoso jugular (Quadro 7.4).

Quadro 7.3 – Parâmetros normais, problemas de Enfermagem e principais diagnósticos de Enfermagem do exame das veias jugulares.

Parâmetros normais – Veias jugulares	Problemas de Enfermagem	Diagnósticos de Enfermagem
Normalmente não apresentam turgência com o paciente sentado. A partir de um ângulo de aproximadamente 30° podem ser visíveis, mas não pulsáteis.	**Turgência, distensão das veias jugulares ou estase jugular:** em pacientes que estejam sentados ou em pé, indicam aumento da pressão venosa central para a veia cava superior. Este é um importante sinal de disfunção cardíaca à direita.	Volume de líquidos excessivo. Débito cardíaco diminuído.

Fontes: Savonitti e Sampaio (1999); Chaves e Posso (2009); NANDA International (2018).

Quadro 7.4 – Comparação entre os pulsos jugulares e os carotídeos.

Características	Pulsação jugular interna	Pulsação carotídea
Morfologia da onda	Aspecto ondulante e suave, constituído por duas elevações e duas depressões.	Galope vigoroso, pulsátil.
Palpável	Raramente palpáveis.	Facilmente palpáveis.
Compressão na base do pescoço	Pulsações eliminadas por compressão das veias na base do pescoço.	Pulsações não são eliminadas por compressão.

(Continua)

(Continuação)

Quadro 7.4 – Comparação entre os pulsos jugulares e os carotídeos.		
Características	Pulsação jugular interna	Pulsação carotídea
Mudança de posição postural	Mais evidente na posição horizontal.	Percebida em qualquer posição.
Fase inspiratória	Modifica-se com a inspiração.	Não é afetada pelos movimentos respiratórios.

Fonte: Savonitti e Sampaio (1999).

Avaliação arterial

Pulso arterial

A avaliação dos pulsos arteriais periféricos e central permite a aferição da frequência, da amplitude, do ritmo e da simetria, bem como de possíveis estenoses, obstruções por ateroesclerose, tabagismo, doença de Raynaud, cianose e palidez. Os pulsos possíveis de serem examinados são: carotídeo, temporal, axilar, braquial, radial, femoral, poplíteo, pedioso e tibial posterior. O método propedêutico utilizado para a avaliação é a palpação.

Palpação

Na palpação, deve-se utilizar a polpa digital dos dedos indicador e médio, evitando utilizar a polpa do dedo polegar em razão da possibilidade do examinador confundir com a pulsação da artéria principal do seu próprio dedo. Esta técnica é realizada com delicada e suave compressão das polpas digitais já mencionadas sobre as artérias (Quadro 7.5).

Quadro 7.5 – Parâmetros normais, problemas de Enfermagem e principais diagnósticos de Enfermagem do exame dos pulsos arteriais periféricos.		
Parâmetros normais – Pulsos arteriais periféricos	Problemas de Enfermagem	Diagnósticos de Enfermagem
Frequência do pulso: número de vezes, por uma unidade de tempo/minutos em que o ventrículo E impele o fluxo sanguíneo para a raiz da aorta, gerando vibrações em todo sistema arterial. Normalmente, a frequência do pulso é aferida na artéria radial pela facilidade de acesso. Pode sofrer alteração pela idade e em situações consideradas fisiológicas (p. ex., estresse, exercício físico, estado emocional). A frequência pode variar muito, mas normalmente está entre 60 e 100 bpm em indivíduos em repouso ou em atividades habituais.	**Baixa frequência de pulso ou bradicardia < 60 bpm:** ocorre em alterações degenerativas do sistema de condução, intoxicação por drogas (betabloqueador, digitálicos), tabagismo, hipertensão intracraniana. **Alta frequência de pulso ou taquicardia:** frequência > 100 bpm, ocorre em situações como: febre, distúrbios hormonais, hipervolemia, dor precordial e/ou equivalentes isquêmicos (palidez, fenômeno de Raynaud), alteração no automatismo e/ou na condução do estímulo elétrico. **Déficit de pulso:** a frequência cardíaca > que a de pulso por arritmias como extrassístoles ventriculares, fibrilação atrial.	Débito cardíaco diminuído. Perfusão tissular periférica ineficaz. Risco de disfunção neurovascular periférica. Volume de líquido deficiente. Hipertermia. Volume de líquidos excessivo. Hipotermia. Dor aguda. Conforto prejudicado Volume de líquido deficiente.
Ritmo: avaliar a sequência das pulsações (intervalos iguais) e ritmo regular. Notando alguma alteração durante essa fase, deve-se fazer uma avaliação concomitante com a ausculta cardíaca para verificar o sincronismo dos batimentos cardíacos e a ocorrência do pulso.	**Arritmias:** alterações no ritmo são secundárias às disfunções na formação e/ou na condução do estímulo elétrico, incluindo: fibrilação atrial, *flutter* atrial, bloqueio sinoatrial, arritmia sinusal, extrassístole ventricular e bloqueio atrioventricular de 2º ou 3º grau.	

(Continua)

(Continuação)

Quadro 7.5 – Parâmetros normais, problemas de Enfermagem e principais diagnósticos de Enfermagem do exame dos pulsos arteriais periféricos.		
Parâmetros normais – Pulsos arteriais periféricos	Problemas de Enfermagem	Diagnósticos de Enfermagem
Simetria: avaliada pela comparação entre os lados opostos, comparar, por exemplo, o pulso radial E com o D, observando o formato e a amplitude.	**Assimetria:** ocorre em casos de dissecção aguda da aorta, em patologias da raiz da aorta, e podem indicar estenose ou obstrução do vaso.	
Amplitude e forma da onda de pulso: força de enchimento arterial na sístole e esvaziamento durante a diástole. A amplitude e a forma são classificadas em normal, aumentada, reduzida, contorno regular e arredondado. A avaliação pode ser subjetiva para cada examinador.	**Alteração na amplitude:** acontece na diminuição do volume sistólico (hipovolemia), na valvopatia aórtica ou na disfunção de ventrículo E. **Alterações dos tipos de onda:** pulsos céleres (martelo d'água), bisferiens, alternante, bigeminado ou dicrótico, paradoxal e filiforme.	

Fontes: Savonitti e Sampaio (1999); Chaves e Posso (2012); Quilici et al. (2009); NANDA International (2018).

Avaliação dos membros superiores e inferiores

A avaliação dos membros superiores e inferiores (MMSS e MMII), quanto ao sistema vascular periférico, tem se mostrado uma valiosa ferramenta para a identificação de sinais e sintomas de inúmeras alterações desse sistema. Para uma investigação precisa, se faz necessário uma avaliação integrada entre o sistema neurológico, o vascular periférico, o linfático e o musculoesquelético.

Para a análise dos MMSS e MMII, deverão ser utilizados os métodos propedêuticos de inspeção e palpação.

Inspeção e palpação

É importante que o paciente esteja confortável, em decúbito dorsal e/ou posição ortostática, ficando o examinador do seu lado direito. Será imprescindível que o local da avaliação esteja aquecido, com uma boa iluminação, em silêncio e que permita a privacidade do paciente. Na inspeção e palpação dos MMSS e MMII, serão analisados: simetria, forma, tamanho, cor e textura da pele e dos leitos ungueais, edema, distribuição pilosa, evidência de dilatação venosa, pigmentação, cicatrizes, lesões e erupções (Quadro 7.6).

Quadro 7.6 – Exame físico dos membros superiores e inferiores (MMSS e MMII) quanto ao sistema vascular periférico.		
Parâmetros normais – Sistema vascular periférico	Problemas de Enfermagem	Diagnósticos de Enfermagem
Temperatura e aspecto da pele: o fluxo sanguíneo normal mantém as extremidades aquecidas e com coloração rósea, indispensáveis à identificação de alteração da perfusão tecidual dependentes também do perfil do fluxo sanguíneo.	Temperatura fria. **Palidez e rubor:** caracteriza considerável redução do fluxo sanguíneo (palidez) e vasodilatação arteriocapilar (rubor). Pode estar associado à insuficiência arterial. **Cianose:** pele arroxeada ou azulada, indicando hipóxia e hipoperfusão. Nas cardiopatias, obstrução arterial, insuficiência cardíaca e alterações respiratórias.	Hipotermia. Risco de perfusão tissular cardíaca diminuída. Perfusão tissular periférica ineficaz. Padrão respiratório ineficaz. Volume de líquidos excessivo. Volume de líquidos deficiente. Integridade tissular prejudicada.

(Continua)

(Continuação)

Quadro 7.6 – Exame físico dos membros superiores e inferiores (MMSS e MMII) quanto ao sistema vascular periférico.

Parâmetros normais – Sistema vascular periférico	Problemas de Enfermagem	Diagnósticos de Enfermagem
Técnicas de análise da perfusão periférica (tempo de enchimento capilar pela suave compressão das polpas digitais): ocorre o rápido esvaziamento da microcirculação da região e a liberação da compressão é percebida por palidez, com gradativo enchimento vascular retornando à coloração rósea normal; a técnica é efetuada em 2 a 3 segundos da perfusão periférica normal. **Teste de Buerger:** para verificar a alteração da coloração das extremidades pela mudança postural. O paciente deve estar em decúbito dorsal e elevar seus MMII a 90° por 1 minuto; passado esse tempo, observar a mudança da coloração. O teste é positivo quando os MMII elevados apresentam palidez, e subsequente rubor quando mantidos pendentes. **Pulsos:** normais e de difícil palpação em virtude da presença de edema. **Temperatura:** normal.	**Tempo de enchimento capilar elevado:** presença de débito cardíaco inadequado às necessidades metabólicas do organismo. **Oclusão arterial dos MMSS:** presente na doença vascular inflamatória oclusiva (tromboangeíte obliterante) e esclerodermia, condições clínicas pela oclusão arterial por formação de trombos; úlceras arteriais. **Insuficiência venosa:** disfunção do sistema venoso pela incompetência valvular, associada ou não à obstrução do fluxo venoso (presença de dor em queimação em virtude do longo período em posição ortostática). **Varizes:** dilatação alongada, com presente tortuosidade e perda funcional (insuficiência valvular) quanto ao retorno venoso dos MMII, relacionada à insuficiência venosa; tromboflebites. Úlceras venosas. **Edema:** presente na diminuição do retorno venoso, no aumento da pressão venosa e na permeabilidade vascular por processo isquêmico (trombose venosa profunda), tromboflebites (crônicas e agudas) e inflamação arterial. **Coloração:** hiperpigmentação (coloração acastanhada) no terço inferior dos MMII. **Alterações cutâneas:** possíveis dermatites de estase e espessamento cutâneo e fibrose. **Lesões:** associadas à hipertensão venosa, geralmente localizadas, principalmente, nos tornozelos e maléolo medial. **Obstrução arterial periférica/insuficiência arterial:** advinda da oclusão arterial periférica pela existência aterosclerose. Claudicação intermitente com dor ou desconforto à deambulação, evoluindo para sensação dolorosa em repouso. - **Pulsos:** ausentes ou diminuídos por oclusão total/parcial arterial. - **Temperatura:** pele fria. - **Edema:** ausente. - **Alterações cutâneas**: atrofia e redução da temperatura cutânea, queda de pelos e unhas espessadas. - **Lesão:** por obstrução arterial periférica, prejudicando a perfusão adequada, a redução do aporte de oxigênio e nutrientes aos tecidos, ocasionando isquemia. Localização frequente sobre os artelhos ou pontos de traumas nos pés.	Risco de lesão. Dor aguda. Dor crônica. Risco de infecção. Integridade da pele prejudicada. Lesão tecidual. Dor aguda. Deambulação prejudicada. Hipotermia. Lesão física.

Fontes: Savonitti e Sampaio (1999); Chaves e Posso (2012); Quilici et al. (2009); NANDA International (2018).

Sistema linfático

É um sistema auxiliar de drenagem do sistema circulatório, o qual promove o transporte do fluxo de líquidos (linfas) presentes no espaço intersticial para a circulação e vice-versa, ou seja, é constituído por uma expressiva rede de vasos semelhantes às veias (vasos linfáticos). O fluxo do sistema linfático é aberto, semicircular e unidirecional. Considerado um importante sistema de transporte, mantém a homeostasia do interstício e participa do sistema imunológico, contribuindo com glóbulos brancos para proteção contra bactérias e vírus invasores. A maioria dos tecidos possuem canais linfáticos, com exceção da superfície da pele, da placenta, das partes profundas dos nervos periféricos e dos ossos.

O sistema linfático constitui-se de ductos coletores, vasos linfáticos, linfa, linfonodos, baço, timo amígdalas platinas e adenoides. Importante avaliar localização, forma, tamanho, delimitação, mobilidade, consistência, flutuação, sensibilidade, aderência, fistulização e simetria dos linfonodos.

Na avaliação do sistema linfático, deve-se utilizar os métodos propedêuticos de inspeção e palpação dos linfonodos.

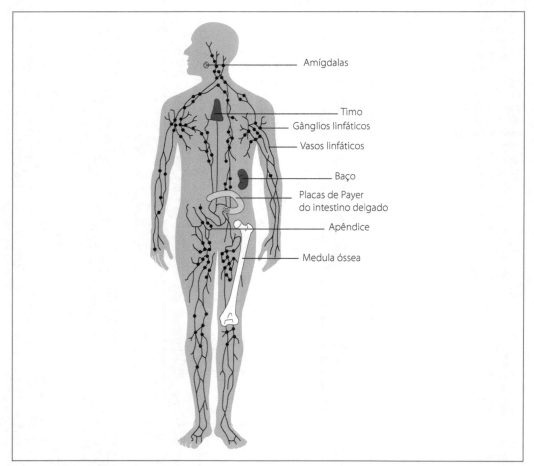

Figura 7.4 – Sistema linfático.
Fonte: Desenvolvida pela autoria do capítulo, fundamentada nas referências do final do capítulo.

Histórico de Enfermagem e exame físico

O levantamento de dados relacionado ao sistema linfático deve enfatizar fatores de risco para antecedentes familiares quanto às neoplasias, às doenças autoimunes, à atividade sexual, ao uso de drogas licitas ou ilícitas injetáveis, à presença de sangramentos, febre e processos inflamatórios.

Sinais e sintomas

Coloração e espessura da pele, petéquias, hematomas, sangramentos (local, aspecto e cor), edemas, pruridos, dor, infecções, simetria dos MMSS e MMII.

Inspeção e palpação

Nesse caso, todas as áreas deverão ser analisadas individualmente. As áreas examinadas são: occipitais, periauriculares, retroauriculares, submandibulares, mentonianas, cervicais, esternocleidomastoideo, supraclaviculares, axilares, retropeitorais, inguinais e região poplítea.

Palpação

A técnica deverá ser comparativa sempre de ambos os lados. A palpação dos linfonodos é realizada através de delicados movimentos com as polpas digitais e a face anterior dos dedos indicador, médio e anular (Quadro 7.7).

Quadro 7.7 – Técnicas de palpação e áreas de investigação dos linfonodos.	
Técnicas de palpação	*Áreas de investigação dos linfonodos*
Dedos em garra	Axilares, retropeitorais e mentonianos.
Dedos em pinça	Esternocleidomastoideo, submandibulares e retropeitorais.
Dedos em extensão	Occipitais, periauriculares, cervicais, gânglios claviculares e inguinais.

Fonte: Savonitti e Sampaio (1999).

Quando for possível palpar os linfonodos, considerar o seu tamanho normal de 0,1 a 2,5 cm aproximadamente. Durante a análise, as alterações observadas devem ser informadas, conforme as seguintes variáveis (Quadro 7.8):

- **Local:** cabeça e pescoço, região subclavicular, axila, região inguinal e poplítea.
- **Tamanho ou volume:** mensurar seus diâmetros e considerar o tamanho normal dos linfonodos.
- **Calor:** quando presente, indicativo de processo inflamatório.
- **Tamanho ou volume:** mensurar seus diâmetros.
- **Simetria ou assimetria:** análise comparativa entre as regiões investigadas.
- **Aspecto da pele:** analisar coloração, textura, distensão, se há presença de fibrose, atrofia, alopecia e fístula.
- **Consistência**: firme (processos neoplásicos ou inflamatórios fibróticos) ou amolecida (processos inflamatórios e infecciosos com formação de secreção purulenta).
- **Sensibilidade dolorosa:** presente nos processos inflamatórios e infecciosos por fungos, vírus e bactérias.

- **Coalescência:** relacionada com o processo capsular dos linfonodos.
- **Mobilidade:** refere-se à mobilidade da pele sobre o linfonodo.

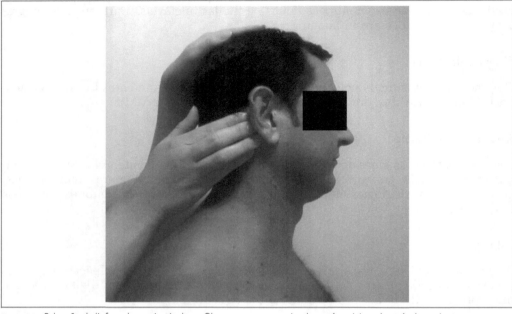

Figura 7.5 – **Palpação de linfonodos periauriculares.** Observar que o examinador está posicionado atrás do paciente.
Fonte: Acervo da autoria do capítulo, fundamentado nas referências do final do capítulo.

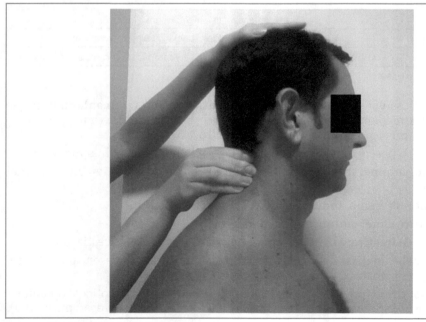

Figura 7.6 – **Palpação de linfonodos cervicais.**
Fonte: Acervo da autoria do capítulo, fundamentado nas referências do final do capítulo.

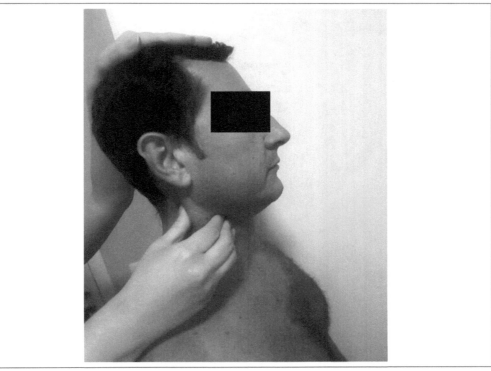

Figura 7.7 – Palpação em pinça dos linfonodos esternocleidomastoideos. Observar que o examinador está posicionado atrás do paciente, o qual está com a cabeça flexionada para o lado que está sendo examinado.
Fonte: Acervo da autoria do capítulo, fundamentado nas referências do final do capítulo.

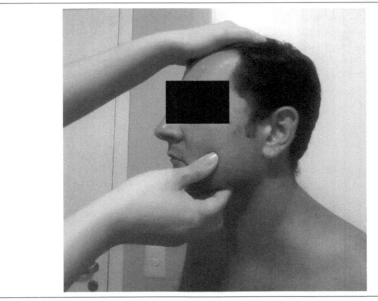

Figura 7.8 – Palpação em garra dos linfonodos mentonianos. Observar que o examinador está posicionado na frente do paciente.
Fonte: Acervo da autoria do capítulo, fundamentado nas referências do final do capítulo.

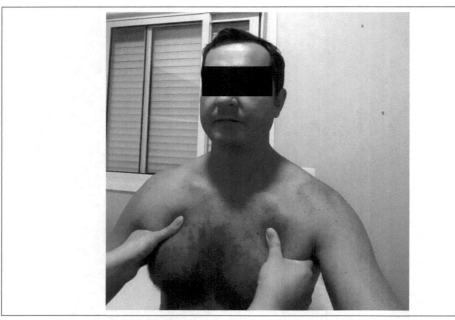

Figura 7.9 – Palpação em garra do linfonodosretropeitorais. Observar que o examinador está posicionado na frente do paciente.
Fonte: Acervo da autoria do capítulo, fundamentado nas referências do final do capítulo.

Quadro 7.8 – Exame físico, problemas de Enfermagem e principais diagnósticos de Enfermagem do sistema linfático.		
Parâmetros normais – Sistema linfático	*Problemas de Enfermagem*	*Diagnósticos de Enfermagem*
Linfonodos: pequenas estruturas lisas, arredondadas ou riniformes, dinâmicas, com grande variabilidade de tamanho (0,1 a 2,5 cm), consistência macia e elástica, indolor à palpação e móveis em relação às estruturas adjacentes. Simetria de MMSS e MMII.	**Linfonodos inflamados:** sensíveis à palpação, dor presente, calor local, móveis, aumentados em relação às estruturas adjacentes. **Linfonodos malignos ou metastáticos:** hiperatrofiados, indolores, superfície irregular, rígidos (endurecidos), fixos aderentes à pele, e inicialmente podem exibir características inflamatórias (febre). **Lesões específicas:** ocorridas no interior dos linfonodos advêm, sobretudo, da tuberculose, mononucleose infecciosa (mais frequente nos nódulos do pescoço). **Linfedema:** condição clínica grave, progressiva e crônica, caracterizada por edema e assimetria em MMSS ou MMII por aumento do volume de linfa no espaço intersticial, em virtude da deficiência do sistema linfático, alterações congênitas dos vasos linfáticos (linfedema primário) ou adquiridas, como traumas, lesões, linfadenectomias ou processos infecciosos e crônicos (linfedema secundário). A pele do membro afetado apresenta-se hiperpigmentada, maleável no início do processo, tornando-se rígida, espessa, com lesões verrucosas e com hiperqueratose.	Volume de líquidos excessivo. Risco de desiquilíbrio na regulação temperatura corporal. Hipertermia. Dor aguda e crônica. Integridade da pele prejudicada. Integridade tissular prejudicada. Proteção ineficaz. Risco de lesão. Baixa autoestima situacional. Risco de quedas. Risco de trauma. Conforto prejudicado. Distúrbio na imagem corporal. Risco de infecção.

(Continua)

(Continuação)

Quadro 7.8 – Exame físico, problemas de Enfermagem e principais diagnósticos de Enfermagem do sistema linfático.		
Parâmetros normais – Sistema linfático	Problemas de Enfermagem	Diagnósticos de Enfermagem
	Filariose linfática (elefantíase): doença parasitária crônica causada pelo *Nematoide Wuchereria Bancrofti* e transmitida basicamente pela picada do mosquito *Culex quiquefasciatus* (pernilongo ou muriçoca) infectado com larvas do parasita. Causa lesão e obstrução dos vasos linfáticos. **Linfangite:** inflamação dos vasos linfáticos, desencadeada por infecção por estreptococos e estafilococos e liberação de suas toxinas, formando um cordão superficial avermelhado, doloroso e quente.	

Fontes: Savonitti e Sampaio (1999); Chaves e Posso (2012); Brasil. Ministério da Saúde (2009); Chammas et al. (2004); NANDA International (2018).

Técnica de aferição da pressão arterial (PA)

De acordo com a 7ª Diretriz Brasileira de Hipertensão Arterial, A PA deve ser medida em toda avaliação por profissionais da saúde devidamente capacitados.

Recomenda-se, pelo menos, a medição da PA a cada 2 anos para os adultos com PA ≤ 120/80 mmHg e anualmente para aqueles com PA entre > 120/80 mmHg e < 140/90 mmHg. Inferem que a medição da PA pode ser feita com esfigmomanômetros manuais, semiautomáticos ou automáticos. Esses equipamentos devem ser validados e sua calibração deve ser verificada anualmente, de acordo com as orientações do Inmetro.

A PA deve ser medida no braço com a utilização de manguito adequado à sua circunferência (Quadro 7.9 e Tabela 7.3).

- **Preparo do paciente:**
    1) Explicar o procedimento ao paciente e deixá-lo em repouso de 3 a 5 minutos em ambiente calmo. Ele deve ser instruído a não conversar durante a medição. Possíveis dúvidas devem ser esclarecidas antes ou depois do procedimento.
    2) Certificar-se de que o paciente NÃO:
- Está com a bexiga cheia.
- Praticou exercícios físicos há pelo menos 60 minutos.
- Ingeriu bebidas alcoólicas, café ou alimentos.
- Fumou nos 30 minutos anteriores.
    3) O paciente deve estar sentado, com pernas descruzadas, pés apoiados no chão, dorso recostado na cadeira e relaxado. O braço deve estar na altura do coração, apoiado, com a palma da mão voltada para cima, e as roupas não devem garrotear o membro.
    4) Medir a PA na posição de pé, após 3 minutos, nos diabéticos, idosos e em outras situações em que a hipotensão ortostática possa ser frequente ou suspeitada. Etapas para a realização da medição:
        a) Determinar a circunferência do braço no ponto médio entre acrômio e olécrano.
        b) Selecionar o manguito de tamanho adequado ao braço (ver Quadro 7.1).

c) Colocar o manguito, sem deixar folgas, 2 a 3 cm acima da fossa cubital.
d) Centralizar o meio da parte compressiva do manguito sobre a artéria braquial.
e) Estimar o nível da PAS (pressão arterial sistólica) pela palpação do pulso radial*.
f) Palpar a artéria braquial na fossa cubital e colocar a campânula ou o diafragma do estetoscópio sem compressão excessiva*.
g) Inflar rapidamente até ultrapassar 20 a 30 mmHg o nível estimado da PAS obtido pela palpação*.
h) Proceder à deflação lentamente (velocidade de 2 mmHg/segundo)*.
i) Determinar a PAS pela ausculta do primeiro som (fase I de Korotkoff) e, após, aumentar ligeiramente a velocidade de deflação*.
j) Determinar a PAD no desaparecimento dos sons (fase V de Korotkoff)*.
k) Auscultar cerca de 20 a 30 mmHg abaixo do último som para confirmar seu desaparecimento e depois proceder à deflação rápida e completa*.
l) Se os batimentos persistirem até o nível zero, determinar a PAD (pressão arterial diastólica) no abafamento dos sons (fase IV de Korotkoff) e anotar valores da PAS/PAD/zero*.
m) Realizar pelo menos duas medições, com intervalo em torno de 1 minuto. Medições adicionais deverão ser realizadas se as duas primeiras forem muito diferentes. Caso julgue adequado, considere a média das medidas.
n) Medir a pressão em ambos os braços na primeira consulta e usar como referência o valor do braço onde foi obtida a maior pressão.
o) Informar o valor de PA obtido para o paciente.
p) Anotar os valores exatos, sem "arredondamentos", e o braço em que a PA foi medida.

Tabela 7.3 – Fatores de correção da PA medida com manguito adulto padrão (13 cm de largura e 30 cm de comprimento), de acordo com a circunferência do braço do paciente.

Circunferência (cm)	Fator de correção (mmHg)	
	PAS	PAD
26	+5	+3
28	+3	+2
30	0	0
32	−2	−1
34	−4	−3
36	−6	−4
38	−8	−6
40	−10	−7
42	−12	−9
44	−14	−10
46	−16	−11
48	−18	−13

Fonte: Adaptada de Malachias (2016).

---

* Itens realizados exclusivamente na técnica auscultatória. Reforça-se a necessidade do uso de equipamento validado e periodicamente calibrado.

Quadro 7.9 – Dimensões do manguito de acordo com a circunferência do membro superior.

Circunferência (cm)	Denominação do manguito	Largura do manguito (cm)	Comprimento da bolsa (cm)
≤ 6	Recém-nascido	3	6
6 a 15	Criança	5	15
16 a 21	Infantil	8	21
22 a 26	Adulto pequeno	10	24
27 a 34	Adulto	13	30
35 a 44	Adulto grande	16	38
45 a 52	Coxa	20	42

Fonte: Adaptado de Malachias (2016).

Referências

1. Assmann G, Cullen P, Schulte H. Simples scoring scheme for calculating the risk acute coronary events based on the 10-year follow-up of the Prospective Cardiovascular Munster (Procam) Study. Circulation. 2002;105(3):310-5.
2. Brasil. Ministério da Saúde. Secretaria de Vigilância em Saúde. Departamento de Vigilância Epidemiológica. Guia de vigilância epidemiológica e eliminação da filariose linfática/Ministério da Saúde, Secretaria de Vigilância em Saúde, Departamento de Vigilância Epidemiológica. Brasília: Ministério da Saúde; 2009.
3. Chammas MC, Lundberg JS, Juliano AG et al. Linfonodos cervicais: um dilema para o ultrassonografista. Radiol Bras. 2004;37:357-64.
4. Chaves LC, Posso MBS. Avaliação física em Enfermagem. São Paulo (Barueri): Manole; 2012. p.171-246.
5. Conroy RM, Pyorala K, Fitzgerald AP, Sans S, Menotti A, De Backer G et al. Estimation often-year risk of fatal cardiovascular disease in Europe: the SCORE project. Eur Heart J. 2003;24(11):987-1003.
6. D'Agostino RB Sr, Vasan RS, Pencina MJ, Wolf PA, Cobain M, Massaro JM, Kannel WB. General cardiovascular risk profile for use in primary care: the Framingham Heart Study. Circulation. 2008;117(6):743-53.
7. Dawber TR, Meadors GF, Moore FEJ. Epidemiological approaches to heart disease: the Framingham Study. Am J Public Health. 1951;41(3):279-86.
8. Faludi AA, Izar MCO, Saraiva JFK, Chacra APM, Bianco HT, Afiune Neto A et al. Atualização da Diretriz Brasileira de Dislipidemias e Prevenção da Aterosclerose – 2017. Arq Bras Cardiol, 2017;109(2Supl.1):1-76.
9. Jackson R, Lawes CM, Bennett DA, Milne RJ, Rodgers A. Treatment with drugs to lower blood pressure and blood cholesterol based on an individual's absolute cardiovascular risk. Lancet. 2005;365(9457):434-41.
10. Malachias MVB, Souza WKSB, Plavnik FL, Rodrigues CIS, Brandão AA, Neves MFT et al. 7ª Diretriz Brasileira de Hipertensão Arterial. Arq Bras Cardiol. 2016;107(3Supl 3):1-83.
11. Ministério da Saúde. Departamento de Informação e Informática do Sistema Único de Saúde (Datasus): Informações sobre morbidade hospitalar do SUS por local de internação. [Acesso 2020 abr. 2]. Disponível em: http://tabnet.datasus.gov.br.
12. Nanda International. Diagnósticos de enfermagem da NANDA-I: definições e classificação 2018-2020. 11.ed. Porto Alegre: Artmed; 2018.
13. Pazin-Filho A, Schmidt A, Maciel BC. Semiologia Cardiovascular: Inspeção, Palpação e Percussão. Medicina, Ribeirão Preto. 2004 jul/dez; 37:227-339.
14. Quilici AP, Bento AM, Ferreira FG, Cardoso LF, Bagnatori RS, Moreira RSL, Silva SC. Enfermagem em Cardiologia. São Paulo: Atheneu; 2009.
15. Savonitti BHRA, Sampaio LABN. Sistemas cardiovascular, vascular periférico e linfático. In: Posso MB. Semiologia e semiotécnica de enfermagem. Rio de Janeiro: Atheneu; 1999. Cap. 6, p. 49-72.
16. Sposito AC, Caramelli Bruno, Fonseca Francisco AH, Bertolami MC, Afiune Neto Abrahão, Souza Aguinaldo David et al. IV Diretriz Brasileira sobre Dislipidemias e Prevenção da Aterosclerose: Departamento de Aterosclerose da Sociedade Brasileira de Cardiologia. Arq. Bras. Cardiol. [Internet]. 2007 Apr; 88(Suppl 1):2-19. [Citado 2020 apr 02]. Disponível em: http://www.scielo.br/scielo.php?script=sci_arttext&pid=S0066-782X2007000700002&lng=en. doi: https://doi.org/10.1590/S0066-782X2007000700002.
17. World Health Organization. Non communicable diseases country profiles 2011. [Acesso 2020 abr. 2]. Disponível em: http://www.who.int/nmh/publications/ncd_profiles2011/en.

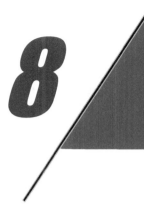

Sistema Respiratório

Vania Maria de Araujo Giaretta
Maria Belén Salazar Posso

Pré-requisitos

- Conhecimento de anatomia e fisiologia do sistema respiratório.
- Conhecimento e domínio das técnicas de inspeção, palpação, ausculta e percussão.
- Conhecimento e domínio da fisiopatologia do sistema respiratório.
- Conhecimento e domínio dos instrumentos básicos de Enfermagem.

Histórico de Enfermagem – Entrevista, levantamento de dados e exame físico

Entrevista

É o momento importante para se estabelecer relação de vínculo entre enfermeiro-paciente, condição essencial para nortear toda assistência de Enfermagem a ser prestada. A entrevista deve abranger aspectos gerais relacionados à identificação e aspectos específicos às queixas referidas e particularizadas sobre a qualidade, a intensidade, o início, a duração e a evolução das alterações que serão completadas pelo levantamento de dados, problemas de Enfermagem (sinais e sintomas) e exame físico. A demonstração de determinadas atitudes do enfermeiro para estabelecer essa relação positiva com o paciente, está o descrita no Capítulo 3 – *Histórico de Enfermagem e Exame Físico*.

Levantamento de dados

Durante a identificação, é importante dar atenção à idade, ao sexo e à etnia do paciente, uma vez que algumas doenças são mais prevalentes, e até reincidentes, em faixas etárias específicas, independentemente do nível socioeconômico que afetam sobremaneira o sistema respiratório, como:

- **Infância:** infecções respiratórias agudas (amigdalite, bronqueolite, resfriado, otite, pneumonia, rinite, sinusite) e crônicas (bronquite, asma grau 1, grau 2, grau 3, grau 4); bronquiolite obliterante; displasia broncopulmonar; certos tumores neurogênicos do mediastino (neuroblastoma, ganglioneuroma).

- **Adolescência:** infecções respiratórias agudas (amigdalite, faringite e laringite, coqueluche, infecções respiratórias virais [SARS-CoV: coronavírus associado à SARS; VPI: vírus da parainfluenza, A/H1N1], pneumonia, resfriado, rinite, sinusite) e crônicas (asma), linfoma, estados leucêmicos, tuberculose, drogadição.
- **Adulto:** anormalidades do sistema respiratório, infecções respiratórias agudas; infecções respiratórias virais (influenza, A/H1N1SARS-CoV-19), pneumonia, resfriado, rinite, sinusite; e infecções respiratórias crônicas: broncopatias, tabagismo, tuberculose e reinfecções.
- **Idoso:** infecções respiratórias agudas, doença pulmonar obstrutiva crônica (asma, enfisema pulmonar e bronquiectasias), fibrose pulmonar, pneumopatias, neoplasias do trato respiratório.

Também o sexo merece atenção, pois o masculino apresenta maior incidência de carcinoma brônquico, enfisema pulmonar e bronquite crônica, e o feminino exibe maior incidência de adenoma brônquico e lúpus eritematoso disseminado. Já com relação à etnia, os afrodescendentes têm mais predisposição ao câncer de pulmão.

Outro fator importante é investigar hábitos e queixas de dor do paciente à realização de atividades da vida diária, como: higiene, alimentação, estilo de vida (identificando os vícios posturais), as ocupações ou atividades profissionais (com fatores de risco para doenças respiratórias), atividades de lazer.

Os antecedentes pessoais e familiares em relação às doenças respiratórias também devem ser indagados. Pesquisar localização, dor, intensidade, periodicidade (esporádica ou contínua), duração (se aguda ou crônica), irradiação, associação (ligada ou não ao movimento, à atividade profissional ou advinda de processo inflamatório), início relacionado ou não a traumatismo. Investigar perda de peso, febre, relato de infecção recente, além de observar e avaliar postura corporal.

Outros aspectos que devem ser investigado são a profissão e a procedência da doença, por exemplo: trabalhadores de indústria podem apresentar pneumoconioses (silicose, aluminose); trabalhadores de grutas, galpões, ambientes velhos e fechados apresentam histoplasmose; já trabalhadores que lidam com aves podem relatar psitacose-ornitose; e trabalhadores rurais a blastomicose.

Além disso, investigar a história social de tabagismo, etilismo, condições de habitação, animais domésticos, e a história familiar de doenças alérgicas, malignas e contagiosas.

Problemas de Enfermagem (sinais e sintomas)

- **Ruídos adventícios:** encontrados nos processos patológicos que comprometem a árvore brônquica e os alvéolos, ocasionando obstrução do fluxo de ar. Podem ser classificados em estertores secos (cornagem, roncos e sibilos) e estertores úmidos (crepitantes e subcrepitantes), entre outros.
- **Atrito pleural ou frêmito:** som semelhante ao "ranger de couro cru" sem associação com a incursão respiratória e não se modifica com a tosse (pleurites).
- **Baqueteamento digital (hipocratismo digital) (Figura 8.1):** o leito ungueal torna-se edemaciado e espesso, bulboso em forma arredondada e igual das partes moles, a unha curva-se para baixo, tanto nos dedos das mãos como nos dedos dos pés, modificando o ângulo normal entre a unha e o leito ungueal. Pode estar associado às doenças pulmonares graves e crônicas (fibrose cística, asbestose,

abcesso pulmonar, bronquiectasia, câncer pulmonar, malformação arteriovenosa pulmonar), cardiopatias congênitas, endocardite, doenças inflamatórias intestinais (doença de Crohn e colite ulcerativa). Também, porém, mais raramente, Aids/HIV, hipertireoidismo, cirrose hepática, "síndrome hepatopulmonar".

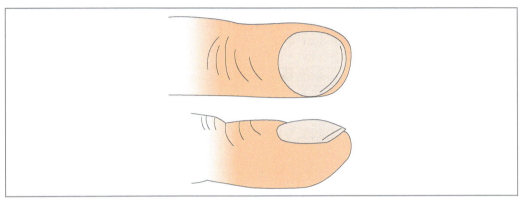

Figura 8.1 – Baqueteamento digital.
Fonte: Acervo da autoria.

- **Broncofonia:** a ressonância normal da voz é aumentada na ausculta; o som fica mais nítido e detectável durante a pronúncia do "33", normalmente não se consegue na ausculta distinguir as palavras e ocorre em casos de condensação pulmonar (pneumonia, broncopneumonia, tumores sólidos do pulmão) e diminuída (enfisema, pneumotórax, derrame pleural).
- **Egofonia:** é típica a alteração do som da letra "i" que se modificar para a letra "ê" anasalada, "tipo ruído de cabra", agudo, metálico, entrecortado, fala "E" e ouve-se "A".
- **Pecterilóquia:** audição perceptível, entende-se toda a frase.
- **Cianose:** cor azulada presente na pele e mucosas, nos lábios, nas unhas. Pode estar associada às doenças pulmonares (fibrose pulmonar idiopática, alveolite alérgica, pneumoconiose, doença obstrutiva crônica (DPOC), embolia pulmonar ou pneumonia grave); às doenças cardíacas (insuficiência cardíaca, malformações congênitas cardíacas); intoxicação medicamentosa e químicas; sarcoidose; tempo excessivo de exposição ao frio; poluição ambiental; altas altitudes (ar mais rarefeito); anemia falciforme, entre outras. Pode ser classificada em: generalizada e segmentar; leve, moderada e grave; periférica (circulação escassa de sangue oxigenado para todo o corpo); central (causada pela insaturação de sangue oxigenado nas artérias sem oxigênio (doenças pulmonares); mista (mecanismos da cianose central e da periférica estão associados); por alteração da hemoglobina.
- **Cornagem ou estridor:** também conhecida como traqueísmo é a dificuldade inspiratória, com ruído intenso e contínuo, por redução calibre ou da luz das vias respiratórias superiores (traqueia ou laringe), manifestando-se por tiragem, com sibilo tanto na inspiração como na expiração. Pode ser eventual em virtude de espasmos da laringe, das cordas vocais, edema da glote por reação anafilática, difteria, laringite estridulosa, corpo estranho, lesões torácicas traumáticas, ou permanente (edema de Rencke dos fumantes, tumores cervicais, laríngeos, traqueais, mediastinais).

- **Dispneia:** falta de ar ou respiração difícil. Nessecário investigar se ocorre: aos esforços, em repouso, dispneia paroxística noturna, por obstrução (laríngea, traqueal, brônquica, bronquiolar), fibrose pleural, além da insuficiência cardíaca. Também verificar fatores desencadeantes (caixa torácica, musculatura respiratória, causas diafragmáticas, pleurais, cardíacas, neurológicas ou psicológicas), fatores de melhora, há quanto tempo apresenta. A mensuração da dispneia pode ser feita por meio de vários instrumentos e escalas, como a escala *Modified Medical Research Concil* (MRC) (Quadro 8.1).

Quadro 8.1 – Escala *Modified Medical Research Council* (MRC) para dispneia.	
Grau 0	Dispneia aos exercícios intensos, correr, subir ladeira ou escada.
Grau 1	Dispneia ao andar depressa em piso plano ou em subidas leves.
Grau 2	Dispneia ao andar normalmente em piso plano, exigindo parar.
Grau 3	Dispneia ao caminhar menos de 100 m em piso plano.
Grau 4	Dispneia ao realizar atividades da vida diária: tomar banho, vestir-se, calçar sapato, relações sexuais.

Fonte: Camargo e Pereira (2010).

- **Dor torácica pulmonar:** pode advir de forma aguda por trauma, postura, derrame pleural, pneumonias, empiema, embolia pulmonar, pneumotórax, tromboembolismo pulmonar (TEP), ou por doenças crônica, como hipertensão pulmonar, câncer e sarcoidose. Verificar localização, início, tipo, intensidade, duração, fatores desencadeantes.
- **Estertores crepitantes:** sons curtos, úmidos e descontínuos, ouvidos principalmente durante a inspiração, podendo ser: sons finos (agudos e mais comuns ao fim da inspiração) das vias aéreas superiores. As causas mais comuns são de edema pulmonar, doenças intersticiais pulmonares, fibrose pulmonar, bronquites, bronquioectasias, síndrome da angústia respiratória aguda (SARA).
- **Estertores sucrepitantes:** ruídos descontínuos, mais graves (ouvidos durante toda inspiração e expiração) relacionados com pneumonia, no edema agudo de pulmão e na DPOC. Originam-se pelo encontro entre a corrente aérea e as secreções líquidas existentes na luz bronquiolar, podendo ser modificados pela tosse.
- **Expectoração:** secreções provenientes da nasofaringe, orofaringe e pulmões. Observar: aspecto transparência e consistência (mucosa, purulenta, serosa, sanguínea), quantidade/volume (escasso, moderado ou abundante), coloração (esbranquiçada, amarelada, esverdeada) e odor (fétida ou não).

Quadro 8.2 – Classificação da secreção advinda da expectoração e suas possíveis causas.			
Expectoração	*Cor*	*Aspecto*	*Causa possível*
Seroso	Incolor/rósea	Aquoso, rico em eletrólitos e proteínas e pobre em células.	Edema agudo de pulmão.
Mucoide	Translúcido	Aquoso, proteínas, mucoproteínas, eletrólitos e celularidade baixa.	Asma, resfriados, bronquite, tumores, tuberculose, enfisema, infecções virais.
Purulento	Amarelado esverdeado	Rico em piócidos e com alta celularidade.	Bronquite crônica infecções bacterianas.
Hemoptoico/ ferruginoso	Cor de ferrugem/ Vermelho	"Rajas de sangue".	Pneumonia pneumocócica, estreptocócica, estafilocócica, tuberculose.
Aspecto de geleia	Framboesa	Gelatinoso.	Infecção por *Klebsiella pneumoniae*.

Fonte: Adaptado de Guimarães HP et al. (2019).

- **Fadiga:** relaciona às queixas de desconforto e cansaço aos esforços mínimos, moderados e intensos, ou ainda, em repouso; muitas vezes, pode ser confundida com a dispneia, que também é um desconforto presente, devendo ser avalidos seu início, os momentos em que ocorre e o porquê. Há que se atentar para os dados coletados na entrevista e a existência da interrrelação entre a fadiga e os demais sintomas para diferenciar alterações do sistema respiratório com o cardiovascular.
- **Hemoptise:** avaliar o aspecto da expectoração: sangue vivo, espumoso, mucoso, significa que sua origem advém do trato respiratório (vias aéreas, traqueia, brônquios ou tecido pulmonar), já sangue advindo do sistema digestório, o aspecto pode variar do vermelho ao marron escuro ("borra de café"), dependendo do tempo de contato com o suco gástrico. A hemoptise pode ser acompanhada de dispneia, taquipneia e taquicardia, e ainda ser secundária à tuberculose, bronquite, pneumonia, bronquiectasias, fibrose cística, entre outras. Com relação à quantidade, pode receber a classificação de leve (menos de 50 mL em 24 horas), moderada (entre 50 e 500 mL em 24 horas), e maciça (hemorragias potencialmente agudas variando de 500 mL a mais de 600 mL em 24 horas); porém, isso não significa ser um padrão classificatório. Investigar a frequência e o início.
- **Rouquidão ou disfonia:** mudança no timbre, tom e qualidade da voz por probemas de funcionamento da laringe que afetam as cordas vocais. É comum aparecer em casos de infecções respiratórias com irritação das cordas vocais, desaparecendo em poucos dias depois. Também pode ser causada por fadiga das cordas vocais pelo mau uso da voz: ao gritar ou falar muito alto por longo tempo em situações ocupacionais; por refluxo gastoesofágico; presença de pólipos; nódulos; malformação da laringe; paralisia das cordas vocais; neoplasias de laringe, de tireoide, mediastino ou pulmão; alcoolismo; tabagismo; envelhecimento; problemas emocionais; laringite alérgica, viral, "calo" de cordas vocais, entre outros. Pesquisar início e duração.
- **Roncos:** são sons pulmonares de frequência mais grave e resultantes da obstrução passageira causada por tampões de secreção mucoide (asma brônquica, nas bronquiectasias e obstruções localizadas).
- **Sibilos ("chiado"):** são ruídos adventícios parecidos com "assobios", comumente encontrados na fase expiratória. A presença de secreções espessas nos brônquios secundários e bronquíolos podem ocasionar espasmo muscular, sendo normalmente mais intensas na expiração. Ocorre em razão da obstrução do calibre da via aérea e da passagem do ar, resultando em vibrações nas estruturas pulmonares. Presentes na asma, na bronquite, nos broncoespasmo, nas reações alérgicas e no som difuso, no entanto, se o som for localizado, pode indicar presença de tumor e corpo estranho.
- **Sopros:** podem ser glótico patológico (ruído laringotraqueal); cavernoso ou cavitário (mais grave (no pneumotórax); e anfórico. Presentes nas condensações e nas cavidades, ouvido na superfície do tórax.
- **Tosse:** aguda (até 3 semanas de duração); subaguda (de 3 a 8 semanas); e crônica (superior a 8 semanas). Avaliar frequência (persistente ou esporádica), intensidade, umidade (seca ou produtiva), horário, fatores disparadores (contato com odores, animais, pós-alimentação, estação do ano), psicogênica (afastados os outros sinais).

Normalmente, o tempo gasto na inspiração corresponde a dois terços do tempo utilizado na expiração, e esses dois movimentos acontecem sempre com a mesma amplitude. Em geral, a inspiração é ativa pela contração dos músculos respiratórios (diafragma e intercostais) e a expiração é passiva pelo relaxamento deles.

Recapitulando, os ritmos respiratórios normais, a relação da idade e a respectiva frequência respiratória são mostrados nas Figuras 8.3 e 8.4 e nos Quadros 8.3 e 8.4.

Quadro 8.3 – Frequência respiratória de acordo com a idade.	
Idade	FR (ipm)
Recém-nascido: 0 a 7 dias	40 a 45
Lactentes: 8 dias a 2 anos	25 a 35
Pré-escolares: 2 a 4 anos	20 a 35
Escolares: 5 a 10 anos	18 a 22
Adolescentes: 11 a 19 anos	16 a 20
Adultos: 20 a 64 anos	12 a 20
Adultos: + 65 anos	12 a 28
Idosos: + 80 anos	10 a 30

Fonte: Desenvolvido pela autoria do capítulo, fundamentado nas referências do final do capítulo.

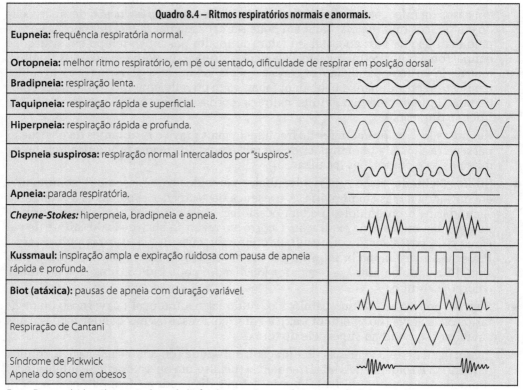

Quadro 8.4 – Ritmos respiratórios normais e anormais.

Eupneia: frequência respiratória normal.

Ortopneia: melhor ritmo respiratório, em pé ou sentado, dificuldade de respirar em posição dorsal.

Bradipneia: respiração lenta.

Taquipneia: respiração rápida e superficial.

Hiperpneia: respiração rápida e profunda.

Dispneia suspirosa: respiração normal intercalados por "suspiros".

Apneia: parada respiratória.

Cheyne-Stokes: hiperpneia, bradipneia e apneia.

Kussmaul: inspiração ampla e expiração ruidosa com pausa de apneia rápida e profunda.

Biot (atáxica): pausas de apneia com duração variável.

Respiração de Cantani

Síndrome de Pickwick
Apneia do sono em obesos

Fonte: Desenvolvido pela autoria do capítulo, fundamentado nas referências do final do capítulo.

Exame físico

Executar o exame físico para as estruturas anatômicas e respectivas funções do sistema respiratório (Figura 8.2).

Sistema Respiratório

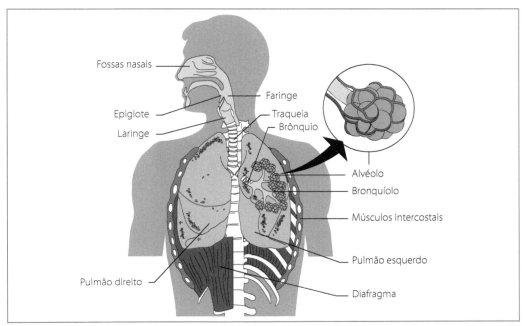

Figura 8.2 – Esquema do sistema respiratório.
Fonte: Desenvolvida pela autoria do capítulo.

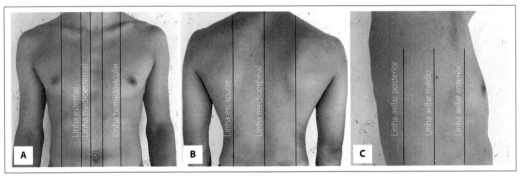

Figura 8.3 – Linhas torácicas. (A) Face anterior. (B) Face posterior. (C) Face lateral.
Fonte: Acervo da autortia do capítulo, fundamentado nas referências do final do capítulo.

Este tipo de exame deve ser realizado em um local com boa iluminação e ausência de ruídos ambientais. É importante expor o mínimo possível o paciente, abordá-lo com respeito e delicadeza; orientá-lo sobre o exame; avaliar primeiro as partes em que haja queixa de dor, sua intensidade, tipo, duração, irradiação, e, posteriormente, verificar suas condições para posicioná-lo sentado no leito, na maca ou em uma banqueta. Caso não seja possível manter o paciente sentado, deve-se deitá-lo em decúbito dorsal de modo que favoreça seu conforto e não atrapalhe oexaminador. O exame pulmonar compreende inspeção, palpação, percussão e ausculta.

O exame físico pulmonar engloba inspeção estática e dinâmica, alterações da coloração da pele e mucosas, baqueteamento digital, formato do tórax, tipo de respiração, ritmo e amplitude da respiração, tiragem, expansibilidade e utilização de musculatura acessória.

Inspeção estática do tórax

Observa-se pele e suas alterações, cicatrizes (drenagem torácica, toracotomia, mastectomia), fístulas, circulação venosa colateral, edema e localização, forma ou tipo e curvaturas de tórax (Figura 8.4), simetria entre os dois hemitórax (ritmo respiratório), com suas normalidades e anormalidades que geram os sinais e sintomas/problemas de Enfermagem e o estabelecimento dos diagnósticos de Enfermagem mais comuns.

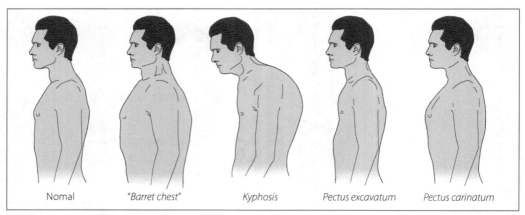

Figura 8.4 – Inspeção estática – Tipos de tórax.
Fonte: Desenvolvida pela autoria do capítulo.

Quadro 8.5 – Parâmetros normais, problemas de Enfermagem e principais diagnósticos de Enfermagem da inspeção estática do tórax.

Parâmetro normal – Inspeção estática do tórax	Problemas de Enfermagem	Diagnóstico de Enfermagem
Condições de pele: investigar sistematicamente os padrões de normalidade para coloração, integridade e espessura (ver Capítulo 4 – *Peles e Anexos*). **Forma do tórax:** os dois hemitórax são simétricos, sendo o direito um pouco mais devolvido. Existem três formas, limites de tórax normal, conforme o biótipo: normolíneo, brevilíneo e longilíneo.	Atrofias. Cianose, palidez. Enfisema subcutâneo. Lesões elementares. **Baqueteamento digital:** tanto nos dedos das mãos como nos dos pés, modificando o ângulo normal entre a unha e o leito ungueal. **Tórax em tonel:** apresenta maior diâmetro anteroposterior. Pode ocorrer com a cifose do envelhecimento ou com a hiperinsuflação do enfisema pulmonar. **Tórax de sapateiro (peito escavado):** acompanhado de deformidade em depressão na porção inferior do esterno e na extremidade anterior das costelas na sua articulação com as cartilagens costais, que acentua a percepção do defeito. Também encontrado no raquitismo. Pode estar associado a várias comorbidades congênitas: cardiopatias congênitas, hérnia diafragmática congênita, entre outras.	Distúrbio da imagem corporal. Perfusão tissular periférica ineficaz. Conforto prejudicado. Risco de integridade da pele prejudicada. Risco de baixa autoestima situacional. Risco de lesão. Dor aguda. Padrão respiratório ineficaz. Nutrição desequilibrada: menos do que as necessidades corporais. Risco de atraso no desenvolvimento. Capacidade de transferência prejudicada. Isolamento social. Enfrentamento ineficaz. Comunicação verbal prejudicada. Ventilação espontânea prejudicada. Risco de intolerância à atividade. Risco de perfusão tissular periférica ineficaz. Padrão respiratório ineficaz.

(Continua)

(Continuação)

Quadro 8.5 – Parâmetros normais, problemas de Enfermagem e principais diagnósticos de Enfermagem da inspeção estática do tórax.		
Parâmetro normal – Inspeção estática do tórax	*Problemas de Enfermagem*	*Diagnóstico de Enfermagem*
	Dor retroesternal, dispneia. Introversão, afastamento social e de atividades físicas. **Tórax em quilha (peito de pombo):** deformidade clássica da protusão anterior do esterno, especialmente na sua porção média e inferior em virtude do crescimento anormal das costelas e da cartilagem do esterno, apresentando, geralmente, encurvamento das cartilagens costais e das extremidades das costelas pela depressão costal bilateral inferior. É notado discretamente ao nascimento, aumentando sua percepção na adolescência (geralmente a partir dos 11 anos de idade). Dispneia aos esforços, taquicardia. Dor torácica, asma, infecções respiratórias.	Campo de energia perturbado. Fadiga. Risco de infecção. Troca de gases prejudicada.
Abaulamentos e retrações: não se observam abaulamentos ou retrações na região torácica.	**Cifoescoliose:** deformidade da coluna vertebral que se apresenta encurvada e o tórax mostra deformidades correspondentes, envolvendo um deslocamento tanto lateral (escoliose) quanto uma angulação anteroposterior (cifose), podendo ser congênita ou causada por tuberculose, raquitismo, traumatismo, infecções, poliomielite, osteocondrodisplasia, sequela de toracoplastia ou fibrose pulmonar, doenças crônicas degenerativas. Apneias durante o sono particularmente no estágio REM e morte prematura por falência cardiorrespiratória. Hipoventilação. **Abaulamento anterosuperior:** aneurisma de aorta, tumores do timo ou mediastino. **Abaulamento na base do hemitórax:** derrame pleural. **Abaulamento do precórdio:** hipertrofia do ventrículo direito. **Retração inspiratória ou tiragem:** ocorre por obstrução das vias aéreas. Verifica-se retração dos espaços intercostais, podendo estender-se às regiões supraclavicular, epigástrica e supraesternal. **Depressão de hemitórax:** atelectasia ou lesões fibróticas de um pulmão ou lobo pulmonar. **Abaulamentos ou depressões:** trauma de costelas, malformação.	Risco de choque. Dor crônica. Padrão de sono prejudicado. Risco de perfusão tissular cardíaca diminuída. Desobstrução ineficaz de vias aéreas.

Fonte: Desenvolvido pela autoria do capítulo, fundamentado nas referências do final do capítulo.

Inspeção dinâmica do tórax

Avalia-se frequência, ritmo, intensidade e tipo de respiração, que geram os problemas de Enfermagem e o estabelecimento dos diagnósticos de Enfermagem mais comuns.

Quadro 8.6 – Parâmetros normais, problemas de Enfermagem e principais diagnósticos de Enfermagem da inspeção dinâmica do tórax.

Parâmetro normal – Inspeção dinâmica do tórax	Problemas de Enfermagem	Diagnóstico de Enfermagem
Respiração normal: torácica, abdominal ou diafragmática e toracoabdominal (comum em homens). Observar os tipos de respiração pela movimentação do tórax e do abdome. **Padrão respiratório (ritmo respiratório):** analisar o ritmo respiratório (sequência, forma e amplitude das incursões respiratórias) por no mínimo 2 minutos. **Frequência respiratória:** normal no adulto (eupneia): 16/20 incursões/ minuto (ipm), com profundidade e ritmo regulares. Varia com idade, nível de atividade física (exercícios) e estado emocional. Durante o sono, pode-se observar bradipneia.	**Inversões no tipo de respiração:** pode ocorrer na depressão do nível de consciência, na dor e na paralisia com respiração torácica em homens com abdome agudo, e na respiração abdominal em mulheres com pleurites. **Cheyne-Stokes:** presença em insuficiência cardíaca, acidente vascular cerebral e traumatismo cranioencefálico, intoxicação por morfina ou barbitúricos, uremia. **Biot:** presente em meningite, lesão cerebral com comprometimento do encéfalo e lesões bulbares. **Cantani:** presente em cetoacidose diabética ou insuficiência renal. **Kussmaul:** presente em cetoacidose diabética. **Pickwick:** hipoventilação alveolar crônica associada à obesidade. **Taquipneia:** síndromes restritivas pulmonares (derrames pleurais, doenças intersticiais, edema pulmonar), febre, ansiedade. **Bradipneia:** pode ser provocada por lesões cerebrais com hipertensão intracraniana. **Platipneia:** sensação de dispneia que surge ou se agrava na posição ortostática, particularmente em pé. **Trepopneia:** dispneia que surge ou piora em uma posição lateral. **Dispneia, dispneia suspirosa:** ansiedade estresse; **dispneia de esforços:** pneumo e cardiopatias. **Dispneia paroxística noturna:** insuficiência cardíaca esquerda. **Apneia, apneia do sono:** DPOC, micrognatismo, cifoescoliose, obesidade. **Hipopneia:** obstrução das vias aéreas superiores. **Hiperpneia:** acidose, febre, ansiedade. **Tiragem supraclavicular e intercostal:** atelectasia.	Padrão respiratório ineficaz. Intolerância à atividade. Ventilação espontânea prejudicada. Troca de gases prejudicada. Insônia. Conforto prejudicado. Débito cardíaco diminuído. Risco de perfusão tissular cardíaca diminuída. Risco de confusão aguda. Déficit no autocuidado. Troca de gases prejudicada. Risco de perfusão tissular cerebral ineficaz. Risco de hipertermia. Fadiga.

Fonte: Desenvolvido pela autoria do capítulo, fundamentado nas referências do final do capítulo.

Palpação

Envolve as mãos e os dedos do profissional que irá realizar o exame. Permite a avaliação da expansibilidade dos ápices (manobra de Ruault) e das bases pulmonares (manobra de Laségue). Com as mãos espalmadas e anguladas iguais, palpa-se tórax anterior e posterior com o paciente preferencialmente sentado ou em pé, com os braços lateralizados, solicitando a ele que inspire profundamente para comparar movimentos bilaterais das mãos. Observar frêmitos toracovocal, frêmito ou atrito pleural; condensação pulmonar e tiragem supraclavicular e intercostal.

1) **Face posterior**
   - **Ápices:** com o paciente sentado, o examinador coloca-se atrás dele e cobre com ambas as palmas das mãos as regiões claviculares; as pontas dos polegares ficam unidas na altura da apófise espinhosa da 7ª vértebra cervical (Figura 8.5).

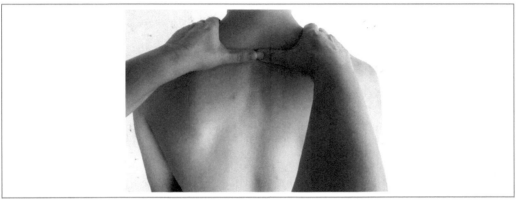

Figura 8.5 – Palpação do tórax superior, anterior e posterior.
Fonte: Acervo da autoria do capítulo, fundamentado nas referências do final do capítulo.

- **Região média:** com o paciente sentado, o examinador coloca-se atrás dele e coloca as mãos espalmadas verticalmente sobre ambas as regiões interescapulovertebrais e infraclavicular na altura da 1ª e da 3ª costela anteriormente, aproximando as pontas dos polegares à linha vertebral (Figura 8.6).

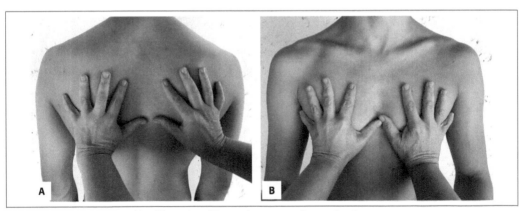

Figura 8.6 – Palpação do tórax médio, (A) anterior e (B) posterior, com as mãos espalmadas.
Fonte: Acervo da autoria do capítulo, fundamentado nas referências do final do capítulo.

- **Bases:** com o paciente sentado, o examinador coloca-se atrás dele e com ambas as mãos espalmadas circunscreve as regiões posteriores e laterais do tórax, de tal modo que os polegares se aproximem da linha vertebral, paralelos à 10ª costela (Figuras 8.7).

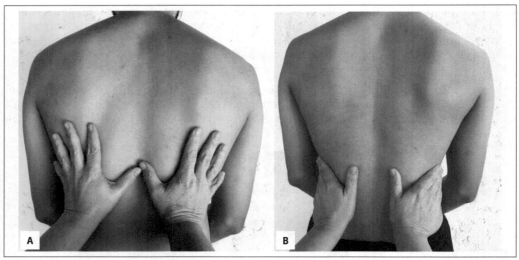

Figura 8.7 – Palpação do tórax médio (A) inferior e (B) posterior.
Fonte: Acervo da autoria do capítulo, fundamentado nas referências do final do capítulo.

2) Frêmito toracovocal (FTV)

A avaliação do frêmito é importante para a constatação da vibração vocal. Pede-se ao paciente que fale palavras de ressonância vibratória como "33", então, o examinador desloca suas mãos espalmadas pelo tórax posterior e compara bilateralmente, para assegurar as condições do frêmito (normal, diminuído ou aumentado, tiragem supraclavicular e intercostal).

3) Face anterior

- **Região infraclavicular e mamária:** o examinador coloca-se atrás do paciente e com suas mãos espalmadas e ligeiramente oblíquas sobre as regiões infraclavicular e mamária, de modo que a ponta do dedo médio atinja as clavículas e as pontas dos polegares se unam na linha medioesternal.

Quadro 8.7 – Parâmetros normais, problemas de Enfermagem e principais diagnósticos de Enfermagem da palpação do tórax.		
Parâmetro normal – Palpação do tórax	*Problemas de Enfermagem*	*Diagnóstico de Enfermagem*
A expansibilidade torácica é igual em regiões simétricas, podendo ter maior ou menor amplitude, dependendo da elasticidade torácica e da eficiência da massa muscular respiratória. A expansão torácica varia com o sexo; é mais nítida nas bases do tórax no homem, e nos ápices, nas mulheres.	Atrito pleural ou frêmito. **FTV diminuído:** generalizado envolve enfisema, obesidade, edema de parede torácica; com diminuição localizada envolve derrame pleural ou penumotórax, atelectasia. **FTV com aumento localizado:** pulmão com condensação. Fadiga da musculatura respiratória. **Assimetria ou retardo unilateral dos movimentos respiratórios:** sugerem atelectasias, derrame pleural, pneumonia lobar, dor pleural, obstrução brônquica unilateral. **Assimetria bilateral da parte superior do tórax:** processos abdominais que impedem a boa excursão diafragmática; enfisema pulmonar.	Padrão respiratório ineficaz. Risco de intolerância à atividade Troca de gases prejudicada. Fadiga. Conforto prejudicado. Dor aguda.

Fonte: Desenvolvido pela autoria do capítulo, fundamentado nas referências do final do capítulo.

Percussão

Trata-se do terceiro passo do exame físico torácico feito para produzir e avaliar as vibrações da parede torácica. É realizada digito-digitalmente, apoiando-se a falange distal do dedo médio da mão dominante como um martelo golpeia a falange distal do dedo indicador da mão não dominante e espalmada na parede do tórax, preferencialmente sobre os espaços intercostais (Figura 8.8), que produzirá uma vibração e, consequentemente, as ondas sonoras se espalharão pelo impacto do dedo nos tecidos subjacentes, pelo fenômeno da ressonância determinada pela densidade do meio examinado.

Dessa maneira, tem-se: 1) se o meio tem ar, a densidade é alta quando o tom da percussão é baixo ou silencioso; 2) ao percutir local com líquido, tem-se um som alto, porém de menor intensidade que o ar; e 3) se a área está sobre tecido sólido, o som se apresenta suave. Os sons da percussão são divididos em cinco tons: timpânico, hiper-ressonante, atimpânico, macicez e abafado (Quadro 8.8). É preciso saber a diferença entre som, timbre e tom: som é uma energia representada por vibações de suas moléculas que se propagam pelo ar e por outros meios, causando a sensação de audição, cujo timbre do som permite conhecer a fonte emissora; tom é a intensidade do som, podendo ser alto ou baixo; já a percussão se realiza sobre os espaços intercostais e abrange profundidade entre 4 e 6 cm.

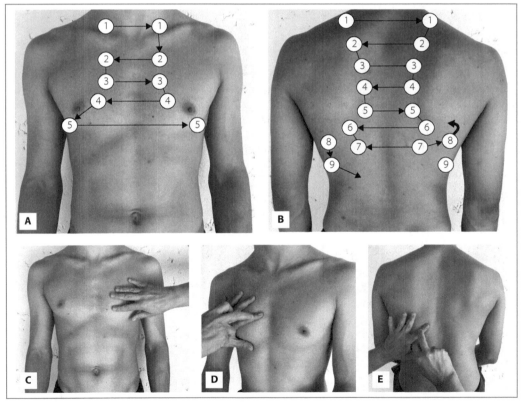

Figura 8.8 – Percussão. (A) Tórax anterior. (B) Tórax posterior. (C e D) Exame físico torácico anterior (palpação e percussão). (E) Exame físico torácico posterior (percussão).
Fonte: Acervo da autoria do capítulo, fundamentado nas referências do final do capítulo.

| Quadro 8.8 – Sons obtidos pela percussão do tórax anterior e posterior. |||||||
Timbre	Intensidade	Tom	Duração	Qualidade	Exemplo – Onde é ouvido	Síndromes
Timpânico	Alta	Alto	Moderada	Semelhante a um tambor	Espaço de Traube (estômago e cólon).	Pneumotórax, enfisema pulmonar antigo.
Hiper-ressonante	Muito alta	Baixo	Longa	Como um estrondo	Há aumento da quantidade de ar nos alvéolos.	Enfisema pulmonar, asma brônquica, pneumotórax, DPOC.
Atimpânico	Alta	Baixo	Longa	Oca	Espaços intercostais.	Claro pulmonar anterior (até 4ª costela à esquerda; até 5ª à direita), lateral direita e esquerda (até 7ª costela), posterior (até a 9ª e 10ª costela).
Maciço	Suave a moderada	Moderado a alto	Moderada	Como um "baque surdo"	Sobre o fígado. Região precordial. Patologicamente sobre o tórax.	Derrame pleural, atelectasia, pneumonia, tumores, tuberculose, abscesso, empiema.
Abafado	Suave	Alto	Curta	Bem surda	Sobre o músculo.	–

Fonte: Adaptado de Seidel et al. (2007).

Ausculta

Tem o objetivo de avaliar o fluxo de ar, através da árvore traqueobrônquica, o espaço pleural e identificar presença de obstrução no pulmão. Deve ser feita com o paciente sentado ou em pé, com o tórax descoberto, solicitando a ele que respire com a boca entreaberta, sem fazer ruídos. Os movimentos respiratórios devem ser regulares e de igual amplitude. O exame deve proceder ordenadamente, comparando-se regiões simétricas metodicamente, do ápice até as bases pulmonares (Figura 8.9).

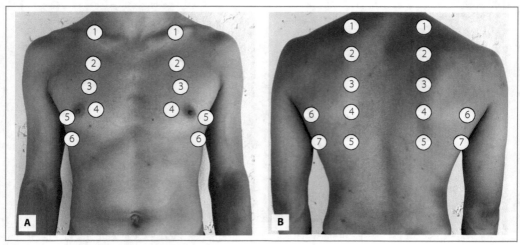

Figura 8.9 – **Ausculta.** (A) Tórax anterior. (B) Tórax posterior.
Fonte: Acervo da autoria do capítulo, fundamentado nas referências do final do capítulo.

Quadro 8.9 – Parâmetros normais, problemas de Enfermagem e principais diagnósticos de Enfermagem da ausculta do tórax.

Parâmetro normal – Ausculta do tórax	Problemas de Enfermagem	Diagnóstico de Enfermagem
Som brônquico ou tubular: audível sobre a traqueia. **Som broncovesicular:** audível sobre os brônquios, abaixo das clavículas e entre as escápulas, especialmente à direita. **Murmúrio vesicular:** localiza-se principalmente sobre os alvéolos.	**Ruídos adventícios:** ■ **Broncofonia diminuída:** enfisema, pneumotórax, derrame pleural. ■ **Aumentada e pecterilóquio:** broncopneumonia, tumores sólidos do pulmão. ■ **Egofonia:** grandes condensações e cavitações periféricas; entende toda a frase. **Roncos:** presença de secreção nos brônquios com sua obstrução parcial (asma brônquica, nas bronquiectasias e obstruções localizadas). **Sibilos:** presentes em bronquites, crises asmáticas, broncoespasmo. **Cornagem:** reação anafilática, difteria, laringite estridulosa, corpo estranho, lesões torácicas, edema de Rencke dos fumantes, tumores, extubação, corpos estranhos. **Estertores crepitantes:** ruídos finos, homogêneos, de mesma altura, timbre e intensidade, sendo auscultados na fase inspiratória. Não são modificados pela tosse. Presentes na pneumonia e na fase inicial do edema agudo de pulmão, indicando comprometimento alveolar. **Estertores bolhosos ou subcrepitantes:** presentes em bronquites, pneumonias, broncopneumonias, congestão passiva da insuficiência cardíaca congestiva e edema agudo de pulmão.	Padrão respiratório ineficaz. Comunicação verbal prejudicada. Troca de gases prejudicada. Ansiedade. Risco de infecção. Desobstrução ineficaz de vias aéreas. Intolerância à atividade. Ventilação epontânea prejudicada. Fadiga.

Fonte: Desenvlvido pela autoria do capítulo, fundamentado nas referências do final do capítulo.

Associados ao exame físico do sistema respiratório temos os procedimentos de oxigenoterapia: umidificação, nebulização e inalação.

Oxigenoterapia

Consiste na administração de oxigênio em quantidade maior do que se encontra no ambiente normal e tem como objetivo garantir a oxigenação dos tecidos do corpo com finalidade terapêutica. Algumas condições podem ocasionar redução da oferta de oxigênio para os pulmões e tecidos, como ocorre na doença pulmonar obstrutiva crônica (DPOC), no ataque de asma, na apneia do sono e na pneumonia, e, por isso, nestes casos, pode ser necessário a oxigenoterapia.

O tipo de oxigenoterapia depende do grau do desconforto respiratório de uma pessoa e dos sinais de hipóxia, e pode ser recomendado o uso de cateter nasal, máscara facial ou de Venturi. Em alguns casos, pode ser indicado o *Continuous Positive Airway Pressure*, ou seja, a pressão positiva contínua nas vias aéreas (CPAP) para facilitar a entrada de oxigênio nelas.

Quando a concentração oferecida for superior a 21%, deve ser encarada de forma análoga à terapia com medicamentos, necessitando de dosagem adequada e método correto, fazendo-se necessário a prescrição médica.

Os objetivos para se usar a oxigenoterapia está em tratar ou prevenir os sintomas e as manifestações da hipoxemia, que pode ter como causas diminuição do O_2 inspirado (altitude), hipoventilação (IRpA, DPOC, rebaixamento de nível de consciência), distúrbio V/Q, atelectasia, embolia pulmonar ou obstrução da VA. Além disso, reverte a hipoxemia (PaO_2 < 60 mmHg) e a hipóxia tecidual ($SatO_2$ < 92%), que são observadas em sinais e sintomas respiratórios, cardíacos, neurológicos, cutâneos e gasométricos.

Existem vários tipos de sistemas para administração de oxigênio, classificados de acordo com a concentração e o fluxo do gás. Os sistemas podem ser abertos ou fechados, de baixo ou alto fluxo, e utilizar cateteres ou máscaras.

Sistemas de baixo fluxo

Recomendado para pessoas que não necessitam de grande quantidade de oxigênio, sendo um fluxo de até 8 L/minuto ou com uma fração de oxigênio inspirado (FiO_2) de 60%, ou seja, do ar total que a pessoa vai inspirar 60% será de oxigênio. Este O_2 fornecido deverá ser umidificado para evitar ressecamento das mucosas.

Os dispositivos mais usados neste tipo de sistema são:

- **Cateter nasal:** tubo de PVC com vários orifícios para a saída do O_2 colocado em uma das narinas com distância entre o nariz e o lóbulo da orelha e, em média, servem para oferecer oxigênio a 2 L/minuto e FiO_2 de 28%.
- **Cânula nasal ou cateter tipo óculos:** tubo de PVC fino com dois orifícios em sua extremidade, introduzido na cavidade nasal nas duas narinas, com capacidade de oxigenação de até 8 L/minuto e FiO_2 de 24 a 40%.
- **Máscara facial:** máscara de PVC que deve ser colocada sobre a boca e o nariz, permitindo, assim, uma disponibilização de oxigênio em fluxos mais altos do que os cateteres e as cânulas nasais. Com indicação para respiradores bucais, seu fluxo de O_2 vai de 1 a 15 L/minuto, mas visa o aproveitamento total de O_2 e o não ressecamento das mucosas oronasais, sendo indicado o volume de 8 L/minuto e FiO_2 de 24 a 60%.
- **Máscara com reservatório:** contém uma bolsa inflável acoplada e possui capacidade de armazenar até 1 L de oxigênio. Existem modelos de máscaras com reservatório sem reinalação, que possuem uma válvula que impede que a pessoa inspire dióxido de carbono FiO_2 60% a 100%, e com reinalação de CO_2, que em virtude de uma mistura no reservatorio de O_2 e CO_2, permitem volume de FiO_2 entre 60 e 100%.
- **Máscara de traqueostomia:** deve ser adaptada à traqueostomia e conectada a um umidificador, podendo ser utilizada com o sistema Venturi, apresentando fluxo de 1 a 15 L/min e FiO_2 entre 35 e 60%.

Sistemas de alto fluxo

Fornece oxigênio em alta concentração, maior que o volume inspiratório normal, sendo utilizado em cituações de extrema necessidade, como na presença de hipóxia desencadeada por doenças pulmonares (p. ex., insuficiência respiratória, enfisema pulmonar, edema agudo de pulmão ou pneumonia).

O equipamento mais comum para esta terapia é a máscara de Venturi, que por meio de diferentes tamanhos de adaptadores identificados por cores variadas, oferece oxigênio em níveis exatos e diferentes, que varia de 3 a 15 L/min e FiO_2 de 24 a 50%. Estes adaptadores possuem orifícios que proporcionam o escape do ar expirado, contendo dióxido de carbono, e requerem umidificação para não causar ressecamento das vias respiratórias. A fórmula que determina a FiO_2 ofertada ao paciente é: $21 + 4 \times O_2$ (Figura 8.10).

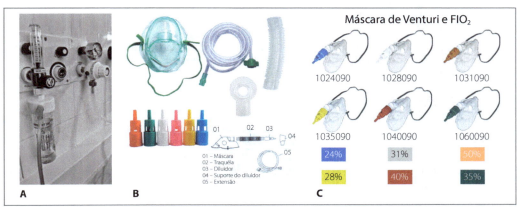

Figura 8.10 – (A) Equipo de fluxometro com extensão. (B) Máscaras Venturi e FiO_2. (C) Máscaras Venturi e FiO_2 sem acessórios de extensão.
Fonte: Disponível em: https://enfermagemcomamor.com.br/index.php/2018/06/04/aprendendo-sobre-a-mascara-de-venturi/ (2020).

Quadro 8.10 – Concentração de O_2, cor dos pinos fluxo de O_2 sugerido.		
FiO2	Cor	Fluxo de O2 (L/min)
24%	Azul	3
28%	Amarelo	6
31%	Branco	8
35%	Verde	12
40%	Rosa	15
50%	Alaranjado	15

Fonte: Adaptado de http://www2.ebserh.gov.br.

A umidificação do oxigênio é recomendada sempre que o gás for administrado por mais de 10 minutos. Pode ser realizada por meio de:

- **Sistemas de umidificação:** produzem água molecular na forma gasosa (vapor) e fornecem umidade relativa de 100%, à temperatura ambiente, que cai para 50% quando em contato com a parede mucosa das vias aéreas. Os tipos de umidificadores são: de bolhas, em cascata ou de aquecimento por condução.
- **Sistemas de nebulização:** produzem gotículas de água suspensas no gás, com tamanhos de 1 a 20 U e fornecem 100% de umidade relativa a 37 °C e 40% em temperatura ambiente. Os tipos de nebulizadores são: pneumático, ultrassônico e micronebulizador (Figura 8.11).

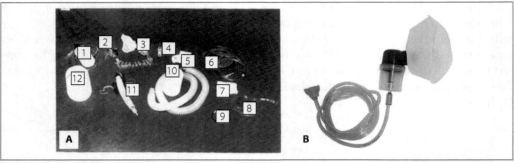

Figura 8.11 – (A) Materiais de oxigenioterapia. Tipos de nebulizadores: pneumático, ultrassônico e micronebulizador. (1, 2 e 3) Frascos umidificadores com cateter de O_2 acoplado; (4) intermediário; (5) fita adesiva; (6) extensão de látex e vinil; (7) compressa; (8 e 9) cateter de O_2; (10) adaptador e máscara; (11) máscara Venturi acoplada à traqueia enrugada; (12) máscara e traqueia enrugada. (B) Inalação.
Fonte: (A) Posso (1999). (B) Disponível em: https://www.protec.com.br/loja/produtos/inaloterapia/micronebulizador (2020).

Nebulização

É a maneira de oferecer a oxigenioterapia com medicamento ou somente com soro fisiológico, visando um conforto respiratório por meio da entrada de ar já umidificado nas vias aéreas.

Finalidades

- Umidificar o ar inspirado.
- Oferecer aporte de oxigênio.
- Fluidificar secreções.
- Facilitar a expectoração.

Materiais

- Fluxômetro de O_2, nebulizador plástico com capacidade entre 200 e 250 mL calibrado para rede de oxigênio.
- Extensão de traqueia.
- Máscara de nebulização simples ou Venturi estéril, de tamanho adequado e com cadarço
- Água destilada esterilizada.
- Etiqueta adesiva para identificação.
- Luvas de procedimento.

Procedimentos

- Lavar as mãos e reunir o material.
- Explicar ao paciente o procedimento e sua finalidade e posicioná-lo confortavelmente.
- Instalar o fluxômetro na rede de oxigênio e testá-lo.
- Colocar a água destilada esterilizada no copo do nebulizador, fechar bem e conectá-lo ao fluxômetro de oxigênio.

- Conectar a máscara ao tubo corrugado, e este ao nebulizador.
- Colocar a máscara no rosto do paciente e ajustá-la, evitando compressões.
- Regular o fluxo de oxigênio de acordo com a prescrição médica. No caso de uso da máscara Venturi, regular a concentração de oxigênio da máscara.
- Identificar o nebulizador com a etiqueta adesiva, anotando data, horário e volume de água instalados, e quem o instalou.
- Trocar a água do nebulizador de 6 em 6 horas, desprezando totalmente a água restante no copo, e colocar uma nova etiqueta de identificação.
- Trocar o conjunto de nebulização de acordo com as normas da instituição.
- Recolher o material e registrar na folha de anotações de Enfermagem o início da nebulização, as reações do paciente e as intercorrências durante o procedimento.

Oxigenoterapia com cânula nasal dupla (óculos)

Finalidade

- Oferecer aporte de oxigênio umidificado, continuamente, pelas vias aéreas superiores.

Materiais

- Cânula nasal dupla estéril.
- Umidificador de bolhas estéril.
- Extensão plástica.
- Fluxômetro calibrado para rede de oxigênio.
- 50 mL de água destilada esterilizada.

Procedimentos

- Lavar as mãos e reunir o material.
- Explicar ao paciente o procedimento e sua finalidade, e posicioná-lo confortavelmente.
- Instalar o fluxômetro na rede de oxigênio e testá-lo.
- Colocar a água destilada esterilizada no copo do umidificador, fechar bem e conectá-lo ao fluxômetro.
- Conectar a extensão de látex/silicone ao umidificador.
- Identificar o umidificador com a etiqueta adesiva, anotando data, horário e volume de água instalado, e quem o instalou.
- Instalar a cânula nasal no paciente e ajustá-la, evitando tracionar as asas nasais.
- Conectar a cânula nasal à extensão plástica, abrir e regular o fluxômetro, conforme prescrição médica.
- Trocar a cânula nasal diariamente.
- Trocar o umidificador e a extensão plástica de acordo com as normas da instituição.
- Recolher o material e registrar na folha de anotações de Enfermagem o procedimento realizado, as reações do paciente e as intercorrências.

Oxigenoterapia com cateter nasofaríngeo

Finalidade

- Oferecer aporte de oxigênio umidificado.

Materiais

- Cateter nasofaríngeo estéril de numeração adequada.
- Fita adesiva para fixação de cateter.
- Umidificador de bolhas estéril.
- Extensão de látex/silicone.
- Fluxômetro calibrado para rede de oxigênio.
- 50 mL de água destilada esterilizada.

Procedimentos

- Lavar as mãos e reunir o material.
- Explicar ao paciente o procedimento e sua finalidade e posicioná-lo confortavelmente.
- Instalar o fluxômetro na rede de oxigênio e testá-lo.
- Colocar a água destilada esterilizada no copo do umidificador, fechar bem e conectá-lo ao fluxômetro.
- Conectar a extensão de látex/silicone ao umidificador.
- Identificar o umidificador com a etiqueta adesiva, anotando data, horário e volume de água instalado.
- Medir o tamanho do cateter a ser introduzido: da ponta do nariz até o início do canal auditivo externo (lóbulo da orelha); marcar o limite com uma fita adesiva.
- Introduzir o cateter em uma das narinas, até aproximadamente 2 cm da marca da fita adesiva.
- Conectar o cateter à extensão de látex/silicone, abrir e regular o fluxômetro, conforme prescrição médica.
- Trocar o cateter diariamente, alternando as narinas.
- Trocar umidificador e extensão de látex/silicone de acordo com as normas da instituição.
- Registrar na folha de anotações de Enfermagem o procedimento realizado, as reações do paciente e as intercorrências.

Inalação

Finalidades

- Administrar medicamentos.
- Fluidificar secreções.
- Oferecer aporte de oxigênio.

Observação: este procedimento só deverá ser realizado com oxigênio se houver prescrição médica.

Materiais

- Fluxômetro calibrado para rede de oxigênio ou ar comprimido.
- Micronebulizador plástico (polímero) esterilizado, com máscara e extensão para rede de oxigênio ou ar comprimido.
- Soro fisiológico ou água destilada esterilizada, conforme prescrição médica.
- Solução medicamentosa, conforme prescrição médica.
- Etiqueta adesiva.
- Gaze esterilizada.

Procedimentos

- Lavar as mãos.
- Verificar a finalidade do procedimento e reunir o material.
- Explicar ao paciente o procedimento e sua finalidade, e posicioná-lo confortavelmente.
- Instalar o fluxômetro na rede de oxigênio ou ar comprimido e testá-lo.
- Abrir a embalagem do micronebulizador e reservá-la.
- Colocar o soro fisiológico ou a água destilada esterilizada no copinho do micronebulizador, acrescentar a solução medicamentosa (quando prescrita), fechar bem e conectá-lo ao fluxômetro.
- Conectar a máscara ao micronebulizador.
- Regular o fluxo do gás, o suficiente para produzir névoa (em geral 5 L/min).
- Aproximar a máscara do rosto do paciente e ajustá-la, entre o nariz e a boca, solicitando ao paciente que respire com os lábios entreabertos.
- Manter o micronebulizador junto ao rosto do paciente por 5 minutos, ou até terminar a solução; quando possível, orientá-lo para que ele mesmo o faça.
- Identificar o micronebulizador com a etiqueta adesiva, anotando data e horário de instalação.
- Fechar o fluxômetro e retirar o micronebulizador.
- Secar o micronebulizador com a gaze, recolocá-lo na embalagem e mantê-lo na mesa de cabeceira ou painel do paciente.
- Trocar o micronebulizador de acordo com as normas da instituição.
- Recolher o material e registrar na folha de anotações de Enfermagem o procedimento realizado, as reações do paciente e as intercorrências.

Referências

1. American Lung Association. Oxygen Therapy. [Acesso 2020 jan 6.]. Disponível em: https://www.lung.org/lung-health-and-diseases/lung-procedures-and-tests/oxygen-therapy/.
2. Brasil. Conselho Federal de Enfermagem. Da resolução que aprova a reformulação do Código de Ética dos Profissionais de Enfermagem. Resolução n. 311/2007. [Acesso 2011 ago 25]. Disponível em: http://www.cofen.gov.br/resolucao-cofen-no-5642017_59145.html
3. Brasil. Conselho Federal de Enfermagem. Decreto n. 94.406/87 que regulamenta a Lei n. 7.490, de 28 de junho de 1986, que dispõe sobre o exercício da Enfermagem, e dá outras providências. [Acesso 2011 ago 25]. Disponível em: http://www.cofen.gov.br/decreto-n-9440687_4173.html.
4. Camargo LACR, Pereira CAC. Dispneia em DPOC: além da escala modified Medical Research Council. J. Bras. Pneumologia. 2010;36(5):571-8.

5. Chaves LC, Fiorano AMM, Posso MBS. Avaliação física em enfermagem do sistema respiratório. *In:* Chaves LC, Posso MBS. *Avaliação Física em Enfermagem.* São Paulo (Barueri): Manole; 2012. Cap.9, p.247-84.
6. Costa D. Fisioterapia respiratória básica. Rio de Janeiro: Atheneu; 1999. p.11-26.
7. Diagnóstico de Enfermagem da NANDA-I: definições e classificação 2018-2020 [NANDA International]. Regina Machado Garcez (trad.); Alba Lucia Bottura Leite de Barros (rev. téc.) et al. 11.ed. Porto Alegre: Artmed; 2018.
8. Guimarães HP, Ribeiro DPP, Ferraz T, Pinto TFV, Corradi MLG, Silva PGMB, Lourenço DM. Manual de semiologia e propedêutica médica. Rio de Janeiro: Atheneu; 2019. p.223-35.
9. POP: Oxigenoterapia Hospitalar em Adultos e Idosos – Unidade de Reabilitação do Hospital de Clínicas da Universidade Federal do Triângulo Mineiro. Uberaba: EBSERH (Empresa Brasileira de Serviços Hospitalares); 2015.
10. Porto CC. Exame clínico. 4.ed. Rio de Janeiro: Guanabara Koogan; 2000.
11. Posso MB. Semiologia e semiotécnica. São Paulo: Atheneu, 1999. Cap.7, p.81.
12. Potter PA, Perry AG. Fundamentos de Enfermagem. 9.ed. Rio de Janeiro: Elsevier; 2017. p.892-6.
13. Seidel HM, Ball JW, Dains JE, Benedict GW. Mosby, guia de exame físico. 6.ed. Rio de Janeiro: Elsevier; 2007. p.360-413.
14. Sociedade Brasileira de Pneumologia e Tisiologia. Oxigenoterapia. [Acesso 2020 jan 6]. Disponível em: https://sbpt.org.br/portal/publico-geral/doencas/oxigenoterapia/.
15. Sociedade de Pneumologia e Tisiologia do Estado do Rio de Janeiro. Pneumologia – Aspectos práticos e atuais. Rio de Janeiro: Revinter; 2001.

Mamas e Axilas

Patrícia Maria da Silva Crivelaro
Sonia Angélica Gonçalves

Pré-requisitos

- Conhecimento dos métodos propedêuticos de inspeção e palpação.
- Conhecimento de anatomia e fisiologia das mamas e axilas.
- Conhecimento e domínio dos instrumentos básicos de Enfermagem.

Histórico de Enfermagem – Entrevista, levantamento de dados e exame físico

Entrevista

Representa o contato mais direto em que se estabelece o tipo de relação enfermeiro-paciente, que pode ser positiva ou negativa a depender das atitudes do enfermeiro.

A entrevista deve abranger levantamento de dados de aspectos específicos relacionados às queixas referidas sobre o início e a evolução das alterações que serão completadas pelo exame físico e problemas de Enfermagem (sinais e sintomas) para nortear toda a assistência de Enfermagem (ver também Capítulo 3 – *Histórico de Enfermagem e Exame Físico*).

As mamas são consideradas órgãos intimamente relacionados à sexualidade feminina, assim, o enfermeiro(a) ao conduzir a entrevista e até mesmo o exame físico deve ser cuidadoso com as seguintes condições:

Local da entrevista

Deve ser calmo e reservado, mantendo ao máximo a privacidade da paciente, sendo importante boa ventilação e iluminação. O ambiente deve estar limpo e ser organizado para receber o paciente. O enfermeiro, por sua vez, deve ser acolhedor, manter-se atento e demostrar interesse nas informações que são relatadas, olhando nos olhos da paciente, iniciando, assim, um vínculo, além de manter responsabilidade com a ética e o respeito ao próximo.

Todos esses aspectos devem ser respeitados, pois é durante a entrevista de Enfermagem que são coletados queixas, histórico atual e pregresso, história familiar e psicossocial. Tais informações norteiam a avaliação física, os diagnósticos e as intervenções de Enfermagem. Ao iniciar a entrevista, é importante avaliar se a paciente apresenta alguma queixa. Neste momento, já é possível obter dados sobre a história atual de saúde e possíveis intercorrências.

Levantamento de dados

Na sequência da entrevista, questiona-se a história familiar e os fatores de risco da paciente, como a ocorrência de câncer de mama na família – especificamente em parentes de primeiro grau (mãe, pai, irmã e filha) –, sendo este importante fator de alerta para um acompanhamento assíduo. Neste caso, deve-se entender qual o parentesco e a idade de ocorrência da doença. Outros fatores de risco devem ser avaliados, como uso de tabaco, drogas, alcoolismo, obesidade, exposições a agentes químicos e ionizantes – esses fatores são considerados passíveis de intervenções.

Além destes, são analisados os fatores de risco que não podem sofrer intervenções, como: idade superior a 40 anos, menarca precoce (antes dos 10 anos), menopausa depois dos 55 anos (considerada tardia), primeira gravidez após os 25 anos, outros cânceres, lesões mamárias benignas, estimulação hormonal prolongada, além da história familiar, conforme já relatado anteriormente.

É imprescindível a coleta de dados sobre a história pregressa, sendo levantadas informações sobre possíveis alterações anteriores, com detalhamento de tempo de ocorrência, se buscou ajuda de um profissional, exames e tratamentos realizados, se o problema persiste ou cessou. É importante também investigar a rede de apoio da paciente – quem são as pessoas mais próximas (familiares, vizinhos, amigos) –, assim como as pessoas que convivem com ela e são dependentes de seus cuidados (filhos, pais).

O levantamento de dados e os problemas de Enfermagem relacionados às alterações das mamas e axilas da paciente é realizado por meio da entrevista e completado pelo exame físico. Inicia-se obtendo dados de identificação: idade, cor, estado civil, profissão, endereço, local de origem, nível socioeconômico e escolaridade, queixas de dor; hábitos (de higiene, alimentação, estilo de vida, ocupação, atividades de lazer); desenvolvimento dos caracteres sexuais secundários, menarca, ciclo menstrual (detalhar alterações), data da última menstruação, presença ou não de dismenorreia e tensão pré-menstrual, número de gestações e paridades com suas complicações, atividade sexual e métodos de anticoncepção, cirurgias, traumatismos, doenças, IST e Aids; antecedentes de osteoporose em algumas situações; idade da menarca e menopausa materna e de irmãs.

Problemas de Enfermagem (sinais e sintomas)

Ao finalizar a coleta das informações, procede-se com o exame físico das mamas e axilas. Porém, neste capítulo, antes de expor o exame físico, faz-se necessário recordar alguns aspectos anatômicos e fisiológicos das mamas e axilas.

Recordando os aspectos anatômicos e fisiológicos das mamas e axilas

Mamas femininas

O conhecimento a respeito da anatomia e da fisiologia da mama e da axila é fundamental aos profissionais de saúde que realizam o exame físico dessas regiões, bem como o acompanhamento de afecção nestas estruturas, conhecendo, assim, suas relações anatômicas e funcionais.

As mamas são anexos da pele, constituídas por parênquima do tecido glandular, estroma do tecido conectivo e pele. Tal estrutura tem sua formação iniciada na vida embrionária, a partir de dois espessamentos ectodérmicos verticais, na porção ventrolateral do tronco.

A mama localiza-se na porção anterior da parede torácica, seu tamanho médio é de 10 a 12 cm de diâmetro e sua espessura possui média de 5 a 7 cm. Horizontalmente, a mama se estende do esterno até a linha axilar média. Os limites das mamas podem ser definidos da seguinte maneira:

- **Limite superior:** 2ª ou 3ª costela.
- **Limite inferior:** 6ª ou 7ª costela, em que se localiza o sulco inframamário.
- **Limite medial:** borda do osso esterno.
- **Limite lateral:** linha axilar média ou borda anterior do músculo grande dorsal.
- **Limite posterior:** fáscia do músculo grande peitoral; serrátil anterior e oblíquo externo com a bainha do músculo reto abdominal.

Frente à visualização destes limites, é possível perceber a extensão do tecido mamário no nível das axilas; por isso, mamas e axilas estão agrupadas no mesmo capítulo.

Para melhor entendimento, é possível dividir as mamas em quatro quadrantes, até mesmo para auxiliar da descrição do exame físico e na localização das lesões mamárias. São eles (Figura 9.1):

- **Quadrante superior externo:** QSE.
- **Quadrante inferior externo:** QIE.
- **Quadrante superior interno:** QSI.
- **Quadrante inferior interno:** QII.

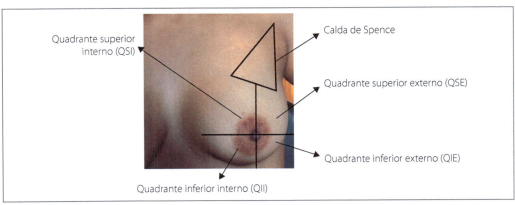

Figura 9.1 – Regiões da mama.
Fonte: Acervo da autoria do capítulo, fundamentado nas referências do final do capítulo.

A mama da mulher adulta é composta de tecido epitelial, glandular, conectivo e adiposo, e a união dos dois últimos tecidos denomina-se estroma, responsável pela sustentação da mama. Já o epitélio glandular é formado pelo componente lobular e ductal, os quais são envolvidos pelo estroma e por onde atravessam os vasos sanguíneos, linfáticos e nervos. Essa estrutura forma o que chamamos de parênquima mamário.

Este parênquima é constituído de 15 a 20 lobos de tecido glandular tubuloalveolar que se direcionam ao mamilo. Os lobos são isolados entre si por projeções de tecido fibroso que envolvem o parênquima mamário, perfazendo de 20 a 40 lóbulos, em que cada lóbulo é constituído por 10 a 100 alvéolos.

Sendo assim, tem-se o lóbulo como a unidade morfofuncional da mama e o alvéolo como unidade secretora (desenvolvido na gestação e na lactação).

Até aqui, falou-se dos tecidos e dos ductos que formam a mama, mas há estrutura visível do ponto de vista do examinador, tendo, portanto, a aréola e o mamilo, que fazem parte da mama.

A aréola é a porção central da mama, apresenta forma circular e tamanho variado, de acordo com a dimensão da mama, com coloração rósea, podendo variar conforme a cor de pele da mulher e também o ciclo gravídico puerperal. Ela contém ainda glândulas sudoríparas e sebáceas que formam as glândulas areolares e os tubérculos de Morgagni, que nada mais são do que glândulas sebáceas modificadas, que na gestação se hipertrofiam e formam os tubérculos de Mintgomery, garantindo a lubrificação do tecido areolar (Figuras 9.2 e 9.3).

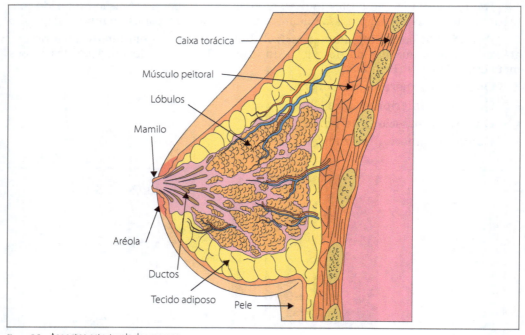

Figura 9.2 – Aspectos estruturais das mamas.
Fonte: Desenvolvida pela autoria do capítulo, fundamentado nas referências do final do capítulo.

Ao centro da aréola temos o mamilo ou papila mamária, cujo formato é cilíndrico, composto por fibras musculares lisas, dispostas circularmente, com fibras musculares que permitem sua retração ou proeminência. Diferentemente da aréola, o mamilo não possui glândula sebácea, no entanto, desembocam em sua extremidade uma média de 20 óstios, que correspondem ao local de vazão dos ductos galactóforos ou lactíferos, para que seja ejetado o leite materno. Além disso, ele é composto por terminações nervosas sensoriais, denominadas corpos de Ruffini e corpúsculos de Krause.

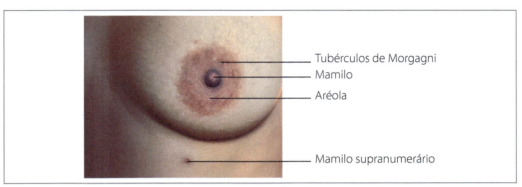

Figura 9.3 – Partes da mama e apresentação do mamilo supranumerário.
Fonte: Acervo da autoria do capítulo, fundamentado nas referências do final do capítulo.

Mamas masculinas

A glândula mamária masculina permanece, na maioria das vezes, como um grupo de cordões epiteliais, mas que quase sempre se desenvolve um sistema de ductos, pobre em tecido adiposo, que contém um tecido fibroso, mantendo-a pequena e achatada.

É importante esclarecer que temos a ginecomastia, que nada mais é do que o aumento do tecido glandular da mama masculina.

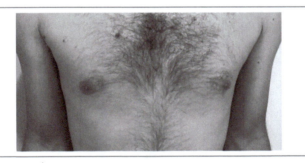

Figura 9.4 – Mamas masculinas normais.
Fonte: Acervo da autoria do capítulo, fundamentado nas referências do final do capítulo.

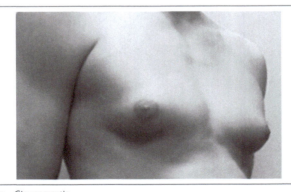

Figura 9.5 – Mama masculina – Ginecomastia.
Fonte: Acervo da autoria do capítulo, fundamentado nas referências do final do capítulo.

Axilas

Com formato é piramidal, localiza-se entre o braço e a parede do tórax e sua base é formada pela fáscia axilar. Nessa base, formam-se pregas axilares, anterior e posterior.

Através das axilas os vãos axilares e os nervos que os acompanham passam do pescoço em direção aos membros superiores.

A axila possui a artéria e a veia axilar, uma parte do plexo braquial e seus ramos (os ramos cutâneos laterais de nervos intercostais, o nervo torácico longo, o nervo intercostobraquial, uma parte da veia cefálica e os linfonodos axilares). Anatomicamente, mamas e axilas se fundem a partir de seus músculos, nervos e vasos.

Drenagem linfática axilar

Compreender a drenagem é crucial em virtude do seu papel na fisiopatologia dos tumores malignos. A linfa drenada da mama vai 97% para a axila e apenas 3% para a rede mamária.

A drenagem linfática da mama é realizada pelos sistemas dérmico, subdérmico, interlobar e pré-peitoral. Cada um deles pode ser visto como uma rede de canais destituídos de valvas que se interconectam e drenam para um ou dois linfonodos axilares (linfonodos sentinelas).

Em razão de esses sistemas estarem interconectados, a mama drena como uma unidade, e uma injeção de coloide corante em qualquer parte dela, em qualquer nível, resultará no acúmulo do corante em um ou dois linfonodos axilares sentinelas.

Os linfonodos axilares atuam como uma série de filtros entre a mama e a circulação venosa (Figura 9.6).

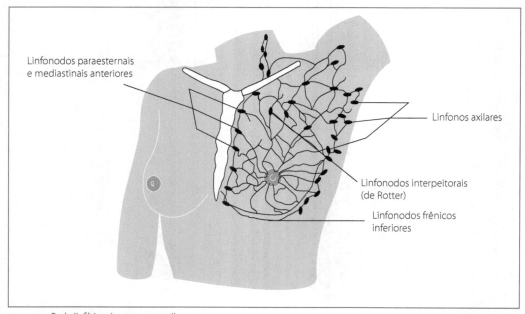

Figura 9.6 – Rede linfática das mamas e axilas.
Fonte: Desenvolvida pela autoria do capítulo, fundamentada nas referências do final do capítulo.

Os vasos coletores das partes medial e central da mama seguem os vasos sanguíneos perfurante pelo músculo grande peitoral e terminam nos linfonodos paraesternais, atrás dos músculos intercostais e à frente da fáscia endotorácica.

Modificações mamárias

As mamas femininas sofrem várias transformações durante o ciclo de vida. As alterações visíveis fisicamente têm início durante a puberdade e segue um processo contínuo durante toda a vida reprodutiva, a gravidez e a menopausa.

Infância

A mama durante a infância não sofre alterações físicas, não ocupa papel de destaque do ponto de vista hormonal, no que se refere à sexualidade. Ela passa a ter destaque a partir da puberdade que, nas meninas, ocorre geralmente entre 8 e 13 anos de idade. O desenvolvimento do tecido mamário em meninas com menos de 8 anos de idade é anormal, logo, será necessário ser encaminhada à avaliação médica. O desenvolvimento da mama geralmente se inicia com a protrusão da mama e do mamilo como uma massa única de tecido. A mama feminina adulta adquire a sua forma gradualmente.

Puberdade

Marca a transição fisiológica da infância para a maturidade sexual e reprodutiva. Nesta fase, surgem as características sexuais primárias, do hipotálamo, da hipófise e dos ovários, em um processo contínuo de maturação.

Essa maturação resulta no desenvolvimento complexo das características sexuais secundárias, envolvendo mamas, pelos e genitália, além da aceleração limitada no crescimento corporal.

Marshall e Tanner, em 1960, registraram o desenvolvimento das mamas e dos pelos pubianos em 192 escolares inglesas e criaram os estágios de Tanner para o desenvolvimento puberal (Figura 9.8). As alterações iniciais da puberdade ocorrem entre 8 e 13 anos na maioria das meninas.

Alterações anteriores ou posteriores são categorizadas como puberdade precoce ou puberdade tardia e merecem avaliação. Na maioria das meninas, o surgimento do botão mamário, denominado telarca, é o primeiro sinal físico da puberdade o ocorre aproximadamente aos 10 anos.

Idade fértil

Neste período, as mamas femininas podem aumentar em volume, além de doloridas em resposta às variações hormonais que ocorrem no ciclo menstrual, principalmente na fase descamativa do útero. Quando fora deste período, as mamas são menos sensíveis.

Gestação e lactância

Durante a gravidez, as alterações mamárias ocorrem em resposta aos hormônios do corpo lúteo e da placenta. Nesta fase da vida, as mudanças nas mamas são consideráveis,

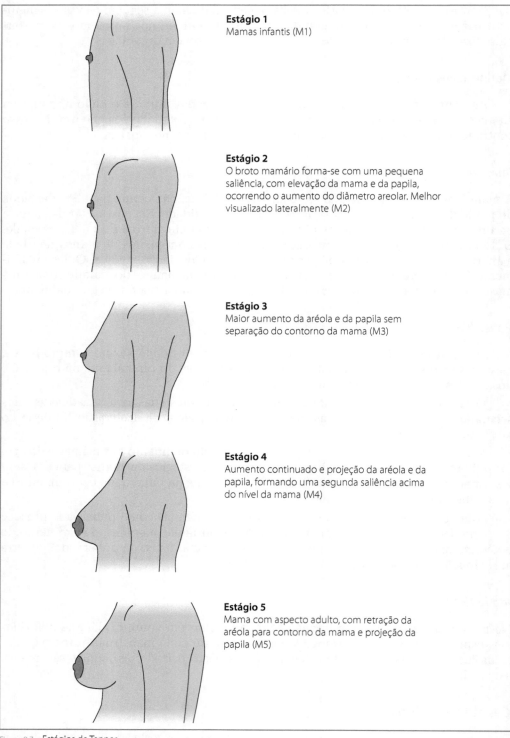

Figura 9.7 – **Estágios de Tanner.**
Fonte: Desenvolvida pela autoria do capítulo.

pois elas têm a função de nutrir o novo ser; logo, o sistema ductal se expande, os alvéolos secretores se desenvolvem e as mamas aumentam, sendo sensíveis e nodulares com frequência.

Os mamilos se hiperpigmentam, escurecem, aumentam e tornam-se mais eretos com a evolução da gravidez, e as aréolas também se tornam maiores, mais escuras e mais proeminentes. As pequenas glândulas de Montgomery espalhadas se desenvolvem dentro da aréola. Em virtude do maior fluxo sanguíneo, um padrão venoso azulado é evidente com frequência no tecido mamário.

Em algumas mulheres, é possível ver a saída de colostro através dos mamilos. No período pós-parto, os níveis reduzidos de hormônios placentários e a secreção de prolactina pela glândula hipófise estimulam a produção de leite materno. Células alveolares produzem o leite materno, que é rico em anticorpos, cuja função é proteger os recém-nascidos contra infecções. O leite materno também é rico em proteína e lactose. Durante a amamentação, os músculos lisos no mamilo e na aréola se contraem para expressar o leite materno. Findando a lactação, o tecido glandular mamário se retrai.

Menopausa e pós-menopausa

No decorrer do processo de envelhecimento, os tecidos glandular, alveolar e lobular nas mamas diminuem. Após a menopausa, depósitos de gordura substituem o tecido glandular, que continua a atrofiar em consequência da secreção reduzida de hormônio ovariano (estrogênio e progesterona).

A crista inframamária se apresenta espessa, tornando essa área mais fácil de palpar. Os ligamentos suspensórios relaxam, fazendo com que as mamas se tornem flácidas e ocorre, portanto, o relaxamento dos ligamentos. Deste modo, as mamas também reduzem de tamanho e perdem elasticidade. Os mamilos se tornam menores, mais planos e menos eréteis. Os ductos ao redor dos mamilos podem se mostrar como cordões endurecidos.

Recordados os aspectos anatômicos e fisiológicos de mamas e axilas, segue-se o exame físico propriamente dito.

Exame físico

É sempre precedido pela entrevista, pois espera-se a formação de um vínculo de confiança entre profissional/paciente e maior tranquilidade de ambos.

O profissional deve ser cauteloso, respeitoso e explicar o exame de modo a diminuir possíveis desconfortos, sendo ele realizado em duas etapas: inspeção e palpação.

Inspeção das mamas femininas

- **Inspeção estática da mama:** com a paciente em pé ou sentada com os braços ao longo do corpo (Figura 9.8), são avaliados: tamanho, simetria, formato, coloração das mamas e aréolas; no mamilo, observa-se o formato (invertido, plano, semiprotuso e protuso); na inspeção da pele, atentar-se para cor, textura, vascularização, presença de nevos, pelos, estiramento linear (estrias) cicatrizes (questionar origem), tatuagens.

Quadro 9.1 – Observação sobre a inspeção do mamilo.
Um mamilo extra (mamilo supranumerário) pode ser encontrado ao longo da linha do mamilo embrionário. Ele costuma ser bem pequeno e confundido com nevos melanócitos, porém, ao se observar com mais cuidado, verifica-se uma pequena aréola e o mamilo, sendo uma variação comum.

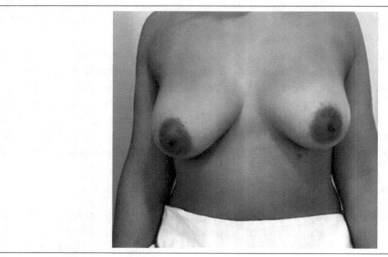

Figura 9.8 – Inspeção estática das mamas (braços ao longo do corpo).
Fonte: Acervo da autoria do capítulo, fundamentado nas referências do final do capítulo.

- **Inspeção dinâmica da mama:** na posição sentada ou em pé, solicita-se que a paciente coloque as duas mãos na cintura e pressione-as, inclinando o tronco para a frente (Figura 9.9); após, solicita-se que eleve os braços acima da cabeça (Figura 9.10). As duas posições possibilitam melhor visualização de retrações e/ou abaulamentos.

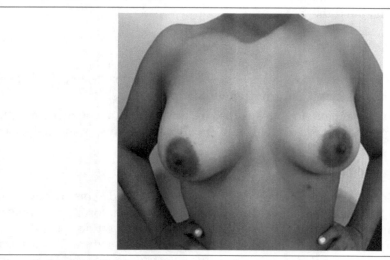

Figura 9.9 – Inspeção dinâmica das mamas (braços na cintura).
Fonte: Acervo da autoria do capítulo, fundamentado nas referências do final do capítulo.

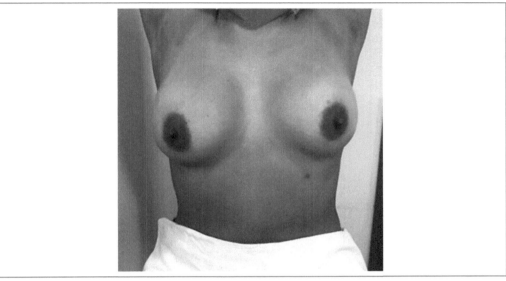

Figura 9.10 – Inspeção dinâmica das mamas (braços elevados).
Fonte: Acervo da autoria do capítulo, fundamentado nas referências do final do capítulo.

Quadro 9.2 – Observação sobre a inspeção dinâmica das mamas.
■ Se a paciente tiver mamas volumosas, é mais fácil visualizar irregularidades se ela se inclinar para frente com os braços nos quadris (Figura 9.11).

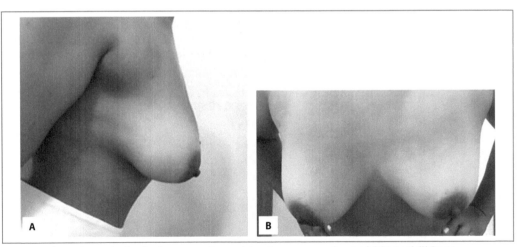

Figuras 9.11 – Inspeção com inclinação do corpo e mãos na cintura (para mamas volumosas). (A) Lateral. (B) Frente.
Fonte: Acervo da autoria do capítulo, fundamentado nas referências do final do capítulo.

Palpação das mamas femininas

Este exame é importante para detecção precoce de alterações no tecido mamário e na rede linfática. O enfermeiro(a) deve orientar e explicar o processo e, se necessário, deve-se utilizar luvas de procedimento (principalmente na ocorrência de lesões de pele). Com a mulher em decúbito dorsal, com os braços atrás da cabeça, o profissional usa os dedos indicador, médio e anelar para fazer movimentos circulares (Figura 9.12), sistematizados em todos os quadrantes da mama, não esquecendo da cauda de Spence e da região areolar (Figura 9.13). Proceder, primeiro, com uma palpação superficial, seguida da palpação profunda em toda a extensão da mama, em busca de nodulações, massas, a fim de identificar volume, mobilidade, demarcações, formato e quantidade, atentando-se também para presença de dor.

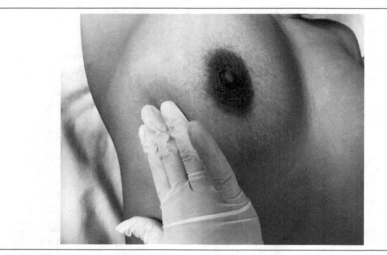

Figura 9.12 – **Palpação da mama com uma mão – Utilização dos três dedos médios.**
Fonte: Acervo da autoria do capítulo, fundamentado nas referências do final do capítulo.

No caso de mamas muito volumosas, a técnica de palpação bimanual pode ser a principal escolha, sendo utilizados os três dedos médios da mão dominante para palpar e a mão não dominante para apoiar o tecido mamário na parte inferior (Figura 9.11).

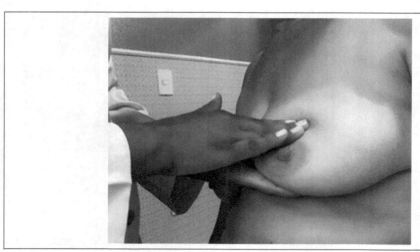

Figura 9.13 – **Palpação bimanual (mamas volumosas).**
Fonte: Acervo da autoria do capítulo, fundamentado nas referências do final do capítulo.

No mamilo, além da palpação, é necessária uma leve compressão com o polegar e o indicador (utilizar luvas) (Figura 9.14) para avaliar a descarga de líquidos. No caso positivo, verifica-se coloração, consistência e odor, e dependendo do protocolo da instituição, coleta-se a secreção (esfregaço citológico) para enviá-la para análise.

Aproveite o momento para orientar quanto ao autoexame das mamas.

Orientações para autoexame mamário

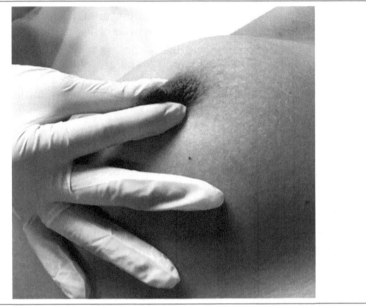

Figura 9.14 – Expressão do mamilo.
Fonte: Acervo da autoria do capítulo, fundamentado nas referências do final do capítulo.

Vale ressaltar que a prática constante do enfermeiro na avaliação das mamas, nos serviços de saúde, o torna cada vez mais habilitado nos achados e na diferenciação das doenças em relação suas características e possíveis causas. Além da prática advinda das avaliações frequentes, este profissional contribui para diagnósticos, tratamentos precoces e sobrevida.

Quadro 9.3 – Observações importantes para o exame das mamas.
■ Mulheres mastectomizadas podem ser submetidas à palpação, sendo importante examinar as cicatrizes. Estas mulheres podem estar ainda mais conscientizadas da avaliação rotineira pelo profissional ou até mesmo do autoexame. ■ Mulheres com implantes mamários devem ser submetidas normalmente à inspeção e à palpação. Nestas mulheres, pode ser até mais fácil a identificação de alterações em virtude de próteses serem implantadas abaixo do tecido glandular, empurrando-o contra a pele.

Inspeção e palpação das mamas masculinas

O exame da mama masculina é tão importante quanto o da mama feminina, porém, é menos divulgado e realizado pelos profissionais rotineiramente nos serviços de saúde, e isso acontece principalmente pela menor incidência de câncer de mama no homem. Apesar de ser mais rápido e fácil de executar em comparação ao exame clínico das mamas femininas, deve ser realizado com o mesmo cuidado e respeito.

A inspeção é feita com o homem em decúbito dorsal ou sentado, sendo avaliado tamanho, simetria, lesões e coloração da aréola, além da presença de nevos, pilosidade (natural no homem), cicatrizes (questionar origem) e tatuagens. Ainda na inspeção da mama masculina, dependendo do volume do tecido, é possível visualizar alterações nodulares, porém, a palpação é indispensável. Ressalta-se que homens obesos ou com ginecomastia (aumento glandular ocasionado por alteração hormonal) podem apresentar maior volume das mamas, sendo importante diferenciar o tecido adiposo, que é amolecido, do tecido glandular, que possui consistência firme.

Na palpação, o profissional vai utilizar a mesma técnica de dedilhado em movimentos circulares (dedos indicador, médio e anelar), palpando sistematicamente as regiões da mama, com atenção à aréola e ao mamilo em busca de nodulações, massas, identificando volume, mobilidade, demarcações, formato e quantidade, além de presença de dor.

Inspeção e palpação axilar

Na inspeção, observa-se pigmentação, pilosidade, presença de lesões, infecções, retrações e abaulamentos.

Na palpação, o enfermeiro solicita que o paciente posicione-se sentado e levante o braço do lado que será examinado, mantendo-o relaxado. Para isso, o profissional apoia esse braço com a mão não dominante, sustentando-o. Com os dedos da mão dominante juntos, inicia-se o exame pelo ápice da axila. Os dedos devem atingir a região logo atrás dos músculos peitorais, palpando profundamente na direção da clavícula (Figura 9.15), deslizando contra as costelas e o músculo serrátil anterior, o que possibilita a palpação dos linfonodos desta região. Os linfonodos são moles, pequenos e não dolorosos; no caso de endurecimento ou dor (inflamação), investigar tamanho e quantidade e comparar com os demais linfonodos.

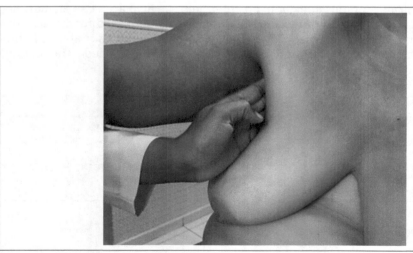

Figura 9.15 – Palpação das axilas/linfonodos.
Fonte: Acervo da autoria do capítulo, fundamentado nas referências do final do capítulo.

Parâmetros normais, problemas de Enfermagem e diagnósticos de Enfermagem

A seguir, os Quadros 9.4, 9.5 e 9.6 elencam os parâmetros normais, os problemas e principais diagnósticos de Enfermagem. Esses quadros aumentam a praticidade das buscas no cotidiano de trabalho e/ou estudos, porém, o profissional/aluno deve ser cauteloso nos diagnósticos, esgotando as possibilidades de acordo com a individualidade de cada paciente.

É válido destacar que cada achado clínico dever ser relatado em prontuário, e, para isso, o profissional deve ter em mente as regiões/quadrantes mamários e suas delimitações.

O seguimento e o acompanhamento de cada condição encontrada devem ser executados de acordo com os protocolos vigentes.

Quadro 9.4 – Parâmetros normais, problemas de Enfermagem e principais diagnósticos de Enfermagem do exame das mamas femininas.

Parâmetros normais – Mamas femininas	Problemas de Enfermagem	Diagnóstico de Enfermagem
As mamas são simétricas em relação ao tamanho e a inserção, arredondadas ou ovaladas, de superfície contínua, pele macia, lisa e de tom uniforme (estiramentos lineares podem se apresentar em decorrência da gestação ou do ganho e da perda ponderal). A aréola é redonda e a cor pode variar, geralmente são rosadas em mulheres brancas e de tons marrons em mulheres pardas e negras. Ao estímulo e à palpação ocorre ereção do mamilo. Os mamilos são simétricos e protuberantes. Mamilo extranumerário é uma variação normal. Frequentemente, a mama esquerda é um pouco maior do que a direita. As mamas são macias, podendo ser mais firmes em nulíparas. Antes da menstruação as mamas podem ser ingurgitadas de consistência irregular e sensíveis à dor. Na gestação, as mamas ficam mais volumosas, ingurgitadas e até sensíveis; uma rede de vascularização pode estar aparente (Rede de Haller); e a aréola pode aumentar o tamanho e se tornar mais escura.	Alterações de cor (hiperemia) e aumento de temperatura e edema podem indicar infecção ou inflamação. Hiperpigmentação. Aparência de vascularização unilateral com veias dilatadas. Aspecto de casca de laranja na pele. Retrações ou depressões. **Presença de massas/nódulos:** documentar localização, tamanho, formato, consistência, mobilidade, sensibilidade e distinção. **Presença de cistos:** achados comuns, geralmente são múltiplos em ambas as mamas, redondos ou elípticos, macios e móveis, de tamanhos variados, sendo mais comuns na idade reprodutiva e sofrem alterações de tamanho e sensibilidade dias antes da menstruação. **Presença de fibroadenomas:** massa mais definida, na maioria das vezes única, não apresenta sensibilidade, de consistência firme, mais comum nas pacientes entre 20 e 40 anos e não modificam com o período menstrual. **Presença de massas sugestivas de câncer:** difíceis de serem delimitadas, são fixas, mais endurecidas, de formatos irregulares e tendem a ser únicas. No mamilo, pode ser evidente secreções sanguinolentas, serosanguinolentas, purulentas, devendo ser investigadas, pois sugerem inflamações, infecções e até neoplasias. Ausência de ereção do mamilo aos estímulos.	Perfusão tissular periférica ineficaz. Risco de dignidade humana comprometida. Desesperança. Distúrbio na identidade pessoal. Risco de baixa autoestima situacional. Distúrbio na imagem corporal. Risco de relacionamento ineficaz. Ansiedade relacionada à morte. Medo. Risco de sentimento de impotência. Risco de infecção. Risco de integridade de pele prejudicada.

Fontes: National Institutes of Health U.S (2014); Brunner e Suddart (2015); Posso (2010); NANDA (2018-2020).

Quadro 9.5 – Parâmetros normais, problemas de Enfermagem e principais diagnósticos de Enfermagem do exame das mamas masculinas.

Parâmetros normais – Mamas masculinas	Problemas de Enfermagem	Diagnóstico de Enfermagem
Não é observado tecido glandular. Homens obesos apresentam aumento do volume da mama, sendo evidente na palpação presença de tecido adiposo (amolecido). Mamilos simétricos.	Assimetria mamilar. Retração da aréola e mamilo. Inversão do mamilo (investigando o tempo de surgimento do problema). Presença de secreção. Edema, ulcerações, hipersensibilidade, ausência de ereção do mamilo aos estímulos.	Perfusão tissular periférica ineficaz. Proteção alterada. Risco de dignidade humana comprometida. Desesperança. Distúrbio na identidade pessoal. Risco de baixa autoestima situacional. Isolamento social. Distúrbio na imagem corporal. Risco de relacionamento ineficaz. Ansiedade relacionada à morte. Medo. Risco de sentimento de impotência. Risco de infecção e de hipertermia. Risco de integridade de pele prejudicada.

Fontes: Posso (2010); NANDA (2018-2020).

Quadro 9.6 – Parâmetros normais, problemas de Enfermagem e principais diagnósticos de Enfermagem do exame das axilas.

Parâmetros normais – Axilas	Problemas de Enfermagem	Diagnóstico de Enfermagem
Na pele, estão presentes os folículos pilosos e os pelos. Os linfonodos são difíceis de serem palpados, quando possível eles são pequenos, macios e não sensíveis.	Erupções cutâneas e ulcerações, podem ser sugestivas de inflamação de glândulas sudoríparas e/ou de foliculites. Abaulamentos e retrações sugerem alterações neoplásicas. Aumento de linfonodos podem ser confundidos com nódulos. O aumento do linfonodo para mais de 1 cm associado com o endurecimento e a fixação a tecidos subjacentes ou pele sugerem neoplasias. Linfonodos sensíveis, quentes e aumentados sugerem infecção da mama, do braço ou da mão.	Perfusão tissular periférica ineficaz. Risco de infecção e de hipertermia. Risco de lesão. Risco de dignidade humana comprometida. Desesperança. Distúrbio na identidade pessoal. Risco de baixa autoestima situacional. Distúrbio na imagem corporal. Risco de relacionamento ineficaz. Ansiedade relacionada à morte. Medo. Risco de sentimento de impotência. Risco de integridade de pele prejudicada.

Fonte: Desenvolvido pela autoria do capítulo, fundamentado nas referências do final do capítulo.

Rotina de exames

O Quadro 9.7 demonstra os principais exames das mamas, os quais são importantes para o diagnóstico de disfunções mamárias e, em especial, do câncer de mama.

Quadro 9.7 – Orientações quanto à faixa etária e à periodicidade dos exames mamários em mulheres.

Ministério da Saúde – Brasil (2015)	Colégio Brasileiro de Radiologia e Diagnóstico por Imagem da Sociedade Brasileira de Mastologia (2017)
Mulheres com risco habitual **A partir dos 20 anos** Autoexame: mensal	**Mulheres com risco habitual** **De 40 a 74 anos** Mamografia: anual

(Continua)

(Continuação)

Quadro 9.7 – Orientações quanto à faixa etária e à periodicidade dos exames mamários em mulheres.	
Ministério da Saúde – Brasil (2015)	Colégio Brasileiro de Radiologia e Diagnóstico por Imagem da Sociedade Brasileira de Mastologia (2017)
Acima de 40 anos Exame clínico: anual	**Acima de 75 anos** Mamografia anual para as mulheres que tenham expectativa de vida maior que 7 anos.
De 50 a 69 anos Mamografia: a cada 2 anos Autoexame: mensal Exame clínico: anual	**Ultrassonografia** Deve ser considerada para as mulheres com mamas densas.
Mulheres com risco elevado Exame clínico acima de 35 anos: anual	**Tomossíntese** Forma de mamografia que pode ser considerada para o rastreamento do câncer de mama, quando disponível.
Observação: o Ministério da Saúde recomenda o rastreamento com mamografia em mulheres com 75 anos ou mais.	**Mulheres com risco elevado para o câncer de mama** Rastreamento anual com mamografia a partir dos 30 anos de idade.

Fontes: Brasil (2015); Augusta L et al. (2017).

Ressalta-se que mulheres que apresentam disfunções ou fatores de risco devem ser acompanhadas regularmente e seguir o protocolo de acompanhamento indicado pelo profissional responsável.

Referências

1. Andris D. Semiologia – Bases para a prática assistencial [Internet]. [Citado 2020 jan 14]. Disponível em: https://integrada.minhabiblioteca.com.br/#/books/978-85-277-2421-0/cfi/6/60!/4/2/266/12/2@0:71.4.
2. Augusta L, Dellê Urban B, Fernandes Chala L, Di Pace Bauab S, Schaefer MB, Pereira, Dos Santos R et al. Breast cancer screening: updated recommendations of the Brazilian College of Radiology and Diagnostic Imaging, Brazilian Breast Disease Society, and Brazilian Federation of Gynecological and Obstetrical AssociationsRadiol Bras. [Internet]. 2017;50(4):244-9. [Citado 2020 jan 14]. Disponível em: http://dx.doi.org/10.1590/0100-3984.2017-0069.
3. Bonsu AB, Ncama BP. Evidence of promoting prevention and the early detection of breast cancer among women, a hospital-based education and screening interventions in low – and middle-income countries: A systematic review protocol. Syst Rev. [Internet] 2018;7(1):1-7. [Citado 2020 jan 14]. Disponível em: https://www.ncbi.nlm.nih.gov/pubmed/30547842.
4. Bonsu AB, Ncama BP. Integration of breast cancer prevention and early detection into cancer palliative care model. PLoS One. [Internet] 2019;14(3):1-19. [Citado 2020 jan 12]. Disponível em: https://www.ncbi.nlm.nih.gov/pmc/articles/PMC6426220/.
5. Brasil. Ministério da Saúde. Diretrizes para a Detecção Precoce do Câncer de Mama no Brasil. Rio de Janeiro, RJ, INCA, 2015.[Citado 2020 jan 12]. Disponível em: https://www.inca.gov.br/publicacoes/livros/diretrizes-para-deteccao-precoce-do-cancer-de-mama-no-brasil.
6. Changes OB. Breast Self-Exam – National Breast Cancer Foundation [Internet]; 2020. p.1-3. [Citado 2020 jan 12]. Disponível em: https://www.nationalbreastcancer.org/breast-self-exam.
7. Dangelo JG, Fattii CA. Anatomia humana sistêmica e segmentar. 3.ed. Rio de Janeiro: Atheneu; 2011.
8. Examination: Practical Recommendations for Optimizing Performance and Reporting. CA Cancer J Clin [Internet]. 2004;54(6):327-44. [Citado 2020 jan 5]. Disponível em: file:///C:/Users/Win10/Downloads/Clinical_Breast_Examination_Practical_Recommendati.pdf.
9. Garlet BB, Zogbi L, de Lima JP, Favalli PP de S, Krahe FD. Recurrent borderline phyllodes tumor of the breast submitted to mastectomy and immediate reconstruction: Case report. Int J Surg Case Rep [Internet]. 2019;60:25-9. [Citado 2020 jan 8]. Disponível em: https://doi.org/10.1016/j.ijscr.2019.05.032.
10. Hoffman BL et al. Ginecologia de Williams. 2.ed. Porto Alegre: Artmed; 2014.
11. Jensen S. Semiologia na Prática Clínica/Sharon Jensen. Sônia Regina de Souza (ver. téc.). Ferreira IA; Hopkins M (trad.). Rio de Janeiro: Guanabara Koogan; 2013.

12. Koc G, Gulen-Savas H, Ergol S, Yildirim-Cetinkaya M, Aydin N. Female university students' knowledge and practice of breast self-examination in Turkey. Niger J Clin Pract. [Internet] 2019;22(3):410-5. [Citado 2020 jan 12]. Disponível em: http://www.njcponline.com/article.asp?issn=1119-3077;year=2019;volume=22;issue=3;spage=410;epage=415;aulast=Koc.
13. Lana DL, Silva GF, Coutinho RA, Higa C. Semiologia. Porto Alegre: Sagah; 2018. Disponível em: https://integrada.minhabiblioteca.com.br/#/books/9788595028470.
14. Migowski A, Azevedo E Silva G, Dias MBK, Diz MDPE, Sant'Ana DR, Nadanovsky P. Guidelines for early detection of breast cancer in Brazil. II – New national recommendations, main evidence, and controversies. Cad Saude Publica. [Internet] 2018;34(6):1-16. [Citado 2020 jan 8]. Disponível em: https://www.scielosp.org/article/csp/2018.v34n6/e00074817/en/.
15. Posso MBS. Semiologia e semiotécnica de enfermagem. Rio de Janeiro: Atheneu; 2010.
16. Suddarth B. Manual de Enfermagem Médico-Cirúrgica. 13.ed. Rio de Janeiro: Koogan G, organizador. 2015.
17. U.S. Department Of Health And Human Services National Institutes of Health. Understanding Breast Changes. [Internet] 2014;44. [cited 10 jan. 2020]. Available from: https://www.cancer.gov/types/breast/breast-changes/understanding-breast-changes.pdf.
18. Zhang H, Wang G, Zhang J, Lu Y, Jiang X. Patient delay and associated factors among Chinese women with breast cancer: A cross-sectional study. Med (United States). [Internet] 2019;98(40):1-7.

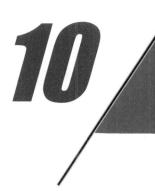

Sistema Digestório

Raquel Machado Cavalca Coutinho
Loide Corina Chaves
Rita de Cássia Fernandes Grassia Nacarato

Pré-requisitos

- Conhecimento da divisão topográfica do abdome e a projeção de suas vísceras.
- Conhecimento da anatomia e da fisiologia do sistema digestório.
- Conhecimento de qualquer alteração desse sistema, seja ela resultante de processos decorrentes de enfermidades, seja do processo de envelhecimento.
- Conhecimento dos instrumentos básicos de Enfermagem.

Histórico de Enfermagem – Entrevista, levantamento de problemas e exame físico

Entrevista

Deve abranger aspectos específicos relacionados às queixas referidas sobre o início e a evolução das alterações do sistema digestório coletados no levantamento de dados.

Levantamento de dados

Realizado por meio da entrevista e do exame físico, objetiva investigar:
- Aspectos pessoais relacionados à evolução da doença do sistema digestório.
- Antecedentes familiares.
- Fatores de risco associados.
- Hábito do funcionamento do trato digestório.
- Sinais e sintomas apresentados pelo paciente.

Problemas de Enfermagem (sinais e sintomas)

Os sinais têm caráter objetivo e específico, enquanto os sintomas são de natureza subjetiva.

Os sinais e sintomas referidos pelo paciente ou observados durante a coleta de dados que devem ser investigados são:

- Halitose, língua lisa e atrófica (deficiência de ferro), língua saburrosa.
- Fissuras nos ângulos da boca. Sugere uma deficiência de vitaminas do grupo B.
- Perda anormal do peso, sinais de desnutrição ou anemia, anorexia, assimetria umbilical, cicatrizes, tatuagens e *piercings*, distensão abdominal, rigidez abdominal, dor abdominal.
- Soluços, disfagia, polifagia, pirose, esofagite, reguritação, refluxo gastroesofágico.
- Dispepsia, eructação, náuseas, vômitos, hematêmese, hemoptise, dor epigástrica.
- Icterícia na pele e na conjuntiva ocular, intolerância a alimentos gordurosos, ascite. Icterícia é a coloração amarelada da pele, escleras, mucosas e tecidos profundos. É causada pelo aumento sérico da bilirrubina, um pigmento derivado principalmente da degradação da hemoglobina.
- Flatulência, obstipação, tenesmo, disenteria, diarreia, esteatorreia, enterorragia, melena.
- Hemorroidas, fissuras, fístulas.

Exame físico

Ressalta-se que no exame físico desse sistema a sequência da utilização dos métodos propedêuticos deve seguir a seguinte ordem: a ausculta sempre deve anteceder à percussão e à palpação. Tais manobras podem alterar a frequência dos ruídos abdominais. É importante salientar que o paciente deve estar com a bexiga vazia.

Inspeção

Posição do paciente

A inspeção deve ser inicialmente realizada com o paciente em decúbito dorsal.

A cabeça e a parte superior do tronco do paciente devem ser colocadas sobre um travesseiro de pequena elevação.

Nas posições anatômicas, devem permanecer os membros superiores (MMSS) e os membros inferiores (MMII) do paciente. Portanto, os MMSS do paciente permanecem ao longo das partes laterais do tronco e os MMII em extensão.

Paciente em decúbito dorsal

Serão avaliadas nessa posição: a forma global do abdome; a pele e suas alterações; a cicatriz umbilical, incluindo sua situação, sua forma e alterações; a influência dos movimentos respiratórios; e os movimentos espontâneos no abdome.

Posição do enfermeiro – Paciente em decúbito dorsal

O enfermeiro deve ficar na direção dos pés do paciente.

Sistema Digestório

Quadro 10.1 – Parâmetros normais, problemas de Enfermagem e diagnósticos de Enfermagem do abdome na inspeção em decúbito dorsal.

Parâmetros normais	Problemas de Enfermagem	Diagnósticos de Enfermagem
Pele íntegra, lisa, com poros e pilosidade e de coloração de acordo com a etnia, a idade e a região corpórea. Normalmente, a rede venosa superficial não é visível. O abdome normalmente é plano e simétrico na posição de decúbito dorsal. Presença de depressão epigástrica, sempre presente, independentemente da compleição física, do sexo, do indivíduo, obeso ou magro.	Palidez, icterícia, pigmentos. Lesões, cicatrizes, xerodermia, víbices. Visibilidade da circulação colateral venosa tipo cava superior no hemiabdome inferior. Circulação colateral venosa tipo porta nas regiões mesogástrica, epigástrica e nas partes inferior e anterior do tórax (veias bem dilatadas em torno da cicatriz umbilical). Ausência da depressão epigástrica ou do abdome protruso. É sempre anormal, podendo sugerir aumento da pressão intra-abdominal por ascite ou por aumento de volume de vísceras. Também pode ser presença de massa tumoral.	Integridade da pele prejudicada. Risco de infecção por alteração na integridade da pele. Risco de baixa autoestima situacional. Distúrbio na imagem corporal. Risco de função hepática prejudicada com fatores de riscos ascite. Risco de volume de líquidos desequilibrado com fatores de riscos ascite ou aumento de volume de vísceras ou crescimento de massa tumoral, afetando a alteração da imagem corporal.

Fonte: Desenvolvido pela autoria do capítulo, fundamentado nas referências do final do capítulo.

Linha mediana

Inicia no epigástrio e vai até o hipogástrio. É ligeiramente deprimida nos abdomes magros. É bem delimitada e visível na região supraumbilical e com menos evidência na região infraumbilical.

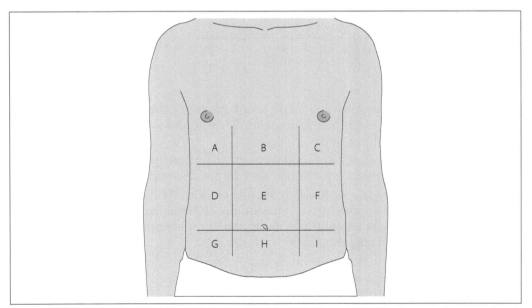

Figura 10.1 – Divisão topográfica do abdome: (A) hipocôndrio direito (HD); (B) epigástrico (EP); (C) hipocôndrio esquerdo (HE); (D) flanco direito (FD); (E) região umbilical (RU) ou região mesogástrica; (F) flanco esquerdo (FE); (G) fossa ilíaca direita (FID) ou região inguinal direita; (H) hipogástrio (HIP); (I) fossa ilíaca esquerda (FIE) ou região inguinal esquerda.
Fonte: Desenvolvida pela autoria do capítulo, fundamentada nas referências do final do capítulo.

Quadro 10.2 – Parâmetros normais, problemas de Enfermagem e diagnósticos de Enfermagem na inspeção da cicatriz umbilical.

Parâmetros normais	Problemas de Enfermagem	Diagnósticos de Enfermagem
A cicatriz umbilical, normalmente, é mediana, simétrica, com depressão circular ou linear, localizada entre o apêndice xifoide e a região pubiana. Nunca com protrudência.	Desvios laterais para cima ou para baixo e sua forma saliente pode evidenciar o aumento da pressão intra-abdominal, caso não sejam consequência de retrações de cicatrizes cirúrgicas, hérnias umbilicais ou sequelas de queimaduras. Presença de *piercing* umbilical.	Riscos de integridade da pele prejudicada com fatores de riscos os desvios laterais. Distúrbio na imagem corporal por alteração da imagem em decorrência de sequelas de queimaduras. Risco de baixa autoestima situacional. Risco de infecção pela alteração na integridade da pele.

Fonte: Desenvolvido pela autoria do capítulo, fundamentado nas referências do final do capítulo.

Sistema piloso

Apresenta-se de acordo com o sexo e a idade.

Quadro 10.3 – Parâmetros normais, problemas de Enfermagem e diagnósticos de Enfermagem na inspeção do sistema piloso.

Parâmetros normais	Problemas de Enfermagem	Diagnósticos de Enfermagem
• No sexo feminino, os pelos pubianos apresentam-se na forma triangular e com menor comprimento. • No sexo masculino, os pelos dispõem-se na forma de losango. São mais abundantes e em maior concentração na região mediana quando comparados ao sistema piloso feminino.	Alopecia dos pelos pubianos e axilares pode estar relacionada à insuficiência hepatocítica acentuada (cirrose hepática tipo porta), que promove o hiperestrogenismo.	Risco de integridade da pele prejudicada, com fatores de risco de alopecia dos pelos pubianos e axilares como mecanismo de proteção da pele. Risco de infecção pela falta de proteção em decorrência de eventual alopecia.

Fonte: Desenvolvido pela autoria do capítulo, fundamentado nas referências do final do capítulo.

Idade

A contextura do abdome apresenta-se de acordo com a idade. Somente pelo seu aspecto pode-se verificar se é um abdome infantil, de adulto jovem, de adulto de mais idade ou de idoso.

O abdome de uma criança apresenta superfície uniformemente lisa, uma vez que as pregas e os relevos surgem a partir dos 4 ou 5 anos de idade.

O abdome de adultos e de pessoas idosas, em virtude da flacidez natural conforme se avança a idade, apresenta-se diminuído. Entretanto, por meio de ginástica frequente pode-se manter a tonicidade da musculatura abdominal e o menor desenvolvimento do panículo adiposo.

Paciente na posição em pé e em perfil

A inspeção na posição em pé é realizada com os mesmos objetivos citados anteriormente. Nessa posição, observa-se o abdome pelas faces anterior, lateral, em perfil e posterior (regiões lombares). Em respiração tranquila e em esforço expiratório, verifica-se a motilidade da musculatura do abdome anterior e das regiões lombares.

Sistema Digestório

Iluminação

Preferencialmente, de luz solar, sempre homogênea, de modo que todas as regiões sejam iluminadas uniformemente.

Posição do enfermeiro – Paciente na posição em pé

O enfermeiro deve ficar entre 1 e 2 m ou menos de distância, em frente à face anterior, lateral e posterior do paciente, para observar globalmente o abdome com ou sem alterações.

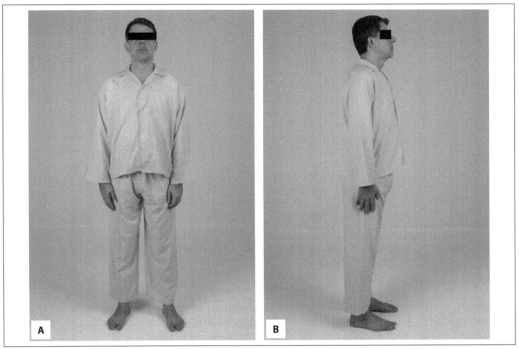

Figura 10.2 – (A) Paciente em pé. (B) Paciente em perfil.
Fonte: Acervo da autoria do capítulo.

Quadro 10.4 – Parâmetros normais, problemas de Enfermagem e principais diagnósticos de Enfermagem na inspeção do abdome do paciente em pé e em perfil.		
Parâmetros normais	*Problemas de Enfermagem*	*Diagnósticos de Enfermagem*
Depressão epigástrica presente. Retração normal da cicatriz umbilical. Na posição em pé e em perfil, o abdome do paciente sempre apresentará o hemiabdome superior deprimido e o inferior com ligeira proeminência. Nas regiões lombares, observa-se uma curva suave de convexidade anterior, que é a lordose lombar fisiológica.	**Alterações generalizadas na forma:** aumento da pressão intra-abdominal, ascite, obesidade, pneumoperitônio; ausência de depressão epigástrica; protusão da cicatriz umbelical ou aplainada. **Alterações localizadas/assimétricas na forma:** tumores da parede abdominal, hérnias. **Retraído:** generalizado simétrico (desidratação, caquexia).	Risco de desequilíbrio eletrolítico com fatores de risco. Volume de líquidos excessivos ou deficientes. Função hepática prejudicada. Risco de constipação com fatores de risco, como alteração no peristaltismo, tumor, fissuras e fraqueza dos músculos abdominais. Nutrição desequilibrada. Proteção ineficaz.

(Continua)

(Continuação)

Quadro 10.4 – Parâmetros normais, problemas de Enfermagem e principais diagnósticos de Enfermagem na inspeção do abdome do paciente em pé e em perfil.		
Parâmetros normais	*Problemas de Enfermagem*	*Diagnósticos de Enfermagem*
A pulsatilidade normalmente é observada nos pacientes de abdome magro, retraído durante a inspeção. A pulsação da aorta abdominal da região mediana é supraumbilical (aortismo). Normalmente, a rede venosa superficial não é visível. Face posterior: pode-se observar o sulco mediano nitidamente e de direção vertical. O ânus é fechado em diafragma por pregas cutâneas radiadas e suaves.	**Localizado assimétrico:** deslocamento do estômago para baixo em decorrência de alguma doença. **Abaulado generalizado simétrico:** globoso (meteorismo, ascite, pneumoperitônio, obesidade); batráquio (ascite meteorismo pneumoperitônio). **Abaulado localizado assimétrico:** hérnias umbilical, incisional e epigástica, tumores intracavitários e retrocavitários. Pulsatilidade anormal. Dilatação da aorta abdominal por aterosclerose ou por aneurisma sifilítico. Visibilidade da circulação colateral venosa hemiabdome inferior (tipo cava superior). Circulação colateral venosa (hipertensão portal nas regiões mesogástrica, epigástrica e nas partes inferior e anterior do tórax); veias bem dilatadas em torno da cicatriz umbilical. **Ânus puntiforme:** fissura, dor. **Hipotônico:** hemorroidas. Deformado decorrente de cirurgias pregressas e lesões. Prolapso retal. Sangramento.	Obesidade (fatores associados aos comportamentos alimentares desorganizados). Distúrbio na imagem corporal por alteração da imagem pelo aumento da parede abdominal e risco de ascite, meteorismo, pneumoperitônio. Risco de circulação prejudicada. Integridade da pele prejudicada, caracterizada por fissuras e hemorroidas relacionadas à circulação prejudicada e ao conforto prejudicado. Dor aguda por lesão tissular. Risco de infecção por fissuras. Risco de sangramento. Integridade tissular prejudicada. Volume de líquidos deficiente.

Fonte: Desenvolvido pela autoria do capítulo, fundamentado nas referências do final do capítulo.

Ausculta

A ausculta do abdome deve preceder a percussão e a palpação, uma vez que tais manobras estimulam a peristalse, alterando a frequência dos sons ou dos ruídos abdominais. O exame deve ser realizado com o paciente em decúbito dorsal.

A ausculta do abdome por meio do estetoscópio avalia a motilidade intestinal e detecta os ruídos peristálticos. Além disso, ela detecta os ruídos normais, consistindo em cliques e borbulhamentos. Os borborigmos (borbulhamentos prolongados e intensos do hiperperistaltismo) podem ser auscultados ocasionalmente.

Quadro 10.5 – Parâmetros normais, problemas de Enfermagem e diagnósticos de Enfermagem na ausculta do abdome.		
Parâmetros normais	*Problemas de Enfermagem*	*Diagnósticos de Enfermagem*
Cliques e borbulhamentos: • **Borborigmos:** roncar do estômago. **Ruídos intestinais:** • Representam a interação do peristaltismo com os líquidos e os gases. • Podem ser audíveis no mínimo um a cada 2 minutos.	**Ruídos intestinais aumentados:** • Diarreia, fase inicial da obstrução intestinal. **Ruídos intestinais diminuídos ou ausentes:** • Peritonite: por lesão ou perfuração do intestino ou do trato biliar; entrada de bactéria no peritônio pelo apêndice rompido.	Motilidade gastrointestinal disfuncional, caracterizada por diarreia ou mudanças nos ruídos intestinais, relacionado à circulação gastrointestinal diminuída. Dor aguda por lesão tissular. Risco de infecção. Constipação por obstrução intestinal.

(Continua)

(Continuação)

Quadro 10.5 – Parâmetros normais, problemas de Enfermagem e diagnósticos de Enfermagem na ausculta do abdome.		
Parâmetros normais	Problemas de Enfermagem	Diagnósticos de Enfermagem
	Oclusão intestinal: volvo, tumor, verminoses. **Íleo paralítico ou adinâmico:** peritonite ou pós-operatório de cirurgias abdominais, durante 24 a 72 horas. Os líquidos e os gases intestinais em uma alça dilatada apresentam sons de timbre agudo (obstrução intestinal).	

Fonte: Desenvolvido pela autoria do capítulo, fundamentado nas referências do final do capítulo.

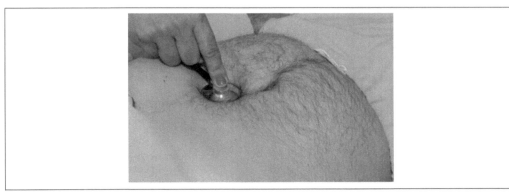

Figura 10.3 – Ausculta dos sons abdominais.
Fonte: Acervo da autoria do capítulo, fundamentado nas referências do final do capítulo.

Percussão

Consiste na aplicação da força física, que resulta em um som que reflete a natureza do conteúdo abdominal, podendo atingir de 4 a 7 cm de profundidade.

É um método que auxilia na avaliação da intensidade e da distribuição dos gases no interior do abdome, bem como identifica possíveis massas sólidas repletas de líquidos, além de delimitar as dimensões do fígado e do baço.

Na percussão, o som do abdome é predominantemente timpânico porque a maioria das vísceras abdominais é oca. A presença de gases no interior das vísceras intra-abdominais origina o som timpânico durante a percussão.

Na realização da percussão, utilizam-se o dedo indicador como plessímetro e o dedo médio como percussor. O plessímetro deve ser colocado em contato com a parede abdominal, apoiando a última falange e o mínimo possível da extremidade distal do dedo indicador. Os outros dedos ou o resto da mão nunca devem ser apoiados sobre a região a ser percutida, uma vez que abafarão os sons obtidos.

Em flexão ortogonal, o dedo médio da mão oposta serve como dedo percussor. A extremidade do dedo percussor, ou seja, do dedo médio, deve percutir imediatamente abaixo da unha do dedo plessímetro (dedo indicador).

A percussão deve ser realizada com o paciente em decúbito dorsal.

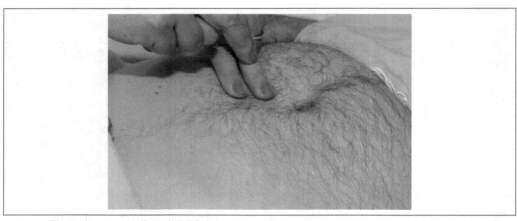

Figura 10.4 – Técnica de percussão dígito-digital. O dedo indicador deve estar em contato com a parede abdominal (plessímetro) e o dedo médio (percussor) em flexão ortogonal, percutindo abaixo da unha do dedo indicador.
Fonte: Acervo da autoria do capítulo, fundamentado nas referências do final do capítulo.

Quadro 10.6 – Parâmetros normais, problemas de Enfermagem e diagnósticos de Enfermagem na percussão do abdome.		
Parâmetros normais	*Problemas de Enfermagem*	*Diagnósticos de Enfermagem*
Normalmente o som obtido na percussão do abdome é timpânico. Fígado. A percussão do fígado é realizada desde a região umbilical à linha hemiclavicular direita. Presença de macicez na face superior do fígado, ou seja, na linha hemiclavicular direita no 5º espaço intercostal nos adultos e nas crianças no 4º espaço intercostal. Baço* não é percutível e maciço.	Som maciço por possíveis massas sólidas. Fígado. Ausência da macicez hepática (p. ex., cirrose, pneumoperitônio nas perfurações gastrointestinais e da vesícula biliar). **Ausência de macicez progressiva:** no desaparecimento progressivo e gradual nas mudanças de posição do paciente nas inspirações e expirações profundas (p. ex., enfisema pulmonar ou pneumotórax). **Baço:** quando o baço apresenta aumento, é percutível. Presença de submacicez e macicez móveis dos flancos (p. ex., ascite).	Ventilação espontânea prejudicada, caracterizada por diminuição de oxigênio (pneumoperitônio ou enfisema pulmonar, pneumotórax), relacionado à fadiga da musculatura respiratória.
* O baço é avaliado no exame físico do abdome, embora não participe das funções do sistema digestório.		

Fonte: Desenvolvido pela autoria do capítulo, fundamentado nas referências do final do capítulo.

Percussão no abdome ascético

Nesse caso, a percussão auxilia na avaliação da distribuição e da intensidade dos gases abdominais.

- **Paciente em decúbito dorsal:** o som timpânico é obtido na região mesogástrica. A submacicez e macicez são percutidas nos flancos e na região hipogástrica. A forma do abdome: batráquio.
- **Paciente em decúbito lateral direito:** nessa posição, obtém-se o som timpânico no flanco esquerdo, sendo a submacicez observada na região mesogástrica e a macicez no flanco direito.

- **Paciente em decúbito lateral esquerdo:** o som timpânico nessa posição é obtido no flanco direito, a submacicez na região mesogástrica e a macicez no flanco esquerdo.
- **Paciente em pé:** a submacicez é observada na região mesogástrica e a macicez na região hipogástrica. Forma do abdome: em pêndulo.
- **Sinal do piparote ou sinal de onda:** sensação de choque quando a face lateral de um dos lados do abdome é palpada, após uma percussão executada na outra face lateral com o dedo médio na configuração de um piparote.

Palpação

É considerado o método mais importante no exame físico do abdome, sendo dividida em palpação superficial e palpação profunda.

Esse método é realizado com o paciente em decúbito dorsal.

Na **palpação superficial**, utiliza-se o sentido do tato para avaliar a superfície cutânea da parede muscular. Essa palpação é tão delicada que pode ser realizada com a fricção de uma mecha de algodão, atinge no máximo de 1 a 2 cm de profundidade e deve ser feita antes da palpação profunda.

A palpação superficial é realizada com a mão espalmada com as polpas digitais em movimentos rotativos e rápidos nas regiões do abdome, permitindo reconhecer a sensibilidade, a integridade anatômica e a tensão da parede abdominal.

A exploração dos órgãos intra-abdominais é realizada por meio da **palpação profunda** e deslizante, que atinge de 5 a 10 cm de profundidade.

A palpação superficial e profunda confirmam os dados obtidos na entrevista e na inspeção, além de possibilitarem a obtenção de novos achados, tais como: alteração da forma, da textura, do tamanho, da temperatura, da consistência, da sensibilidade (tátil, térmica e dolorosa), da elasticidade, da posição e das características de cada órgão; avalia a resistência muscular; entre outros.

Quadro 10.7 – Parâmetros normais, problemas de Enfermagem e diagnósticos de Enfermagem na palpação do abdome.		
Parâmetros normais	Problemas de Enfermagem	Diagnósticos de Enfermagem
O peritônio mostra-se indolor à palpação, podendo ocorrer contração involuntária em virtude da tensão e das mãos frias do examinador.	**Hiperestesia cutânea:** presença de lesões (herpes-zóster; apendicite, perfurações gastrointestinais; cálculos migrados). **Hipostesia:** manchas cutâneas de hanseníase. **Hipertonicidade:** etiologias cavitárias (distensão abdominal), flatulência, hidronefrose, ascite, pneumoperitônio, hepatomegalia. **Inflamação**.	Dor aguda e risco de dor crônica. Risco de integridade da pele prejudicada com fatores de riscos, como alteração na sensibilidade ou no metabolismo. Risco de lesão tissular.

Fonte: Desenvolvido pela autoria do capítulo, fundamentado nas referências do final do capítulo.

Palpação profunda do fígado

O enfermeiro deve permanecer à direita do tórax do paciente com o dorso voltado para sua cabeceira. Coloca-se as mãos paralelas com os dedos fletidos em garras, desde a linha axilar anterior, deslizando cuidadosamente do hipocôndrio D até o hipocôndrio E. Solicita-se ao paciente para inspirar profundamente, pois, nesta fase, em razão do impulso diafragmático, o fígado desce, facilitando a palpação da borda hepática.

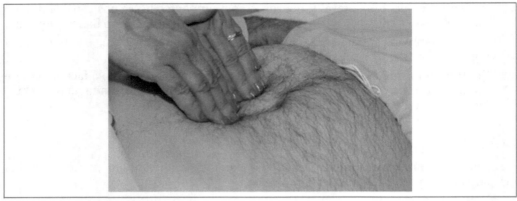

Figura 10.5 – Palpação profunda.
Fonte: Acervo da autoria do capítulo, fundamentado nas referências do final do capítulo.

\multicolumn{3}{c}{Quadro 10.8 – Parâmetros normais, problemas de Enfermagem e diagnósticos de Enfermagem na palpação profunda do fígado.}
Parâmetros normais	Problemas de Enfermagem	Diagnósticos de Enfermagem
O seu limite inferior não excede a dois ou três dedos transversos abaixo da reborda costal. O fígado pode ou não ser palpável desde a região umbilical até a linha hemiclavicular direita. Normalmente, a borda do fígado apresenta-se mole, regular e lisa. A vesícula biliar de maneira geral não é palpável, nem percutível.	**Não palpável:** cirrose hepática avançada (hipotrofia do fígado), consistência dura na degeneração sifilítica hepática, hepatomegalia. **Palpável:** hepatopatias (hepatites, tumor). Extra-hepática (o enfisema pulmonar pressiona o fígado para a reborda costal). Hipersensibilidade na região hepática sugere inflamação. Inflamação vesicular (colecistite aguda), dor à inspiração.	Risco de função hepática prejudicada com fatores de risco por hepatopatias. Dor aguda por lesão tissular. Risco de infecção.

Fonte: Desenvolvido pela autoria do capítulo, fundamentado nas referências do final do capítulo.

Palpação profunda e percussão do baço

O paciente deve ser posicionado em decúbito lateral D e o enfermeiro deve se manter à esquerda com o dorso voltado para a cabeceira da cama. Com as mãos paralelas fletidas em garra, deve-se deslizá-las da linha axilar média E, passando pelo hipocôndrio E até o epigástrio. Este órgão somente é palpável nas esplenomegalias resultantes de alterações patológicas. No entanto, na percussão dígito-digital, pode ser percebida a borda superior do baço, inclusive nos pequenos aumentos de volume (6 cm^2).

\multicolumn{3}{c}{Quadro 10.9 – Parâmetros normais, problemas de Enfermagem e diagnóstico de Enfermagem na palpação profunda e na percussão do baço.}
Parâmetros normais	Problemas de Enfermagem	Diagnóstico de Enfermagem
O baço é de consistência mole, contorno liso, triangular e acompanha a concavidade do diafragma. O baço nunca é palpável em condições normais. O baço só é palpável quando atinge o dobro do seu tamanho.	**Consistência mole e dolorosa:** infecções agudas. **Consistência dura e pouco dolorosa:** esquistossomose, cirrose hepática, leucemias e linfomas.	Risco de função hepática prejudicada com fatores de risco.

Fonte: Desenvolvido pela autoria do capítulo, fundamentado nas referências do final do capítulo.

Palpação profunda – Intestinos

Somente o ceco e o sigmoide são palpáveis em decorrência da sua localização sobre o músculo psoas. O enfermeiro deve se posicionar à direita do paciente com as mãos paralelas fletidas em garra. Na expiração, penetra-se com as mãos no nível da cicatriz umbilical até o músculo psoas, e, então, desliza-se as mãos obliquamente em direção à região inguinal D. Se o paciente referir dor após esta manobra, poderá apresentar sinal de Blumberg positivo, sugerindo inflamação do apêndice vermiforme. É necessário repetir o movimento no lado E para palpação do sigmoide, indicando presença de fecaloma.

Quadro 10.10 – Parâmetros normais, problemas de Enfermagem e diagnóstico de Enfermagem na palpação profunda dos intestinos.		
Parâmetros normais	*Problemas de Enfermagem*	*Diagnóstico de Enfermagem*
O ceco possui a forma de pera, é móvel e apresenta gargarejos. O apêndice vermiforme está fusionado à base do ceco, não sendo possível sua palpação. O sigmoide está no nível da crista ilíaca, curva-se para trás continuando como reto, onde as fezes ficam acumuladas até a defecação.	**Dor na região inguinal D:** apendicite. Pressão ou irritação química inibem a peristalse e excitam a válvula. **Enterite:** dor, flatulência, diarreia, desidratação, enterorragia. **Hábito irregular de alimentação:** obstipação. **Oclusão intestinal:** tumor, aderência, verminoses, volvo, hérnia estrangulada.	Dor aguda caracterizada por autorrelato da intensidade, usando escala padronizada da dor relacionada a agente físico lesivo. Diarreia. Risco de desequilíbrio hidroeletrolítico. Nutrição desequilibrada. Proteção ineficaz. Constipação com fatores de risco alteração no peristaltismo, tumor, fissuras e fraqueza dos músculos abdominais.

Fonte: Desenvolvido pela autoria do capítulo, fundamentado nas referências do final do capítulo.

Posição do paciente

Primeiro, o paciente deve permanecer em uma posição confortável para obtenção completa do relaxamento da parede anterior do abdome e, em seguida, com travesseiro de pequena elevação, para evitar a contração da musculatura do pescoço e, consequentemente, da parede anterior do abdome (Figura 10.6).

Os membros inferiores em extensão e os membros superiores estendidos ao longo do corpo.

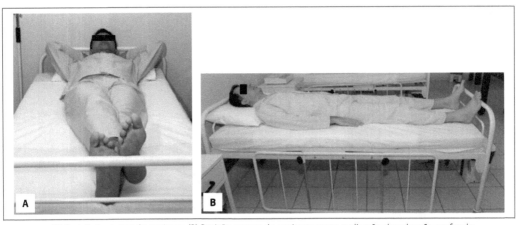

Figura 10.6 – (A) Posição incorreta do paciente. (B) Posição correta do paciente para a realização da palpação profunda.
Fonte: Acervo da autoria do capítulo.

Estruturas intra-abdominais não palpáveis

Ângulos hepáticos e esplênicos dos cólons não são acessíveis à palpação profunda. Somente são palpáveis quando apresentam rebaixamento anormal em razão de tumores dessas regiões.

O intestino delgado não é palpável, exceto o íleo terminal. Ele não é palpável porque é muito móvel, além do fato do mesentério ser muito mole também.

Os segmentos proximal e distal do sigmoide não são palpáveis em razão da sua localização anatômica.

O apêndice vermiforme e a vesícula biliar não são palpáveis.

A bexiga urinária normal e vazia não é palpável em virtude da falta de consistência e de relevo. Ela é palpável apenas em condições patológicas ou quando está cheia, e isso é feito de forma esferoide suprapúbica.

O pâncreas também não é palpável em decorrência da sua localização (situado profundamente na região epigástrica), além de ser mole e ter consistência menor que uma alça duodenal.

Associados ao exame físico do abdome temos procedimentos de sondagem nasogástrica, sondagem enteral e lavagem intestinal.

Sondagem nasogástrica (SNG)

É a introdução de uma sonda pela via nasal ou oral até o estômago.

Finalidades

- Estabelecer uma via para alimentação e administração de medicamentos.
- Remover secreções ou doses exageradas de fármacos ou venenos.
- Promover a drenagem do suco gástrico.
- Preparo para cirurgias.
- Aliviar distensão abdominal através da drenagem do conteúdo gástrico.
- Promover nutrição e/ou hidratação em pacientes com dificuldade de deglutição.

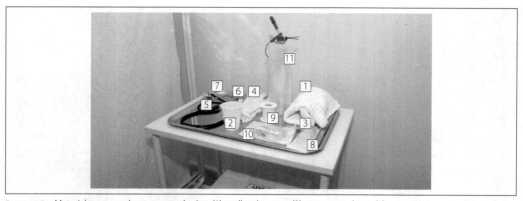

Figura 10.7 – Material para sondagem nasogástrica: (1) toalha de rosto; (2) copo com água; (3) saco plástico para lixo embaixo da toalha; (4) luvas de procedimento, óculos de proteção e máscara; (5) estetoscópio; (6) xylocaína geleia; (7) cuba redonda; (8) seringa 20 mL; (9) fita adesiva; (10) SNG de calibre adequado ao paciente; (11) coletor.
Fonte: Acervo da autoria do capítulo, fundamentado nas referências do final do capítulo.

Materiais

- Toalha de rosto, copo com água, saco plástico para lixo.
- EPIs: luvas de procedimento, óculos e máscara.
- Estetoscópio, xylocaína geleia.
- 14, 16 ou 18 French são utilizadas para adultos e as de n. 04, 06, 08 ou 10 para crianças (dependendo da idade).
- Coletor e biombo.

Procedimentos

- Checar a prescrição médica.
- Lavar as mãos e preparar o material e organizá-lo em bandeja.
- Promover um ambiente bem iluminado e privativo, colocando biombos em volta do leito, s/n.
- Identificar-se e checar o nome e o leito do paciente.
- Explicar o procedimento ao paciente.
- Elevar a cabeceira da cama (Fowler), deixando o paciente com a cabeça levemente inclinada para frente ou em decúbito dorsal horizontal com a cabeça lateralizada e inclinada para frente.
- Conferir o uso de próteses dentárias móveis pelo paciente, solicitando a ele que as retire. Caso não seja possível, usar os EPIs para retirá-las.
- Calçar as luvas e colocar os EPIs (porém, se isso foi feito no passo anterior, higienizar as luvas).
- Proteger o tórax com a toalha de rosto e pedir ao paciente que limpe as narinas ou fazer a limpeza por ele, utilizando gaze úmida.
- Cortar alguns pedaços de fita adesiva e deixar na bandeja.
- Medir SNG do nariz ao lóbulo da orelha (Figura 10.8), descer até o apêndice xifoide e marcar essa medida com fita adesiva.
- Lubrificar a sonda utilizando gaze e xylocaína geleia.
- Introduzir a sonda lentamente, através de uma das narinas, pedindo ao paciente que degluta para facilitar a descida dela até a marca da fita adesiva.
- Observar sinais de cianose, dispneia e tosse, principalmente se o paciente estiver inconsciente.
- Conectar uma seringa de 20 mL e aspirar o conteúdo gástrico.
- Injetar 10 ou 20 mL de ar na sonda e auscultar o ruído da entrada do ar pela sonda com o estetoscópio colocado sobre a região epigástrica, certificando-se que a sonda está no local correto; aspirar em seguida o ar injetado.
- Colocar a ponta da sonda no copo com água. Caso haja borbulhamento, a sonda estará na traqueia e deverá ser retirada.
- Fixar a sonda firmemente no nariz com a fita adesiva, então, feche-a ou conecte-a à um coletor, conforme prescrição médica, e observar e anotar débitos e aspectos de conteúdo drenado.
- Deixar o paciente em posição confortável.
- Desprezar o material utilizado no expurgo.
- Lavar as mãos.
- Realizar as anotações necessárias.

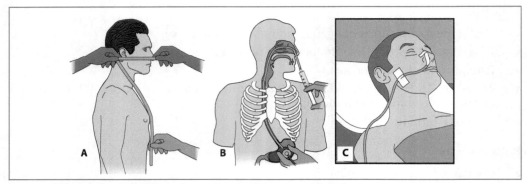

Figuras 10.8 – (A) Medindo a SNG. (B) Testando e ascultando. (C) Fixação nasal da SNG.
Fonte: Desenvolvida pela autoria do capítulo, fundamentada nas referências do final do capítulo.

Sondagem nasoenteral (SNE)

É a passagem de uma sonda através da via nasal, geralmente até o jejuno, com a finalidade de alimentar e hidratar o paciente. A SNE pode permanecer por mais tempo no paciente. Recomenda-se um jejum de pelo menos 4 horas, além de reduzir o risco de regurgitação, vômitos e aspiração traqueal durante o procedimento. Verificar com paciente ou acompanhante se há algum problema para respirar ou anormalidade das fossas nasais, como desvio de septo nasal.

Finalidades

- Pacientes em estados hipercatabólicos.
- Melhorar o aporte nutricional de pacientes debilitados mediante dietas especiais.

Materiais

- Toalha de rosto, copo com água, saco plástico para lixo.
- Luvas de procedimento.
- Estetoscópio, xylocaína geleia, seringa 20 mL, fita adesiva, sonda enteral (Dobbhoff), fio guia e biombo.

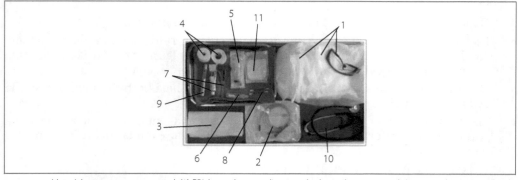

Figura 10.9 – Material para passagem enteral: (1) EPI: luvas de procedimento, óculos, máscara, avental de manga longa e toalha de rosto; (2) sonda enteral (Dobbhoff) e fio guia; (3) papel toalha e saco plástico para lixo; (4) cordone e fita adesiva; (5) seringa 20 mL; (6) flaconete de soro fisiológico; (7) tesoura e xylocaína geleia; (8) hastes flexíveis; (9) lanterna de bolso; (10) estetoscópio; (11) gazes.
Fonte: Fundamentada em: http://www.hcfmb.unesp.br/wp-content/uploads/2018/04/PassagemSondaEnteral-1.pdf.

Procedimentos

- Checar a prescrição médica.
- Lavar as mãos, preparar o material e organizá-lo em bandeja.
- Promover um ambiente bem iluminado e privativo, colocando biombos em volta do leito, s/n.
- Identificar-se e checar o nome e o leito do paciente.
- Explicar o procedimento ao paciente.
- Elevar a cabeceira da cama (Fowler), deixando o paciente com a cabeça levemente inclinada para frente ou em decúbito dorsal horizontal com a cabeça lateralizada e inclinada para frente.
- Conferir o uso de próteses dentárias móveis pelo paciente, solicitando a ele que as retire. Caso não seja possível, usar os EPIs para retirá-las.
- Calçar as luvas e colocar os EPIs (porém, se isso foi feito no passo anterior, higienizar as luvas).
- Proteger o tórax com a toalha de rosto e pedir ao paciente que limpe as narinas ou fazer a limpeza por ele, utilizando gaze úmida.
- Cortar alguns pedaços de fita adesiva e deixar na bandeja.
- Medir a sonda do nariz ao lóbulo da orelha, descer até o apêndice xifoide, acrescentar 15 a 20 cm e marcar essa medida com a fita adesiva.
- Injetar água na sonda sem retirar o fio guia para lubrificá-la, favorecendo a retirada do fio-guia após sua passagem.
- Lubrificar a sonda utilizando gaze e xylocaína geleia.
- Iniciar a sondagem por uma das narinas do paciente e orientá-lo a respirar pela boca para facilitar a introdução da sonda já demarcada (observar sinais de cianose, tosse ou desconforto respiratório; neste caso, retirar a sonda. Reiniciar o procedimento após o paciente recuperar-se).
- Conectar uma seringa de 20 mL e aspirar o conteúdo gástrico.
- Injetar 10 ou 20 mL de ar na sonda e auscultar o ruído com o estetoscópio colocado sobre a região epigástrica a entrada do ar pela sonda, certificando-se que a sonda está no local correto; aspirar em seguida o ar injetado. (Só a ausculta não garante que a sonda esteja no local correto, sendo necessário confirmação radiológica antes de qualquer infusão através dela.)
- Colocar o paciente em decúbito lateral D, com a cama em semi-Fowler (30°) para que a peristalse gástrica empurre a ponta da sonda através do piloro até o duodeno.
- Retirar o fio-guia e fechar a sonda.
- Fixar a sonda firmemente no nariz com fita adesiva.
- Retirar os EPIs e luvas de procedimentos, máscara e óculos de proteção.
- Desprezar o material utilizado no expurgo.
- Lavar as mãos.
- Pedir ao médico que solicite o raio X abdominal para verificar o posicionamento da sonda.
- Aguardar a migração da sonda para o duodeno pela análise médica do raio X e a liberação para iniciar a dieta ou medicação.
- Checar na prescrição médica a liberação do uso da sonda e anotar no relatório de Enfermagem.

- Registrar o procedimento, o tipo e o calibre da sonda e as possíveis intercorrências. Colocar assinatura e carimbo do enfermeiro.

Lavagem intestinal

Finalidades

- Aliviar distensão abdominal, flatulência, constipação e introduzir medicamentos.
- Preparar o paciente para cirurgias, tratamento, exames do trato intestinal e radiografias.

Materiais

- Comadre, toalha de banho, lençol móvel e impermeável, saco plástico para lixo, papel higiênico.
- Solução prescrita com equipo, xilocaína gel, sonda retal (SR): geralmente mulheres n. 22 ou 24; homens n. 24 ou 26; crianças ou adolescentes n. 12 a 20.
- Gazes, luvas de procedimento, biombo e suporte de soro.

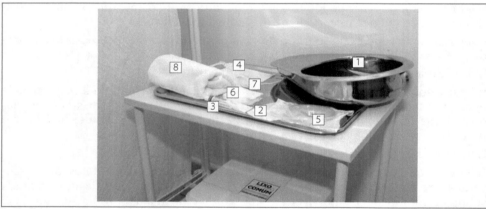

Figura 10.10 – Material para lavagem intestinal: (1) comadre; (2) saco plástico para lixo; (3) vaselina líquida; (4) máscara; (5) sonda retal; (6) gaze; (7) luvas de procedimento; (8) toalha de banho.
** A solução segundo prescrição médica deve ser preparada e conectada ao equipo.
Fonte: Acervo da autoria do capítulo, fundamentado nas referências do final do capítulo.

Procedimentos

- Lavar as mãos e reunir o material.
- Identificar-se, checar o nome e o leito do paciente.
- Orientar paciente e/ou acompanhante quanto ao procedimento.
- Promover um ambiente bem iluminado e privativo, colocando biombos em volta do leito, s/n.
- Explicar o procedimento ao paciente.
- Preparar o material da seguinte maneira: conectar a sonda retal no equipo da solução prescrita, preencher com o líquido e fechar o *clamp*.
- Forrar a cama sob o paciente com toalha ou impermeável.

- Pendurar o frasco da solução no suporte do soro de forma que o nível do líquido fique de 30 a 40 cm acima do nível do reto.
- Colocar o paciente na posição de Sims E, cobri-lo com a toalha e expor apenas a área retal; marcar a sonda com esparadrapo até a altura indicada.
- Calçar as luvas de procedimento.
- Lubrificar a sonda retal com xilocaína gel. Instruir o paciente para relaxar, inspirando e expirando lentamente pela boca.
- Afastar com uma gaze limpa os glúteos e, localizando o ânus, introduzir a SR lentamente 10 a 13 cm no ânus.
- Soltar o *clamp*, deixando escoar o líquido lentamente, mantendo a SR no reto até o final da infusão.
- Ao término, interromper o fluxo do líquido e retirar a sonda, apertando na sua extremidade próxima ao ânus.
- Orientar o paciente a manter-se na mesma posição e reter a solução por alguns minutos ou o tempo que suportar, respirando profundamente até o estímulo de evacuar.
- No caso de utilização da comadre, posicionar o paciente em decúbito dorsal e em Fowler, colocando a comadre sob seus glúteos, e oferecer papel higiênico ou acompanhá-lo até o banheiro.
- Deixar o paciente confortável.
- Retirar o material e fazer as anotações de Enfermagem pertinentes.

Referências

1. Barros ALBL. Anamnese e exame físico: avaliação diagnóstica de enfermagem no adulto. 3.ed. Porto Alegre: Artmed; 2016.
2. Chaves LC, Oliveira LR de, Posso MBS. Avaliação física em Enfermagem do sistema digestório. In: Chaves LC, Posso MBS. Avaliação Física em Enfermagem. São Paulo: Manole; 2012. Cap.11, p.295-327.
3. Coutinho RMC, Chaves LC. Aparelho Gastrintestinal. In: Posso MBS. Semiologia e semiotécnica de enfermagem. São Paulo: Atheneu; 1999. Cap.9, p.91-9.
4. Diagnósticos de enfermagem NANDA-I: definições e classificação 2018-2020 [NANDA Internacional]. Garcez RM (trad.). De Barros ALBL, Napoleão AA, Da Cruz DALM, Avena MJ, Brasil VV (ver. téc.) et al. 11.ed. Porto Alegre: Artmed; 2018.
5. Potter PA, Perry AG, Stockert PA, Hall, AM. Fundamentos de enfermagem. 9.ed. Rio de Janeiro: Elsevier; 2018.

11 Sistema Geniturinário

Simone Garcia Lopes
Vania Maria de Araujo Giaretta

Pré-requisitos

- Conhecimento da anatomia e da fisiologia das vias urinárias (rins, ureteres, bexiga, uretra) e dos órgãos genitais feminino e masculino.
- Conhecimento e domínio das técnicas de inspeção, palpação, ausculta e percussão.
- Conhecimento e domínio da fisiopatologia do sistema urogenital.
- Conhecimento e domínio dos instrumentos básicos de Enfermagem.

Histórico de Enfermagem – Entrevista, levantamento de dados e exame físico

Entrevista

O conhecimento de toda a propedêutica, bem como da anatomia e da fisiologia do sistema geniturinário são essenciais para a formação do enfermeiro. A compreensão destes fatores é de fundamental importância para a prática clínica do enfermeiro, de acordo com o raciocínio crítico e embasamento técnico-científico, relacionando aspectos gerais e específicos à identificação de queixas referidas e particularizadas sobre a qualidade, a intensidade, o início, a duração e a evolução das alterações que serão completadas pelo levantamento de dados, problemas de Enfermagem (sinais e sintomas) e exame físico. É na entrevista que o enfermeiro estabelece relação positiva de vínculo com o paciente, condição primeira para nortear toda a assistência de Enfermagem a ser prestada. Todas estas fases são discutidas no Capítulo 3 – *Histórico de Enfermagem e Exame Físico*.

Levantamento de dados

O levantamento das queixas na entrevista é o ponto-chave para conduzir um cuidadoso exame físico, associando os aspectos gerais e os específicos do início, do progresso das alterações urogenitais referidas e dos fatores de risco, como: antecedentes familiares, etnia e biótipo, faixa etária, procedência, postura corporal, hábitos alimentares e de hidratação, padrões de eliminação urinária, odores corporais, aspectos faciais (fácies), dados antropométricos, tipo de moradia, problemas infectocontagiosos e endócrinos, anomalias genitais, entre outros. Atentar para o fato de as queixas apresentarem relação direta com afecção urinária e doenças genitais.

Problemas de Enfermagem (sinais e sintomas)

- **Trato urinário:** anúria, urgência urinária, hesitação, esforço miccional e gotejamento, enurese diurna ou noturna, frequência, nictúria, disúria, oligúria, poliúria, polaciúria, piúria, retenção urinária, incontinência urinária, parurese, pneumatúria, cor da urina, transparência (turva ou hematúria), odor, história de doenças urinárias (cálculo renal, infecção urinária, doença prostática, doença renal), edema de face, dor ou desconforto nos flancos, região suprapúbica, lombar e inguinal, abaulamento, aumento do distensão da bexiga e dor em peso, hipertensão arterial, febre.
- **Genitália feminina:** história menstrual (idade da menarca, idade da última menstruação, duração média do ciclo, dismenorreia, ciclos de amenorreia ou menorragia, sangramentos vaginais entre os períodos), menopausa, corrimentos (característica e odor), prurido vulvar, higiene, pediculose, lesões cutâneo-mucosas, prolapso uterino, anormalidades glandulares, edema e dor, disfunções sexuais, dispareunia, simetria dos lábios genitais, nódulos, cistocele.
- **Genitália masculina:** secreções, fimose e parafimose, infecções, higiene, pediculose, abertura uretral (hipospádia, epispádia), disfunção erétil, atividade sexual prejudicada, prótese peniana, priapismo, lesões penianas ou bolsa escrotal, varicocele, pruridos, edema e dor, dispareunia, hemospermia, ejaculação precoce ou retardada, anejaculação, orquite, epididimite, balanite, distribuição pilosa pubiana anormal.

Exame físico

Realizado de acordo com o detalhado levantamento de dados gerais e específicos, além de compreender a inspeção, a palpação, a percussão e a ausculta.

Rins

Inspeção

Com o paciente em posição sentada ou em pé, observa-se aspecto da pele, saliências e simetria dos flancos e das fossas ilíacas.

Palpação

- **Paciente em posição supina/dorsal:** coloca-se a mão espalmada oposta ao rim a ser examinado no ângulo lombocostal, elevando o flanco, e a outra mão espalmada abaixo do rebordo costal. Comprime-se ambas as mãos ao mesmo tempo, procurando sentir e pinçar o polo inferior do rim na sua descida inspiratória (Figura 11.1).
- **Paciente em decúbito lateral oposto ao lado do rim a ser palpado:** a perna superior deve permanecer fletida e a inferior em extensão (Figura 11.2). A mesma técnica descrita anteriormente deve ser seguida. Na palpação, deve-se investigar volume ou tamanho, forma, consistência, superfície da pele, contorno da estrutura e dor.

Sistema Geniturinário 187

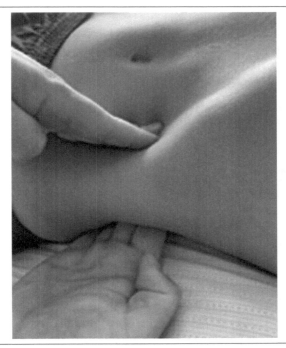

Figura 11.1 – Método de Devoto.
Fonte: Acervo da autoria do capítulo, fundamentado nas referências do final do capítulo.

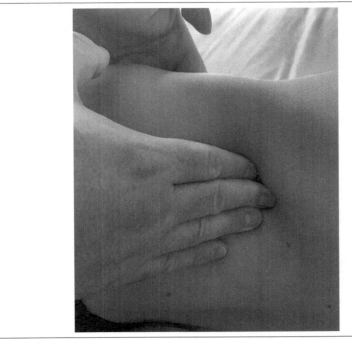

Figura 11.2 – Método de Israel.
Fonte: Acervo da autoria do capítulo, fundamentado nas referências do final do capítulo.

Quadro 11.1 – Parâmetros normais, problemas de Enfermagem e principais diagnósticos de Enfermagem da palpação dos rins.		
Parâmetro normal	Problemas de Enfermagem	Diagnóstico de Enfermagem
Rins: não são palpáveis, são indolores, com membrana fibroelástica externa fina e lisa que cobre todo o rim, de consistência firme. O rim direito pode ser palpado mais facilmente por sua inserção mais baixa do que o esquerdo em virtude da presença do fígado. **Ureteres:** não são palpáveis.	**Abaulamentos:** presença de hidronefrose, tumores, rins policísticos. **Aumento de volume:** presença de nódulos (neoplasias). **Dor:** sinal de Giordano positivo pode indicar processos inflamatórios e cálculo renal (Figura 11.6). **Ureteres:** palpáveis quando muito dilatados em pacientes muito magros.	Comportamento de saúde propenso a risco. Risco de lesão do trato urinário Controle ineficaz da saúde. Eliminação urinária prejudicada. Dor aguda. Risco de infecção.

Fonte: Desenvolvido pela autoria do capítulo, fundamentado nas referências do final do capítulo.

Bexiga

Inspeção, palpação e percussão

A bexiga é invisível e palpável quando hiperestendida, ou seja, se contiver quantidade superior a 300 mL de urina. Observa-se integridade da pele, presença de estomas e lesões e abaulamentos, sendo palpada a 2 cm da suprapúbica (Figuras 11.3 e 11.4). A percussão deve ser realizada a 5 cm da sínfise púbica (Figura 11.5) durante o movimento expiratório, cuja percepção é de um som timpânico. Em mulheres, a bexiga pode ser palpada entre a parede abdominal anterior e a vagina; nos homens, no toque real sob anestesia.

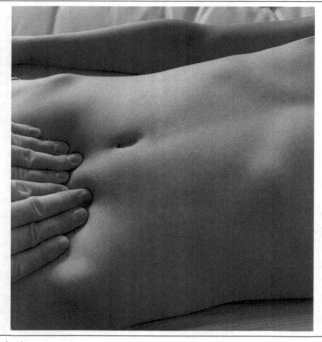

Figura. 11.3 – Palpação da bexiga.
Fonte: Acervo da autoria do capítulo, fundamentado nas referências do final do capítulo.

Sistema Geniturinário 189

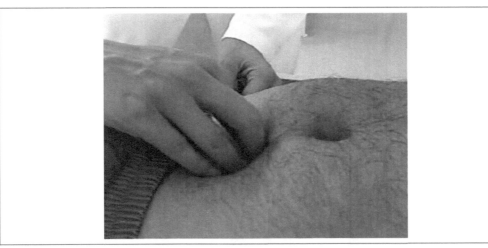

Figura 11.4 – Palpação da bexiga com dedos "em garra".
Fonte: Acervo da autoria do capítulo, fundamentado nas referências do final do capítulo.

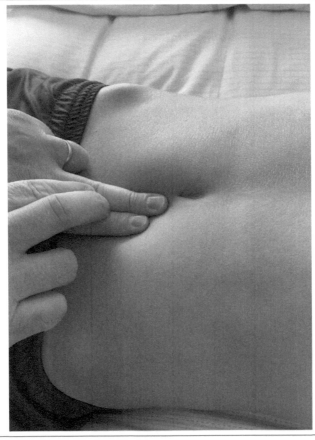

Figura 11.5 – Percussão da bexiga.
Fonte: Acervo da autoria do capítulo, fundamentado nas referências do final do capítulo.

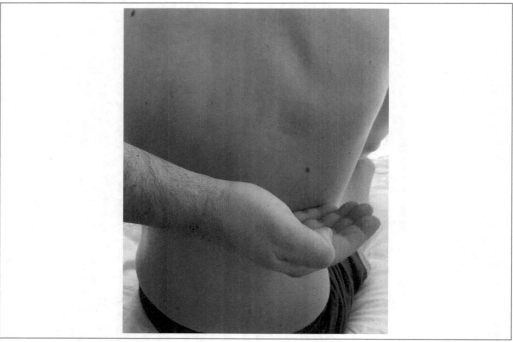

Figura 11.6 – Sinal de Giordano.
Fonte: Acervo da autoria do capítulo, fundamentado nas referências do final do capítulo.

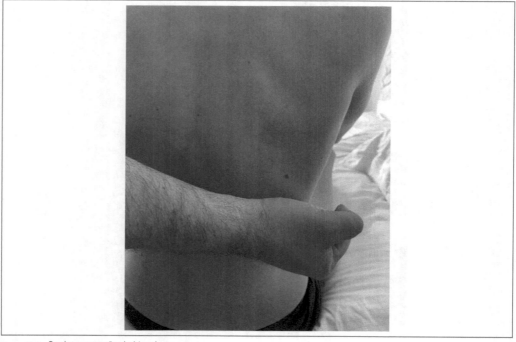

Figura 11.7 – Punho percussão de Murphy.
Fonte: Acervo da autoria do capítulo, fundamentado nas referências do final do capítulo.

Quadro 11.2 – Parâmetros normais, problemas de Enfermagem e principais diagnósticos de Enfermagem da palpação da bexiga.

Parâmetro normal	Problemas de Enfermagem	Diagnóstico de Enfermagem
A bexiga normal vazia não é palpável ou percutível, mas quando distendida, sim. À palpação, a bexiga é mole, depressível, de formato esférico e indolor.	Bexiga distendida ("bexigoma") pela retenção urinária aguda ou crônica, com abaulamento esférico do hipogástrio acima do nível da sínfise púbica (som maciço em caso de ascite), bexiga neurogênica, obstrução uretral, hiperplasia prostática, neoplasia, efeitos pós-anestésicos, efeitos colaterais de fármacos anticolinérgicos, antidepressivos tricíclicos, trauma, infecção bacteriana (cistite).	Dor aguda. Eliminação urinária prejudicada. Incontinência urinária por transbordamento. Incontinência urinaria reflexa. Retenção urinária. Risco de volume de líquidos desequilibrado. Risco de confusão aguda. Risco de infecção.

Fonte: Desenvolvido pela autoria do capítulo, fundamentado nas referências do final do capítulo.

Genitália masculina

A genitália masculina externa é composta do pênis, escroto ou saco/bolsa testicular, testículos, epidídimos e funículos espermáticos. Já a genitália interna abrange a próstata e as vesículas seminais. O pênis está relacionado com a reprodução e também com a eliminação da urina, de formato cilíndrico e composto pelo períneo superficial, que sustenta o órgão, e pelos corpos cavernosos e o corpo esponjoso que são bastante vascularizados. O pênis é recoberto por tecido epitelial e mucoso, denominado prepúcio, que se estende até a glande e a uretra e o meato uretral, na parte medial, com a função de conduzir a urina e o esperma para o exterior.

Inspeção e palpação

Com o paciente em pé ou deitado, examina-se simetria da pele, integridade cutâneo mucosa, presença dos dois testículos e de massas e cistos escrotais, varicocele, edema, dor e desconforto, pediculose. Examina-se a face posterior, bem como deve inspecionar-se de início toda a extensão peniana, que normalmente é lisa, semifirme e indolor. É importante pesquisar também condições higiênicas, alterações de cor, tamanho e forma do pênis, tamanho e posição do meato uretral, se anômala, se normal, e presença de estenose, além de verificar a glande e o prepúcio. Observa-se presença de edema, secreções e drenagem, nódulos, lesões, sinais de inflamação, presença de prótese peniana.

O escroto ou saco/bolsa testicular é uma bolsa externa de pele e músculo que contém os testículos. É uma extensão do abdome e está localizado entre o pênis e o ânus. À inspeção e palpação do períneo, solicita-se ao paciente para que abduza as coxas e suspenda o escroto com os dedos em "pinça". Desse modo, é possível examinar a região perineal quanto à presença de integridade e coloração cutâneas, distribuição romboide da pilosidade pubiana, simetria, nódulos nas regiões inguinais e abaulamentos.

Quadro 11.3 – Parâmetros normais, problemas de Enfermagem e principais diagnósticos de Enfermagem da inspeção e da palpação da genitália masculina.

Parâmetro normal	Problemas de Enfermagem	Diagnóstico de Enfermagem
Prepúcio: pele retrátil ligada à parte inferior do pênis pelo freio, recobrindo a glande, sendo facilmente tracionada para expô-la totalmente.	**Fimose:** orifício prepucial estreito que não possibilita a mobilidade de retração para exposição da glande.	Dor aguda. Risco de déficit no autocuidado para higiene íntima. Risco de infecção.

(Continua)

(Continuação)

Quadro 11.3 – Parâmetros normais, problemas de Enfermagem e principais diagnósticos de Enfermagem da inspeção e da palpação da genitália masculina.

Parâmetro normal	Problemas de Enfermagem	Diagnóstico de Enfermagem
Nos indivíduos circuncisados, a glande e o meato são facilmente visualizados, sem a presença de esmegma.	**Parafimose:** prepúcio apertado que permite a retração; porém, uma vez retraído não consegue retornar à sua posição original, propiciando um edema. **Lesões e ulcerações:** herpes, condiloma acuminado, cancro sifilítico, carcinoma.	Risco de lesões elementares. Integridade da pele prejudicada.
Glande I: normalmente é lisa e rosa sem lesão. **Sulco bálano-prepucial:** sulco fino, mole e onde se encontram glândulas de Tyson que secretam o esmegma (secreção branca e gordurosa), associada à descamação da pele e à lubrificação natural.	**Acúmulo de esmegma:** ocorre por falta de higiene que propicia a balanite. **Lesões decorrentes de doenças sexualmente transmissíveis:** formações verrucosas, vesículas, ulcerações ou de carcinomas. Áreas de endurecimento fibroso do pênis.	Déficit no autocuidado para higiene íntima. Autonegligência. Controle de impulsos ineficaz. Risco de infecção. Integridade da pele prejudicada. Risco de contaminação.
Uretra: indolor à palpação, sem presença de secreção. **Meato uretral:** localizado no ápice e no centro da glande. Disfunção erétil. **Escroto ou saco/bolsa testicular:** simetria da pele dos dois compartimentos do escroto. O conteúdo escrotal é inteiramente livre, não aderido à pele do escroto. **Períneo:** pele íntegra e com distribuição da pilosidade pubiana em forma romboide, apresentando simetria e resistência muscular.	**Dor à palpação:** uretrite. Áreas endurecidas e presença de secreção em seu aspecto e em quantidade. **Hipospádia:** meato que se abre ao longo da face ventral (inferior) do pênis. **Epispádia:** meato que se abre na face dorsal (superior) do pênis. **Estenose:** dificulta a micção e favorece a retenção urinária. Assimetria (sugere neoplasias e varicocele). **Criptorquidia:** testículos que nunca desceram. Lesões cutâneas. Dor, desconforto. Edema (anasarca e hidrocele), orquites, epididimites. Cistos epidérmicos (lúpia escrotal). Pediculose na pilosidade. Presença de estomas, abscessos, nódulos, hérnias. Extravasamento urinário nas fístulas vesicais.	Dor aguda. Risco de infecção e de contaminação. Risco de integridade tissular prejudicada. Dor crônica. Risco de integridade da pele prejudicada. Eliminação urinária prejudicada e retenção urinária. Volume de líquidos excessivo. Dor aguda e conforto prejudicado. Controle de impulsos ineficaz, disfunção sexual e déficit no autocuidado para higiene íntima e autonegligência. Incontinência urinária por transbordamento.

Fonte: Desenvolvido pela autoria do capítulo, fundamentado nas referências do final do capítulo.

Órgãos genitais externos femininos

Inspeção

Solicitar ao paciente que esvazie a bexiga antes do exame das estruturas genitais externas. A posição adequada para o exame é a ginecológica ou litotômica. Os joelhos fletidos devem ficar perpendiculares à cama com abdução das pernas para os lados. Inspeciona-se estática e dinâmica: períneo até a região anal, distribuição da pilosidade pubiana, presença de parasitas, simetria e consistência dos tecidos dos grandes lábios e dos pequenos, secreções, aspecto e alterações da pele da vulva.

O vestíbulo vulvar é a região circundada por pelos. Sua parte superior é formada pelo clitóris e a inferior pela fúrcula. Na parte interna do vestíbulo, estão localizados o meato uretral, as glândulas de Bartholin, o introito vaginal e o hímen.

Assim, no exame é imprescindível observar drenagem de secreção, inflamações, edemas, lesões, coloração e tamanho das estruturas.

Quadro 11.4 – Parâmetros normais, problemas de Enfermagem e principais diagnósticos de Enfermagem da inspeção e da palpação da genitália feminina.		
Parâmetro normal	*Problemas de Enfermagem*	*Diagnóstico de Enfermagem*
Monte púbico: elevação adiposa, mediana e anterior à sínfise púbica, com disposição dos pelos em forma de triângulo invertido, estendendo-se até a superfície externa dos grandes lábios (quantidade variável). **Simetria dos grandes lábios:** de consistência macia, cuja mucosa é rosada e de aparência úmida; planos na infância e na idade adulta ficam cheios e curvos, na menopausa, tornam-se mais finos. Pele íntegra e discretamente mais pigmentada que outras partes do corpo. **Períneo:** pele íntegra e distribuição da pilosidade pubiana da região perianal. Possui consistência firme e integridade tecidual. **Glândulas de Bartholin:** estruturas pares, próximas do orifício vaginal, normalmente não palpáveis. **Glândulas de Skene:** localizadas no lado da uretra. **Vestíbulo. Pequenos lábios:** duas pregas de pele finas, sem pelos, consistência macia, mucosa rosada e com aparência úmida, cuja união com a parte anterior compõem uma pequena estrutura (clitóris). **Clitóris:** órgão eréctil. A porção visível não excede 1 cm. Sua coloração normalmente é rosada. **Meato uretral/uretra:** situado abaixo do clitóris, possui a mesma coloração rosada das membranas que o cercam. Não apresenta secreções. **Hímen:** pequeno apêndice anular de tecido que rodeia o introito vaginal. **Introito vaginal:** situado imediatamente abaixo do meato uretral.	Pediculose. Higiene inadequada. Hirsutismo ou diminuição da quantidade por alterações endócrinas. Assimetria e atrofias. Leucoplasias. Prurido, eritema, edema. Varicosidades e hematomas. Secreções. Presença de abaulamentos, nódulos e tumorações. Hemorroidas, roturas, fissuras, fístulas. Disúria. Lesões (verrugas, cistos e cicatrizes). Dor. Bartolinite, inflamações, febre. Obstrução e hiperplasia das glândulas de Skene (cisto). Hiperemia, assimetrias, atrofia, fissuras. Prurido, eritemas, nódulos. Hímen septado ou biperfurado. Cribiforme, imperfuração. Dor abdominal à palpação. Secreções (corrimento vaginal). Alterações perianais. **Cistocele:** prolapso da parede anterior da bexiga para dentro da vagina. **Retocele:** prolapso da parede posterior da vagina e do reto para dentro da vagina. Prolapso uterino.	Déficit no autocuidado para higiene íntima e autonegligência. Risco de contaminação. Conhecimento deficiente. Risco de integridade da pele prejudicada. Risco de infecção. Distúrbio na imagem corporal. Risco de baixa autoestima situacional. Risco de lesão e integridade tissular prejudicada. Conhecimento deficiente. Padrão de sexualidade ineficaz. Dor aguda. Conforto prejudicado. Risco de infecção e hipertermia. Risco de contaminação. Dor crônica. Autonegligência.

Fonte: Desenvolvido pela autoria do capítulo, fundamentado nas referências do final do capítulo.

Associados ao aparelho geniturinário temos os procedimentos de sondagem vesical de alívio (intermitente) e de demora (residente), irrigação vesical contínua.

Cateterismo vesical

Procedimento estéril que consiste na introdução de uma sonda até a bexiga através da uretra.

Finalidades

- Aliviar retenção urinária.
- Mensurar a urina residual na bexiga após micção.
- Esvaziar a bexiga para procedimentos cirúrgicos e/ou diagnósticos.
- Permitir irrigação vesical.
- Promover conforto do paciente com incontinência urinária.
- Obter amostra de urina em situações especiais (pacientes incontinentes).
- Possibilitar a eliminação da urina em pacientes imobilizados, inconscientes ou com obstrução.

Cateterismo vesical de demora masculino

Materiais

- Tamanho das sondas: neonatal 4 a 6 French; pediátricas 6 a 10 French; adulto 12 a 24 French, em que cada número equivale a 1/3 de mm.
- Sonda vesical de Folley (Figura 11.8), duas ou três vias de calibre adequado ao paciente e bolsa coletora de sistema fechado (ambos estéreis).
- Biombo (em situações que o paciente não realiza o procedimento em ambiente exclusivo).
- Máscara (o enfermeiro que executar o procedimento deverá utilizar).
- 1 *kit* de cateterismo vesical estéril (bandeja, cubas, pinça, bolas de algodão, campo fenestrado) produzido e esterilizado pela instituição de saúde (Figura 11.8A) ou adquirido diretamente da indústria, descartável (Figura 11.8B).
- Clorexidina aquosa a 2%.
- 1 par de luva estéril.
- 1 tubo de xylocaína geleia a 2%.
- 1 ou 2 pacotes de gazes.
- 2 seringas de 5 mL (se paciente pediátrico) ou 2 seringas de 20 mL (se paciente adulto) – deve ter ponta Luer Slip® simples, que encaixe no dispositivo de preenchimento do balão da sonda.
- Seringa Luer Slip®.

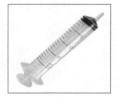

- 1 agulha para aspiração 40 × 12.
- 1 ampola de 5 a 20 mL de água destilada (depende se pediátrico, se adulto).
- Fita adesiva microporosa hipoalergênica ou fixador de sonda.
- Saco plástico para lixo.
- Água e sabão neutro.
- Bolsa coletora de urina (sistema fechado).
- Material para higiene íntima (toalha de banho, luva de procedimentos, água e sabão neutro ou clorexidina degermante, compressas ou luva de banho, jarro com água morna e comadre).

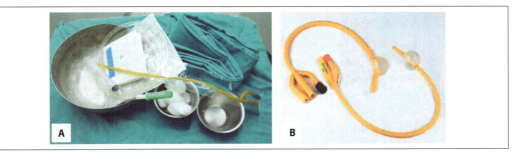

Figura 11.8 – (A) *Kit* de cateterismo vesical. (B) Sonda vesical de Folley duas e três vias.
Fonte: (A e B) Acervo da autoria do capítulo, fundamentado nas referências do final do capítulo.

Procedimentos

- Reunir o material, lavar as mãos e explicar o procedimento e as finalidades dele ao paciente e/ou acompanhante.
- Promover um ambiente bem iluminado e privativo, colocando biombos em volta do leito, s/n.
- Colocar o saco de lixo próximo à cama.
- Colocar o paciente em decúbito dorsal, expondo apenas os genitais.
- Calçar luvas de procedimento.
- Realizar a higiene íntima.
- Retirar as luvas de procedimento.
- Lavar as mãos.
- Desinfectar as ampolas de água destilada com álcool a 70% e deixá-las sobre a mesa de cabeceira.
- Colocar o pacote estéril de cateterismo vesical sobre a cama, entre as pernas do paciente.
- Abrir o *kit* de cateterismo vesical, utilizando técnica asséptica, e sobre o campo estéril abrir a gaze, a seringa e a agulha para aspiração, acrescentando quantidade suficiente de antisséptico na cuba redonda, e o primeiro jato deve ser desprezado no lixo.
- Abrir a embalagem secundária da sonda vesical, no calibre (French) indicado, e colocar a sonda em embalagem primária sobre o campo estéril.
- Abrir a embalagem da bolsa coletora e colocar sobre o campo estéril.

- Calçar a luva estéril em uma das mãos.
- Com a mão não enluvada, pegar a ampola de água destilada e com a mão enluvada pegar a seringa de 20 mL que está no campo e aspirar seu conteúdo.
- Calçar a luva estéril na outra mão.
- Testar o *cuff* (balão) e a válvula da sonda, instilando a água destilada, conforme recomendado pelo fabricante, e após esvaziar o balão.
- Conectar a sonda no coletor de urina sistema fechado (Figura 11.9), fechar o *clamp* de drenagem localizado na parte inferior do coletor e manter o *clamp* da extensão proximal aberto para drenagem da urina.
- Desdobrar o campo fenestrado com a abertura para baixo e colocar sobre o períneo do paciente e deixar o pênis em repouso sobre o campo.
- Colocar na cuba a solução antisséptica (clorexidina).
- Colocar em média 7 gazes dobradas ou 7 bolas de algodão.
- Colocar lubrificante anestésico (pediátrico: 3 a 5 mL; adulto: 10 a 20 mL) na seringa, com a ajuda de um colega.
- Segurar o pênis com a mão não dominante perpendicular ao corpo, retraindo o prepúcio.
- Fazer a antissepsia do meato uretral, da glande e do prepúcio, utilizando bolas de algodão ou gazes montadas em pinça e embebidas na solução antisséptica; repetir a vezes que for necessário e desprezar as bolas de algodão ou as gazes.
- Manter a posição do pênis e da mão não dominante e com a mão dominante introduzir lentamente o gel anestésico no orifício uretral e aguardar de 3 a 5 minutos para o efeito anestésico do gel.
- Com a mão não dominante segurar o pênis, em seguida, introduzir a sonda aproximadamente 18 cm e aguardar o retorno da urina; continuar desse modo até sua bifurcação (Figura 11.8), a fim de evitar inflar o balão no canal uretral.
- Inflar o balão com água destilada aspirada e, após, tracionar delicadamente até a parada do balão inflado no interior da bexiga urinária.
- Remover o antisséptico da pele do paciente com auxílio de compressa úmida, secando em seguida e reposicionando o prepúcio.
- Retirar o campo fenestrado.
- Posicionar o pênis sobre a região suprapúbica e fixar a sonda com o adesivo hipoalêrgenico, tendo o cuidado de não a deixar tracionada.
- Pendurar a bolsa coletora (Figura 11.9) em suporte localizado na parte baixa do leito (não pendurar nas grades).
- Observar o volume drenado e as características da urina.
- Recolher o material e colocá-lo na bandeja e retirar as luvas.
- Identificar a bolsa coletora com data, hora, número da sonda utilizada, volume injetado no balão e turno e nome do enfermeiro responsável pelo procedimento.
- Deixar o paciente confortável.
- Descartar o material, providenciando o armazenamento adequado.
- Lavar a mãos.
- Registrar o procedimento no prontuário do paciente, tipo e calibre da sonda, volume insuflado no *cuff*, característica e volume urinário e eventuais intercorrências.

Sistema Geniturinário

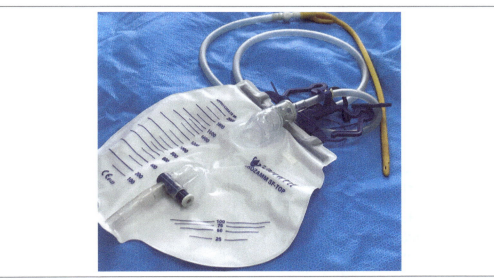

Figura 11.9 – Conexão da sonda vesical na bolsa coletora sistema fechado.
Fonte: Acervo da autoria do capítulo, fundamentado nas referências do final do capítulo.

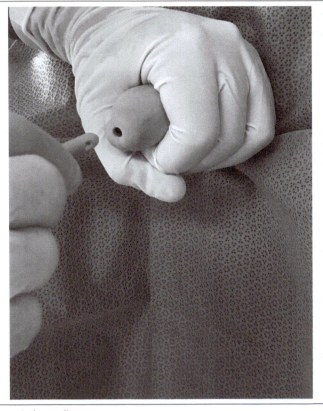

Figura 11.10 – Cateterismo vesical masculino.
Fonte: Acervo da autoria do capítulo, fundamentado nas referências do final do capítulo.

Sondagem vesical de demora feminino

Materiais

- Tamanho das sondas: neonatal 4 a 6 French; pediátricas 6 a 10 French; adulto 12 a 24 French, em que cada número equivale a 1/3 de mm.
- Sonda vesical Folley, duas ou três vias de calibre adequado ao paciente e bolsa coletora de sistema fechado (ambos estéreis).
- Biombo (em situações que o paciente não realiza o procedimento em ambiente exclusivo).
- Máscara (o enfermeiro que executar o procedimento deverá utilizar).
- 1 *kit* de cateterismo vesical estéril (bandeja, cubas, pinça, bolas de algodão, campo fenestrado) produzido e esterilizado pela instituição de saúde (Figura 11.8A) ou adquirido diretamente da indústria (Figura 11.8B).
- Solução antisséptica (clorexidina aquosa a 2%).
- 1 par de luva estéril.
- 1 tubo de xylocaína geleia a 2%.
- 1 ou 2 pacotes de gazes.
- 1 seringa de 5 mL (se paciente pediátrico) ou 1 seringa de 20 mL (se paciente adulto) – deve ter ponta Luer Slip® simples, que encaixe no dispositivo de preenchimento do balão da sonda.
- 1 agulha para aspiração 40 × 12.
- 5 a 15 mL de água destilada (depende se pediátrico, se adulto).
- Fita adesiva microporosa hipoalergênica ou fixador de sonda.
- Saco plástico para lixo.
- Água e sabão neutro.
- Material para higiene íntima (toalha de banho, luva de procedimentos, água e sabão neutro ou clorexidina degermante, compressas ou luva de banho, jarro com água morna e comadre).

Procedimentos

- Reunir o material, lavar as mãos e explicar o procedimento e as finalidades ao paciente e/ou acompanhante.
- Promover um ambiente bem iluminado e privativo, colocando biombos em volta do leito, s/n.
- Colocar o saco de lixo próximo à cama.
- Colocar a paciente em posição de litotomia, expondo apenas os genitais.
- Calçar luva de procedimento.
- Verificar as condições de higiene da vagina, tendo o cuidado de expor os grandes e os pequenos lábios, o vestíbulo vaginal e o meato urinário para higienização eficaz. Se necessário, higienizar com água e sabão.
- Retirar as luvas de procedimento.
- Lavar as mãos.
- Organizar o material sobre a mesa ou local disponível.

- Abrir o *kit* de cateterismo vesical, utilizando técnica asséptica, e sobre o campo estéril abrir a gaze, a seringa e a agulha para aspiração, acrescentando quantidade suficiente de antisséptico na cuba redonda.
- Abrir a embalagem secundária da sonda vesical, no calibre (French) indicado, e colocar a sonda em embalagem primária sobre o campo estéril.
- Abrir a embalagem da bolsa coletora e colocar sobre o campo estéril.
- Calçar luva estéril.
- Aspirar a água destilada necessária com a seringa e a agulha (com auxílio de um colega para segurar a ampola).
- Testar o *cuff* (balão) e a válvula da sonda, instilando a água destilada, conforme recomendado pelo fabricante e, após, esvaziar o balão.
- Conectar a sonda no coletor de urina sistema fechado (Figura 11.9), fechar o *clamp* de drenagem localizado na parte inferior do coletor e manter o *clamp* da extensão proximal aberto para drenagem da urina.
- Colocar na cuba com antisséptico (clorexidina), em média 7 gazes dobradas ou 7 bolas de algodão.
- Colocar o lubrificante anestésico na gaze e espalhar pela porção da sonda de Folley (Figura 11.8B) que será introduzido no meato uretral.
- Desdobrar o campo fenestrado com a abertura para baixo e colocar sobre o períneo da paciente.
- Utilizar a mão não dominante para segurar os grandes lábios e separar os pequenos lábios com os dedos indicador e polegar (Figura 11.11), expondo o meato urinário e o vestíbulo vaginal; pegar uma bola de algodão ou gaze montada em pinça embebidas no antisséptico (clorexidina) e fazer a antissepsia do meato uretral até o períneo em movimento único e de cima para baixo, utilizando uma bola de algodão ou gaze para cada região em movimento único, desprezando-as em seguida. Fazer a antissepsia dos grandes e dos pequenos lábios direito e esquerdo no sentido anteroposterior com bolas de algodão ou gazes restantes, desprezando-as. Manter os dedos na mesma posição em todo o procedimento.
- Com a mão dominante, pegar a sonda (Figura 11.8B) com o dedo indicador e o polegar a uma distância de 8 cm da ponta e introduzi-la. Aguardar a urina retornar na extensão da bolsa coletora (Figura 11.9) e por segurança introduzir mais 3 a 4 cm após o refluxo da urina.
- Inflar o balão com água destilada aspirada e, após, tracionar delicadamente até a parada do balão inflado no interior da bexiga urinária.
- Fixar a sonda com o adesivo hipoalergênico, tendo o cuidado de não a deixar tracionada.
- Remover o antisséptico da pele do paciente com auxílio de compressa úmida, secando em seguida.
- Retirar o campo fenestrado.
- Pendurar a bolsa coletora (Figura 11.9) em suporte localizado na parte baixa do leito (não pendurar nas grades).
- Observar o volume drenado e as características da urina.
- Recolher o material e colocá-lo na bandeja e retirar as luvas.
- Identificar a bolsa coletora com data, hora, número da sonda utilizada, volume injetado no balão e turno e nome do enfermeiro responsável pelo procedimento.

- Deixar o paciente confortável.
- Descartar o material, providenciando o armazenamento adequado.
- Lavar a mãos.
- Registrar o procedimento no prontuário do paciente, tipo e calibre da sonda, volume insuflado no *cuff*, característica e volume urinário e eventuais intercorrências.

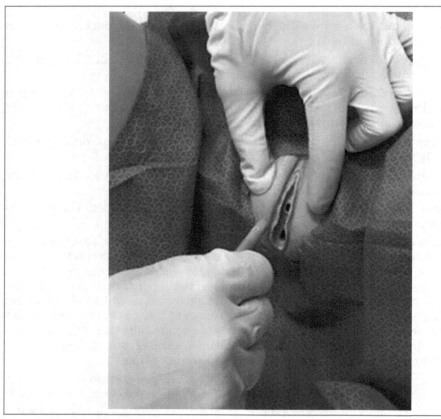

Figura 11.11– Cateterismo vesical feminino de demora.
Fonte: Acervo da autoria do capítulo, fundamentado nas referências do final do capítulo.

Observações:
- Manter o cateter fixado (evitar trauma uretral) e dobras no circuito de drenagem.
- Sempre manter o sistema de drenagem abaixo do nível da bexiga.
- O meato uretral deve sempre ser mantido limpo, com água e sabão, sem cuidados adicionais.
- A bolsa coletora deve ser esvaziada regularmente, após verificar drenagem e características da urina.
- Nunca colocar a bolsa coletora no chão.
- Fechar a sonda 2 horas antes de retirá-la.
- Esvaziar o balão antes de retirar a sonda.
- Observar se paciente apresenta micção espontânea depois da retirada da sonda.

Sondagem vesical de alívio

Consiste na introdução de um cateter estéril de calibre adequado ao paciente (Nelaton) na bexiga, através da uretra, com técnica asséptica.

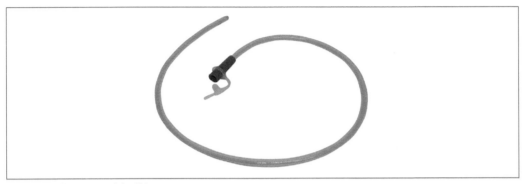

Figura 11.12 – Cateter vesical de alívio.
Fonte: Acervo da autoria do capítulo, fundamentado nas referências do final do capítulo.

Finalidades

- Drenar a urina em pacientes com retenção urinária.
- Coletar urina para exames.
- Instilar (introduzir) medicamentos.

Materiais

- Máscara (o enfermeiro que executar o procedimento deverá utilizar).
- Biombo (em situações que o paciente não realiza o procedimento em ambiente exclusivo).
- Sonda uretral de calibre adequado.
- 1 *kit* de cateterismo vesical estéril (bandeja, cubas, pinça, bolas de algodão, campo fenestrado) produzido e esterilizado pela instituição de saúde (Figura 11.8) ou adquirido diretamente da indústria.
- 1 tubo de xylocaína geleia a 2%.
- Solução antisséptica (clorexidina aquosa a 2%).
- 1 par de luvas estéril.
- 1 ou 2 pacotes de gaze estéril.
- 1 seringa de 10 ou 20 mL, deve ter ponta Luer Slip® simples, que encaixe no dispositivo final da sonda, quando o motivo da sondagem for coleta de urina para exames.
- Coletor graduado descartável.
- Saco plástico para lixo.
- Água e sabão neutro.
- Material para higiene íntima (luva de procedimentos, água e sabão neutro ou clorexidina degermante, compressas ou luvas de banho, jarro com água morna e comadre).

Procedimentos

- Reunir o material, lavar as mãos, identificar-se e checar o nome e o leito do paciente e explicar a ele e/ou acompanhante as finalidades do procedimento.
- Promover um ambiente bem iluminado e privativo, colocando biombos em volta do leito, s/n.
- Colocar o saco de lixo próximo à cama.
- Posicionar o paciente, expondo apenas os genitais.
- Homens: decúbito dorsal.
- Mulheres: posição de litotomia.
- Calçar luvas de procedimento.
- Fazer avaliação da higiene do genital e realizar a higienização conforme descrito na técnica de cateterismo vesical de demora.
- Retirar as luvas de procedimento.
- Lavar as mãos.
- Organizar o material sobre mesa ou local disponível.
- Abrir o *kit* de cateterismo vesical, utilizando técnica asséptica, e sobre o campo estéril abrir gaze e quantidade suficiente de antisséptico na cuba.
- Abrir a sonda de alívio, no calibre (French) indicado, e colocar a sonda sobre o campo estéril.
- Colocar na cuba com antisséptico (clorexidina), em média 7 gazes dobradas ou 7 bolas de algodão.
- Colocar o lubrificante anestésico na gaze.
- Calçar luvas estéreis.
- Colocar o campo fenestrado.
- Lubrificar a porção da sonda de alívio que será introduzido no meato uretral.
- Fazer a antissepsia conforme descrito na técnica de cateterismo de demora.
- Introduzir a sonda até ocorrer a drenagem da urina (5 cm nas mulheres e 15 a 20 cm nos homens).
- Colocar a extremidade da sonda na cuba rim ou coletor graduado descartável.
- Retirar a sonda após cessar a drenagem de urina.
- Medir o débito urinário; em casos de coleta para exames, transferir o volume necessário para o recipiente que será encaminhado ao laboratório e desprezar o restante.
- Remover o antisséptico da pele do paciente com auxílio de compressa úmida, secando em seguida.
- Retirar o campo fenestrado.
- Deixar a paciente confortável.
- Recolher o material, providenciando descarte e armazenamento adequados.
- Lavar as mãos.
- Registrar o procedimento no prontuário do paciente, tipo e calibre da sonda, característica e volume urinário e eventuais intercorrências.

Irrigação vesical contínua

É a lavagem da mucosa que reveste a bexiga, geralmente com solução fisiológica a 0,9% gelada ou em temperatura ambiente, através de equipo específico de irrigação em uma sonda vesical de três vias.

Finalidades

- Reestabelecer ou manter a permeabilidade da sonda vesical.
- Prevenir a obstrução do trato urinário, removendo coágulos sanguíneos e fragmentos pós-cirúrgicos (ressecção transuretral de próstata ou bexiga) ou fins terapêuticos.
- Auxiliar no tratamento de infecções ou inflamações vesicais.

Materiais

- São os mesmos utilizados no cateterismo de demora, com exceção da substituição da sonda de Folley por uma de três vias (Figura 11.8B) de calibre adequado ao meato do paciente. Além disso, acrescentar:
- Equipo para irrigação.
- Ficha de controle de irrigação (DU – débito urinário), que tem por finalidade controlar o volume infundido, o volume eliminado e as características da urina. Exemplo: em 1 hora foi infundido 1.000 mL de solução fisiológica continuamente através da sonda vesical de demora para o interior da bexiga e foi eliminado na bolsa coletora 1.600 mL. Subtraindo-se o valor infundido do valor eliminado, considera-se que o paciente urinou 600 mL.

Procedimentos

- Reunir o material, lavar as mãos e explicar as finalidades do procedimento ao paciente e/ou acompanhante.
- Preparar a solução de irrigação prescrita, identificá-la e pendurá-la no suporte de soro.
- Proceder à técnica de higienização de sondagem vesical de demora, conforme descrito anteriormente.
- Conectar o equipo de soro ao SF a 0,9% e a outra extremidade à sonda vesical de três vias para iniciar a irrigação.
- Abrir o *clamp* do equipo e controlar o gotejamento da solução.
- *Clampear* o equipo quando a solução terminar, substituindo-a por outra solução.
- Calçar a luva de procedimentos sempre que realizar o esvaziamento da bolsa coletora.
- Esvaziar a bolsa coletora sempre que estiver cheia; caso contrário, o paciente poderá apresentar dor abdominal, náuseas e/ou vômitos.
- Fazer o controle do débito urinário (DU).
- Recolher o material e anotar (tipo e calibre da sonda utilizada, volume e características do líquido drenado e eventuais intercorrências).

Observação:
- Checar continuamente a permeabilidade da sonda vesical.

Referências

1. Barros ALB de et al. Anamnese e exame físico: avaliação diagnóstica de enfermagem no adulto. 3.ed. Porto Alegre: Artmed; 2015. 472p.
2. Diagnóstico de enfermagem da NANDA-I: definições e classificação 2018-2020 [NANDA International]. Garcez RM (trad.); Alba Lucia Bottura Leite de Barros (rer. téc.) et al. 11.ed. Porto Alegre: Artmed; 2018.
3. Fugita RMI. Aparelho Geniturinário. In: Posso MBS. Semiologia e semiotécnica de enfermagem. Rio de Janeiro: Atheneu; 1999. Cap.10, p.101-13.
4. Jesus JS de, Coelho MF, Luz RA. Cuidados de enfermagem para prevenção de infecção do trato urinário em pacientes com cateterismo vesical de demora (CVD) no ambiente hospitalar. Arquivos Médicos dos Hospitais e da Faculdade de Ciências Médicas da Santa Casa de São Paulo. 2018;63(2):96-99.
5. Lopes SG, Fernandes IC. Avaliação física em enfermagem do sistema urinário. In: Chaves LC, Posso MBS. Avaliação física em enfermagem. São Paulo (Barueri): Manole; 2012. Cap.12, p.329-44.
6. Paz AA et al. Manual de procedimentos básicos de Enfermagem [recurso eletrônico]. In: Souza EN de (org.). Porto Alegre: Ed. da UFCSPA; 2016. Cap.8, p.79-84.
7. Perry AG, Potter PA. Guia completo de procedimentos e competências de enfermagem. 8.ed. Rio de Janeiro: Elsevier; 2015. p.736.
8. Pinto AFC et al. Urologia. In: Guimarães HP et al. Manual de semiologia e propedêutica médica. Rio de Janeiro: Atheneu; 2019. Cap.13, p.245-72.

12

Aparelho Locomotor

Maria Belén Salazar Posso
Vania Maria de Araújo Giaretta
Marília Simon Sgambatti

Pré-requisitos

- Conhecimento da anatomia e da fisiologia do aparelho locomotor.
- Conhecimento e domínio da funcionalidade e da movimentação do aparelho locomotor.
- Conhecimento das atividades básicas da vida diária e das atividades instrumentais de vida prática.
- Conhecimento e domínio dos instrumentos básicos de Enfermagem.
- Conhecimento das técnicas de inspeção, palpação, percussão e digitopressão.

Histórico de Enfermagem – Entrevista, levantamento de dados e exame físico

Entrevista

Caracterizada pelo momento em que se estabelece o tipo de relação enfermeiro-paciente, que poderá nortear toda a assistência de Enfermagem a ser prestada. O enfermeiro deve apresentar atitudes que favoreçam uma relação positiva com o paciente (ver Capítulo 3 – *Histórico de Enfermagem e Exame Físico*).

A entrevista deve abranger aspectos gerais e específicos relacionados às queixas referidas sobre o início e a evolução das alterações que serão completadas pelo levantamento de dados, problemas de Enfermagem (sinais e sintomas) e exame físico.

Levantamento de dados

Nessa etapa, investiga-se hábitos e queixas de dor do paciente à realização de atividades da vida diária, tais como: higiene, alimentação, movimentação de articulações, locomoção, estilo de vida, identificando os vícios posturais, as ocupações ou as atividades profissionais, com fatores de risco para doenças osteoarticulares e atividades de lazer. Assim como antecedentes pessoais e familiares em relação a doenças reumatologias, neoplásicas, tuberculose, lesões e traumas anteriores, luxações e cirurgias anteriores.

Pesquisa-se, ainda, localização da dor, intensidade, periodicidade (esporádica ou contínua), duração (aguda ou crônica), irradiação, associada ou não ao movimento, à atividade profissional ou advinda de processo inflamatório, início relacionado ou não a traumatismo.

É importante também especular perda de peso, febre, drogadição, relato de infecção recente, mobilidade, locomoção, marcha e flexibilidade muscular, movimentação (ativa, passiva, contra resistência, força e tensão muscular), contraturas, espasmos, integridade da pele e anexos, circulação periférica, postura corporal, equilíbrio, marcha, função e amplitude articulares (se limitada há necessidade de mensurar a angulação com goniômetro para precisar o grau da limitação dos movimentos).

Problemas de Enfermagem (sinais e sintomas)

- Contração e força muscular alterada.
- **Quadro inflamatório:** com alterações locais, como dor, edema, calor, rubor e limitação da função, com início abrupto de sintomas inflamatórios, pico de dor, geralmente matutino e noturno, rigidez pós-repouso persistindo por horas.
- **Dor:**
  - **Aguda:** sugerindo presença de gota ou bursite.
  - **Surda:** artrose.
  - **Localizada (monoarticular ou poliarticular):** presente na artrite reumatoide.
  - **Irradiada:** cervicobraquialgia ou lombocitalgia.
- **Fatores de melhora:** mudança de decúbito, repouso, aplicação de calor local.
- **Fatores de piora:** dor ao movimento, esforço físico, atividade esportiva, postura, tensão emocional e trauma.

Nas alterações fisiopatológicas do joelho, observa-se a presença de falseio; quando as alterações estão associadas à dor, sugere-se lesão do menisco.

O processo patológico é quase sempre intra-articular quando há restrição da motilidade articular em todas as direções, no entanto, se ocorre em apenas uma direção na maioria das vezes pode-se pensar em lesão óssea ou de tecido mole fora da articulação.

O quadro degenerativo é caracterizado por início insidioso, crepitações, pico de dor geralmente à tarde, rigidez pós-repouso que cede rapidamente (geralmente pode sugerir presença de artrose).

Exame físico

Deve ser conduzido para as estruturas anatômicas e as respectivas funções do sistema locomotor, detectando o grau de dependência do paciente com base na assistência de Enfermagem, no cuidadoso levantamento dos problemas e nos diagnósticos de Enfermagem, para se implementar intervenções de qualidade.

Afere-se o peso do paciente em relação à idade e à altura, determinando o índice massa corpórea (IMC) e a sobrecarga prejudicial na coluna lombar e nas articulações coxofemorais, dos joelhos, dos tornozelos e dos pés.

Examina-se músculos, ossos e articulações sempre de maneira simétrica, comparando os diferentes lados (p. ex., comparar pé E com pé D). Sempre associar os sinais detectados no exame físico cuidadoso às queixas e aos sintomas referidos na entrevista. Este capítulo descreve as técnicas básicas do exame detalhado de cada segmento.

Inspeção, percussão, movimentação e força muscular

Inspeção

Realizada de forma estática e dinâmica. Em pé, avalia-se a pele em sua integridade, coloração, retrações, condições dos tecidos circundantes (como calosidades e lesões por pressão), contornos musculares, presença de deformidades, atrofias (sempre comparando o lado contralateral). Durante a marcha, avalia-se o paciente de frente, de perfil e de costas, verificando claudicação, alinhamento corporal, coordenação motora, amplitude dos movimentos dos MMII, joelhos valgos ou varos, recurvados, observando angulação, patela, ângulo Q (linha imaginária do meio da patela à espinha ilíaca anterossuperior e outra do centro patelar até a inserção anterior e inicial da tíbia, cujo valor angular máximo é de 20°), tornozelo e pés (planos, cavos, hálux valgo), postura e posições antálgicas ao sentar, ao levantar, ao deitar em decúbito dorsal e ventral, verificando dor, limitações funcionais. Examina-se também movimentos da cabeça e do tronco, a coluna em seus quatro segmentos (cervical, torácico, lombar e sacro), os MMSS e os MMII.

Palpação

Por meio da digitopressão do polegar e do indicador e com a mão espalmada, são avaliados temperatura, mobilidade e ruídos articulares, sensibilidade, pontos dolorosos, tumefações, consistência, contratura, pulsos, força e tônus muscular.

Percussão

Deve ser realizada diretamente as superfícies com o dedo médio da mão ou martelo de percussão, observando a intensidade e a localização da dor.

Movimentação

Objetiva testar a mobilidade e a amplitude de movimentos. Inicia-se o exame avaliando movimentos ativos, depois os passivos, e, por último, os isométricos, movimentando as articulações ou pedindo ao paciente que o faça, examinando força muscular, amplitude, limitações e dor, e mensurando a angulação das articulações (caso seja necessário). Nesse momento, é importante observar as expressões faciais do paciente.

Para o exame, é necessário considerar a classificação das articulações de acordo com o grau de mobilidade que oferecem, podendo ser inflexíveis (sinartrose); semimóveis (flexíveis e cartilaginosas [anfiartrose]); e flexíveis (caracterizadas pela presença de bolsas sinoviais (diartrose) e, ainda, em crianças e jovens que podem apresentar articulações muito flexíveis, enquanto nos idosos observa-se amplitude de movimento articular limitada, diminuição da massa e força muscular em virtude do próprio processo de envelhecimento). Além disso, considerar dor provocada, sua localização, irradiação, intensidade.

A amplitude de movimento (ADM) é a quantidade de movimento completo de uma articulação para realizar atividades funcionais da vida diária. Quando limitada, pode sugerir diversas alterações e enfermidades de várias etiologias, como: inatividade ou imobilidade, doenças sistêmicas, musculoesqueléticas, neurológicas, lesões por trauma, entre outras. A posição inicial para se medir a amplitude de movimento das articulações é a posição anatômica. A ADM é descrita e registrada com os termos: flexão, extensão, abdução, adução, rotação, inversão, eversão, pronação, supinação, circundação. Com o uso do goniômetro universal, mensuram-se os ângulos dos movimentos articulares humanos, registrados em graus, podendo eles identificar e quantificar limitações, alterações funcionais, além de facilitar comparações dos padrões normais com os apresentados pelo paciente, para melhor avaliação dos procedimentos terapêuticos adotados.

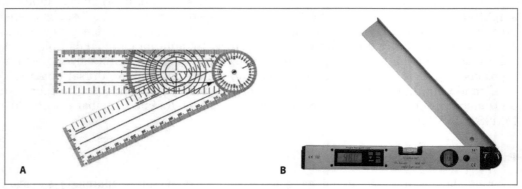

Figura 12.1 – Goniômetros.
Fonte: Acervo da autoria do capítulo.

Quadro 12.1 – Parâmetros normais (posição anatômica) da amplitude (ADM) e angulação das articulações.		
Articulação	Movimento	Graus de amplitude
Ombro	Flexão	0 a 180
	Extensão	0 a 60
	Abdução	0 a 180
	Rotação medial	0 a 70
	Rotação lateral	0 a 90
Cotovelo/Antebraço	Flexão	0 a 150
	Pronação	0 a 80
	Supinação	0 a 90
Punho	Extensão	0 a 70
	Flexão	0 a 80
	Desvio radial	0 a 20
	Desvio ulnar	0 a 30
Quadril	Flexão	0 a 120
	Extensão	0 a 30
	Abdução	0 a 45
	Adução	0 a 30
	Rotação lateral	0 a 45
	Rotação medial	0 a 45

(Continua)

(Continuação)

Quadro 12.1 – Parâmetros normais (posição anatômica) da amplitude (ADM) e angulação das articulações.

Articulação	Movimento	Graus de amplitude
Joelho	Flexão	0 a 135
Tornozelo	Flexão dorsal	0 a 20
	Flexão plantar	0 a 50
	Inversão	0 a 35
	Eversão	0 a 15
Coluna cervical	Flexão	0 a 45
Coluna torácica	Extensão	0 a 45
	Flexão lateral	0 a 60
	Rotação	–
	Flexão	0 a 80
Coluna lombar	Extensão	0 a 25
	Flexão lateral	0 a 45

Fonte: Marques (2018).

Força muscular

Para a avaliação do grau da força muscular, geralmente, utilizam-se os critérios da escala do Medical Research Council (MRC), que permitem verificar as condições do músculo para produzir movimento e resistência a uma força, graduando a força muscular em graus que variam de 0 (sem contração) a 5 (força muscular normal).

- Paralisia completa ou sem contração muscular = 0.
- Mínima contração, sem produção de movimento = 1.
- Contração fraca, com produção de movimento com eliminação da gravidade = 2.
- Produção de movimento contra a gravidade, mas sem vencer a resistência = 3.
- Produz movimento contra pequena resistência e gravidade = 4.
- O músculo é capaz vencer forte grau de resistência (normal) = 5.

Inspeção dos movimentos da cabeça e do tronco

Nesse exame, é necessário solicitar ao paciente que realize alguns movimentos, como flexão, extensão, rotação e inclinação lateral (a inclinação permanente da cabeça pode ser decorrente de escolioses cervicais ou torcicolos), tendo em mente os parâmetros normais mostrados no Quadro 12.1.

A coluna cervical deve ser examinada e os dados registrados: movimentos alterados; limitações com presença de lordose, retificação e protusão de C7; dor e suas características.

Já na avaliação da mobilidade da coluna torácica, inspeciona-se sua restrição; porém, é importante observar se há presença de assimetria, retificação, cifose e de escoliose; má postura; hérnia de disco, que provoca dor em queimação constante e irradiada para um dos MMSS ou MMII.

Inspeção e palpação dos ombros

O ombro é um conjunto complexo de quatro articulações (esternoclavicular, acrômioclavicular, glenoumeral e escapulotorácica) e três ossos (escápula, clavícula e úmero) que formam a cintura escapular, cujo desempenho funcional é harmônico, sinérgico e sincrônico. O ombro possui grande massa muscular sustentada por ligamentos e tem grande ADM e variação de mobilidade nos planos sagital (flexão, extensão e hiperextensão), frontal (abdução e adução) e transverso (rotação medial e rotação lateral) (Quadro 12.1), além de abdução horizontal e adução horizontal e circundação, conferindo-lhe alta importância nas estruturas corpóreas.

Outra estrutura do ombro que comumente é causa de lesão e dor e procura de assistência é manguito rotador. Anatomicamente, ele é constituído por um conjunto de músculos supraespinhal, infraespinhal, redondo menor e subescapular, cuja afluência de seus tendões os insere na cabeça do úmero. É surpreendente que mesmo com ações autônomas eles trabalham sinergicamente para manter a cabeça do úmero junto à glenóide, dando estabilidade à articulação nas diferentes posições do braço, além de dar suporte ao músculo deltoide. Assim, a lesão do manguito é de ocorrência frequente com alterações como: tendinites, bursites, calcificações tendinosas, e nos idosos são comuns lesões degenerativas muito dolorosas e irradiadas às estruturas adjacentes, podendo aparecer atrofias e deformidades musculares, lesões dos nervos periféricos que ocasionam posição antálgica aduzida do braço.

A inspeção deve ocorrer com os ombros expostos, para detectar alterações dos contornos musculares, deformidades, tumorações, cicatrizes e proeminências ósseas.

- **Solicitar ao paciente para:** levantar os braços em posição vertical, ao lado da cabeça como mostra a Figura 12.2.
- **Dinâmica:** posicionar suas mãos atrás do pescoço com os cotovelos em rotação externa. Posicionar sua mão atrás das costas com o cotovelo em rotação interna, como mostra a Figura 12.3, alternando os braços. Observar amplitude de movimentos (Quadro 12.1) e colocar as mãos sobre o ombro do paciente durante esses movimentos, para palpar crepitação.
- Inspecionar e palpar com as mãos espalmadas os ombros e a clavícula na parte frontal e fazer o mesmo na região torácica posterior às escápulas e aos músculos relacionados a elas para evidenciar dor, edema, deformidade ou atrofia muscular. Registrar achados.

Inspeção da coluna, MMSS e MMII

O examinador deve manter uma distância de 2 a 3 m do paciente para ter visão e noção do conjunto. O paciente precisa estar em pé, despido ou apenas com roupas íntimas, descalço, com os MMSS ao longo do corpo e os MMII com as bordas internas dos pés justapostas.

- **Estática:**
- **Inspecionar a face posterior do corpo no sentido caudal-cefálico:** pés, pernas, coxas, bacia, toda a coluna desde região sacroilíaca até cervical e cabeça.
- **Inspecionar a face anterior do corpo no sentido cefalocaudal:** desvio de cabeça, dos ombros, flacidez abdominal, desnível dos ossos ilíacos, justaposição das coxas, joelhos, pernas e pés. Mensurar o comprimento dos MMII com fita métrica da cicatriz umbilical até o maléolo interno de ambas as pernas (Figura 12.4A); também é possível medir da crista ilíaca superior até o maléolo interno de cada perna para verificar discrepâncias (Figura 12.4B e C).

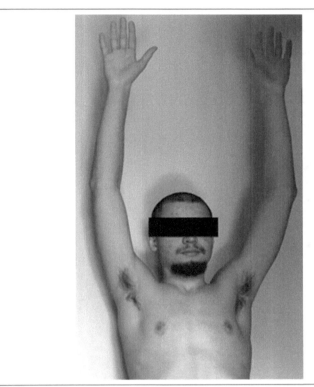

Figura 12.2 – Braços elevados em posição vertical ao lado da cabeça. Observar a amplitude do movimento. O examinador deverá colocar as mãos sobre os ombros do paciente para pesquisar crepitação e evidenciar dor.
Fonte: Acervo da autoria do capítulo, fundamentado nas referências do final do capítulo.

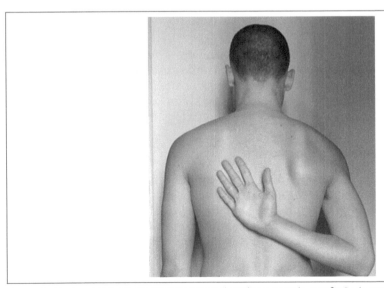

Figura 12.3 – Movimentos de adução e rotação interna do ombro e cotovelo, com flexão do antebraço sobre o braço e o dorso da mão esquerda tocando a escápula direita. Observar ausência de limitação em indivíduo normal.
Fonte: Acervo da autoria do capítulo, fundamentado nas referências do final do capítulo.

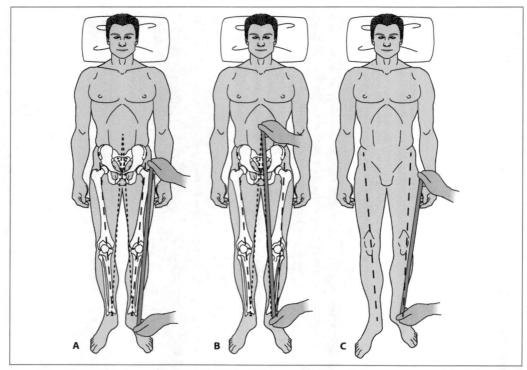

Figura 12.4 – Mensuração do comprimento dos MMII. (A) Normal. (B) Discrepância aparente por obliquidade pélvica. (C) Discrepância real dos membros inferiores. O comprimento dos membros é diferente quando medido a partir da crista ilíaca anterossuperior.
Fonte: Desenvolvida pela autoria do capítulo, fundamentada nas referências no final do capítulo.

- **Inspecionar o perfil do corpo:** observar as curvaturas normais da coluna cervical, nivelamento dos ombros, coluna torácica e lombo-sacra e atitudes antálgicas. Registrar achados.
- **Dinâmica:** durante a marcha, inspecionar primeiro a face posterior e depois a anterior da coluna e solicitar ao paciente para andar para a frente (± 10 passos), repetindo duas ou três vezes o trajeto, observar posição, alinhamento, simetria, amplitude e limitações dos pés, joelhos e coxas; assim como, coluna lombosacra, sua mobilidade laterolateral e movimentos sincrônicos dos MMSS e cabeça.

Inspeção e palpação da coluna lombossacra

A coluna lombar exibe na posição de perfil uma curvatura lordótica, podendo estar hiper ou hipolordótica. A flexibilidade é percebida pela capacidade de movimentação de uma articulação ou um conjunto delas revelada pela ADM, devendo ser testada para identificar possíveis limitações ou alongamento do músculo, sempre associadas à queixa dolorosa, à idade. Um dos testes mais comumente empregados é o flexiteste, que mensura a capacidade máxima de ADM de movimentos corporais desaquecidos em relação à flexão, à extensão e à flexão lateral do tronco e à flexão, à extensão, à abdução e adução do quadril frente ao movimento forçado. Também se utiliza o teste de força muscular e da flexibilidade da articulação coxofemoral no movimento de sentar e alcançar. É importante lembrar que a cintura pélvica compreende três articulações: sacroilíaca, sínfise púbica e coxofemoral, e esta última corresponde à articulação do quadril do tipo sinovial, esferoide, com habilidade de movimentar-se em todos os planos e cujas ADM estão expostas no Quadro 12.1. O quadril é uma das articulações mais importantes do corpo humano e exibe um grupo de músculos potentes: extensores (glúteo máximo), abdutor (glúteo médio e mínimo), adutores, flexores (principal o iliopsoas) e tensor da fáscia lata, além de possuir um arcabouço ósseo bastante forte, destacando-se o fêmur com a cabeça femoral, o colo e os trocanteres maior e menor. Seu exame físico torna-se particularmente difícil por ser uma articulação profunda.

- **Solicitar ao paciente para:** deitar em posição dorsal com os membros inferiores estendidos, e girar a perna para dentro e para fora: rotação interna e externa. Observar o joelho e o pé durante este movimento para verificar a amplitude (Quadro 12.1).
- **Dinâmica (fletir o quadril):** pedir para o paciente tracionar o joelho contra o tórax, como mostra a Figura 12.6. Observar se ocorre flexão do lado oposto e se a coxa oposta se mantém sobre a cama. Registrar achados.
- Abduzir e aduzir o quadril com o joelho fletido. Observar limitação de movimentos, dor, edema, crepitação, deformidade do quadril. Registrar achados.

Inspeção e palpação dos cotovelos

O cotovelo na posição frontal é discretamente valgo, também chamado de valgo fisiológico, e é uma articulação superficial, sinovial e estável, fixada por vários ligamentos e composta pelos ossos úmero, rádio e ulna. O cotovelo envolve três articulações: umeroulnar, umerorradial e radioulnar; no entanto, quando separadas, participam da mesma cavidade-cápsula articular. Os movimentos inspecionados são: flexão, extensão, pronação e supinação (Quadro 12.1), e os dois últimos se estendem até o antebraço e agem na mão. Nesse exame, atentar-se para tipo de dor, fatores de melhora e piora e características; alterações advindas de deformações congênitas, fraturas, lesões tendíneas (epicondilite lateral – "cotovelo de tenista"), torções de ligamentos, parestesias pela síndrome do túnel cubital, bursites, luxações, lesões por esforço repetitivo (LER) mais adjacentes do braço que afetam a funcionalidade do cotovelo mesmo que íntegro.

- **Solicitar ao paciente para:** dobrar e retificar os cotovelos com os braços ao longo do corpo e os cotovelos fletidos em ângulo de 90°.
- **Dinâmica:** pedir ao paciente que vire as palmas das mãos para cima (supinação) e para baixo (pronação). Apoiar o braço do paciente de forma que o cotovelo fique flexionado em cerca de 70°. Palpar por meio da digitopressão o cotovelo e o epicôndilo de ambos os lados para pesquisar inflamações. Testar a amplitude de movimentos (Quadro 12.1). Observar presença de nódulo, edema e dor. Registrar achados.

Inspeção e palpação do punho e das mãos

As mãos são estruturas anatômicas complexas, especializadas para o desempenho das múltiplas funções exigidas pelas atividades diárias, dotadas de grande motricidade e sensibilidade, completando os MMSS. Portanto, a mão deve ser examinada associada à investigação do membro superior e da coluna cervical. Importante inspecionar a pele da mão, lembrando que é mais fina e elástica na região dorsal para facilitar seu abrir e fechar e, ainda, a flexão do punho; a palmar é mais grossa, dotada de pregas palmares, rugosidades (dermatóglifos), que concorrem com a flexibilidade das articulações, de coxim gorduroso, que se fixa à aponeurose palmar e às estruturas mais profundas, protegendo-as. A movimentação do punho, como mostra o Quadro 12.1, apresenta: ADM flexão do punho de 0° a 70°, extensão de 80°, inclinação ulnar de 30° e radial de 20°, guardando relação íntima e direta com o ato de alcançar. Os dedos possuem articulações interfalageanas proximal e distal e metacarpofalangeanas, auxiliando na flexão do punho, que devem ser examinados, assim como a integridade das estruturas vasculares, nervosas e tendinosas de toda a mão. As mãos e os punhos são segmentos bastante complexos e exigem estudos mais aprofundados, detalhados e especializados.

- **Solicitar ao paciente para:** estender e abrir os dedos de ambas as mãos. Fechar e abrir as mãos.
- **Dinâmica:** palpar as faces internas e externas das articulações interfalangianas com o polegar e o indicador, como mostra a Figura 12.5. Com os polegares, palpar as articulações metacarpofalangianas na região dorsal de cada articulação, como mostra a Figura 12.6. Palpar as articulações do punho com os polegares no dorso do punho e os dedos na região ventral das articulações, como mostra a Figura 12.7. Observar edema, tumefação, dor, hipertrofia e hipersensibilidade. Registrar achados.

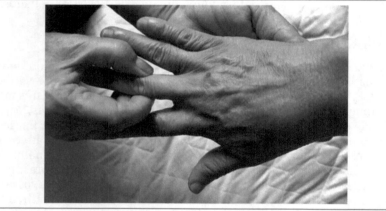

Figura 12.5 – Polegar e indicador do examinador palpando a articulação interfalangiana do dedo médio do paciente, pesquisando edema, tumefação e dor.
Fonte: Acervo da autoria do capítulo, fundamentado nas referências do final do capítulo.

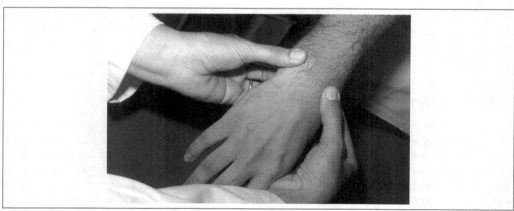

Figura 12.6 – Palpação bimanual com polegares das articulações do punho direito do paciente.
Fonte: Savonitti e Sgambatti (1999), p. 120.

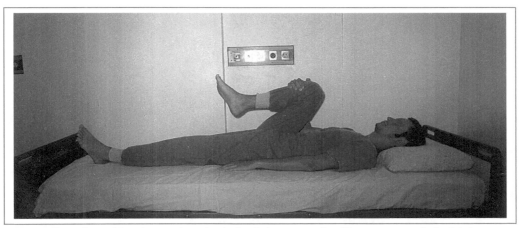

Figura 12.7 – Flexão do quadril, paciente tracionando o joelho direito contra o tórax. Observar se ocorre flexão do lado oposto e se a coxa oposta se mantém sobre a cama.
Fonte: Savonitti e Sgambatti (1999), p. 121.

Inspeção e palpação dos joelhos

Inspeção estática com o paciente em pé:

- **Solicitar ao paciente para:** deambular; assim, é possível o enfermeiro observar: marcha, simetria e alinhamento (valgo ou varo; presença de edemas, atrofias, cicatrizes e deformidades. Registrar achados.

Com o paciente em decúbito dorsal:

- **Solicitar ao paciente para:** estender o joelho. O enfermeiro então palpa bimanualmente as faces laterais da patela com os dedos indicadores. Pesquisar dor da cápsula articular e ou membrana sinovial (Figura 12.8).
- **Dinâmica (fletir o joelho):** palpar com indicador livre para percepção de flutuação da rótula e pesquisa de líquido intra-articular, como mostra a Figura 12.9. Cuidado para não confundir com tecido adiposo de indivíduos obesos. Observar alinhamento, deformidade, hipersensibilidade e fluido intra-articular. Registrar achados.

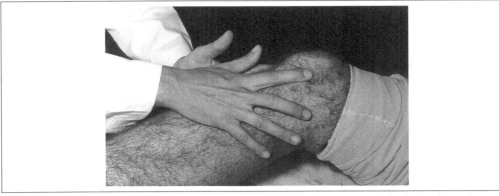

Figura 12.8 – Palpação bimanual, com os indicadores, das faces laterais da rótula, na pesquisa da dor da cápsula articular e ou da membrana sinovial.
Fonte: Savonitti e Sgambatti (1999), p. 121.

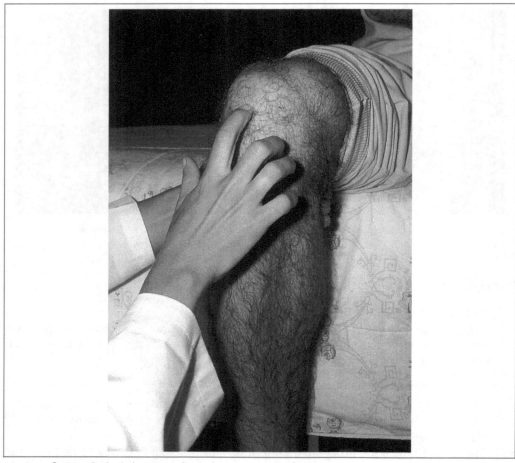

Figura 12.9 – Compressão da rótula, com o indicador livre, para perceber flutuação na pesquisa de líquido intra-articular.
Fonte: Savonitti e Sgambatti (1999), p. 122.

Inspeção e palpação dos tornozelos e pés

- **Solicitar ao paciente para:** fazer os movimentos de dorsiflexão e flexão plantar dos tornozelos. Fazer o movimento de rotação interna e rotação externa dos pés.
- **Dinâmica (fletir e estender os artelhos):** segurar a parte distal da tíbia e o calcâneo e proceder à inversão e à eversão dos tornozelos. No entorse de tornozelo, a eversão do tornozelo e a dorsiflexão do pé são indolores, e a inversão e a flexão plantar são dolorosas.

Outro método prático de testar a normalidade funcional dos pés e tornozelos e avaliar restrição de movimentos é solicitar ao paciente que ande:

1) Na ponta dos dedos, para testar a flexão plantar e a movimentação dos dedos.
2) Sobre os calcanhares, para testar a dorsiflexão.
3) Sobre as bordas laterais dos pés, para testar a inversão dos pés.
4) Apoiar nas bordas mediais dos pés, para testar a eversão dos pés.

Se o paciente for incapaz de realizar estes testes, provavelmente deve estar apresentando luxação de tornozelo ou ruptura de ligamento, devendo ser encaminhado para avaliação do médico ortopedista.

- Palpar com o polegar a superfície anterior da articulação do tornozelo, o trajeto do tendão de Aquiles.
- Palpar com o polegar e o indicador as articulações metatarsofalangianas.
- Palpar as articulações metatarsianas na planta dos pés, comprimindo-as entre o polegar e os dedos.

Observar mobilidade, dor, edema, calosidades, hálux *valgus*, hipersensibilidade, nódulos e deformidades. Registrar achados.

Quadro 12.2 – Parâmetros normais, problemas de Enfermagem e principais diagnósticos de Enfermagem dos ossos, dos músculos e das articulações.

Parâmetros normais – Ossos, músculos e articulações	Problemas de Enfermagem	Diagnósticos de Enfermagem
Os ossos devem ser simétricos e alinhados, considerando o crescimento e o metabolismo permanente das condições fisiológicas próprias. A palpação óssea não é dolorosa. A coluna vertebral possui curvas regulares normais, sendo concavidade na região cervical, convexidade torácica, concavidade lombar e convexidade sacra.	**Deformação de ossos com angulação para dentro:** geno valgo, coxa valga, hálux valgo. **Deformação com angulação para fora:** geno varo, coxa vara, perna vara, pé varo, hálux varo. **Deformações localizadas e acompanhadas de um ou mais sinais flogísticos:** abcesso, tumor e fratura. **Rarefação anormal do osso:** osteoporose. **Defeitos ósseos:** podem ser genéticos (pé plano ou cavo, nanismo, gigantismo), congênitos (pé torto congênito) ou trófico (osteomielite, poliomielite). **Dor:** periósteo comprometido por fratura, degeneração, neoplasia ou inflamação. **Convexidade lateral da coluna vertebral:** escoliose. **Acentuação da concavidade lombar:** lordose. **Acentuação arredondada da convexidade torácica:** cifose.	Distúrbio na imagem corporal. Risco de distúrbio na identidade pessoal. Risco de baixa autoestima situacional. Envolvimento em atividades de recreação diminuído por mobilidade prejudicada. Deambulação prejudicada. Movimento de levantar e sentar prejudicados. Limitação do movimento de andar no ambiente de forma independente. Proteção ineficaz. Distúrbio no padrão de sono.
A massa muscular varia de acordo com o tipo físico e a atividade de cada paciente. Deve-se medir a circunferência bilateral para avaliar o grau de variação da massa muscular, tendo como parâmetro normal o músculo sadio. O tônus muscular é a tensão residual que o músculo normal apresenta em relaxamento voluntário. Avalia-se a resistência do músculo com o estiramento passivo. A motilidade pode ser realizada com habilidade e facilidade pelo paciente, avaliando-se os movimentos dos grupos musculares e o estado das articulações.	**Alteração da massa muscular:** distrofia (atrofia ou hipertrofia), agenesia. **Inflamação:** abcesso, nódulos, tumores. **Consistência:** rigidez (hipertonia), flacidez (hipotonia). **Sensibilidade:** parestesia. **Involuntária:** tremores, tiques/miastenia. **Plegias:** hemi, mono, para e tetra. **Paresia:** hemi, mono, para e tetra. **Algia:** contratura e distensões musculares. Fraqueza muscular. **Limitação da amplitude:** artrite reumatoide, osteoporose, inflamação dos tecidos periarticulares, fibrose, derrame articular, contusões, entorses. **Inflamação:** sinovite, derrame articular, bursite, artrite séptica ou gotosa, febre reumática.	Mobilidade física prejudicada. Risco de infecção. Risco de síndrome do desuso. Déficit no autocuidado para banho, para higiene íntima e para se vestir. Interação social prejudicada. Regulação do humor prejudicada. Risco de sentimento de impotência. Conforto prejudicado. Risco de disfunção neurovascular periférica. Risco de integridade da pele prejudicada. Disreflexia autonômica. Risco de lesão por pressão.

(Continua)

(Continuação)

Quadro 12.2 – Parâmetros normais, problemas de Enfermagem e principais diagnósticos de Enfermagem dos ossos, dos músculos e das articulações.

Parâmetros normais – Ossos, músculos e articulações	Problemas de Enfermagem	Diagnósticos de Enfermagem
A força muscular geralmente é maior no lado dominante. O parâmetro de normalidade é variável de acordo com o sexo, a idade e o condicionamento físico. Observar a força muscular em movimento de contrarresistência. As articulações devem ser avaliadas em relação à: amplitude de movimentos ativos e passivos (flexão, extensão, abdução, adução, supinação, pronação), volume (de acordo com o tipo físico) e condições dos tecidos circundantes. A amplitude dos movimentos varia de indivíduo para indivíduo e tende a diminuir com o avançar da idade. Durante a marcha, a postura deverá ser ereta, o equilíbrio fácil, os braços balançando ao longo do corpo, o movimento das pernas coordenados e as viradas devem ocorrer sem dificuldade.	**Crepitação:** processos articulares degenerativos, com comprometimento da cartilagem hialina. **Deformidade:** contratura, luxação, artrite reumatoide, fratura, artropatia degenerativa. **Alterações da movimentação:** imobilidade ou mobilidade prejudicada, paralisias, mioclonias, tetânia. **Nódulos:** artrite reumatoide (mole e dentro do tendão), gota (duro e capsulado), osteoartrite (duro e indolor). Artralgia. **Alterações da marcha:** hemiparética (AVC), em tesoura (paresia bilateral dos membros inferiores), escarvante (patologia dos neurônios motores inferiores), atáxica (polineuropatias, lesão da coluna posterior), parkinsoniana (doença de Parkinson) e velhice.	Dor aguda. Risco de tromboembolismo venoso. Risco de integridade tissular prejudicada. Risco de lesão. Risco de quedas. Risco de trauma físico.

Fonte: Acervo da autoria do capítulo, fundamentado nas referências do final do capítulo.

Observação: os diagnósticos de Enfermagem (DE) não são, necessariamente, anexados em paralelo ao problema de Enfermagem citado, mas, sim, relacionados com todos os problemas ósseos, musculares e articulares. Isso acontece para evitar repetição de DE nos problemas de cada grupo.

Ataduras ou bandagens

São uma faixa de tecido de algodão, gaze, crepe (crepom), elástica e elástica adesiva (também conhecida como fita funcional, cinesiológica ou fita atlética), de comprimento e largura variados (p. ex., 6, 8, 10, 12, 15, 20, 25, 30 cm ou mais e comprimento de 1,80 a 2 m), adequados à parte lesada, usadas para proteção, compressão e imobilização.

Finalidades

- Proteger, imobilizar, promover hemostasia, fixar curativos, impedir contaminação, tratar lesões musculoesqueléticas, reabsorver hematomas e edemas, melhorar a propriocepção, sustentar outros materiais empregados na recuperação de um ferimento ou parte lesada, erguer e apoiar uma região.
- Aliviar a dor.
- Aquecer membros.
- Promover o conforto mental e físico do paciente.

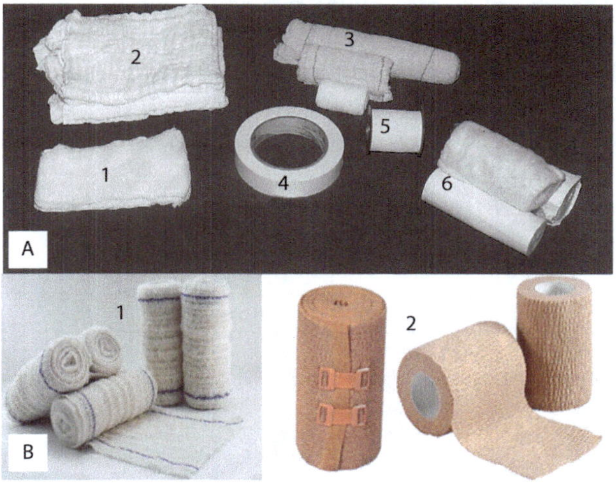

Figura 12.10 – Material para atadura. (A) – (1) gaze; (2) compressa cirúrgica; (3) atadura de crepe ou elástica; (4) fita adesiva (fita crepe); (5) fita adesiva (esparadrapo); (6) algodão ortopédico. (B) – (1) Ataduras de crepe e (2) elástica.
Fonte: (A) Savonitti e Sgambatti (1999), p. 122. (B) Acervo da autoria do capítulo.

As ataduras ou bandagens podem ser: **compressivas** com graus variáveis de função, dependendo da força aplicada ao estiramento da faixa utilizada, para melhorar a circulação, reprimir o edema e favorecer a drenagem; **imobilizadoras ou restritivas** que reduzem os movimentos, mas os preservam, assim como a funcionalidade da articulação lesada do paciente, impedindo movimentos patológicos; **proprioceptivas indicadas** que promovem o reposicionamento articular sem dificultar o movimento, as alterações e os desvios posturais.

As ataduras são indicadas para vários tipos de lesão, como: contusões, estiramentos e lesões musculares, instabilidade articular, processos inflamatórios e traumáticos, edemas, flebites, entre outras.

Contraindicações das ataduras ou bandagens

- Fraturas completas e recentes.
- Rupturas completa dos tendões.
- Rupturas completa dos ligamentos.
- Grandes ferimentos abertos e infecções.

Formas de ataduras e sua utilização

- **Circular** (Figura 12.11): cada volta sobrepõe totalmente a anterior. Utilizada para fixar a atadura no início e no final, para testa, pescoço, tórax, pulso e tornozelo.
- **Espiral** (Figura 12.12): cada volta sobrepõe metade ou dois terços da anterior, obliquamente. Utilizada para dedos, antebraço, braço, tronco e pernas.
- **Reversa** (Figura 12.13): na metade de cada volta espiral, deve-se inverter a atadura de modo que a parte interna passa a ser a externa, diminuindo a largura da atadura e evitando que ela fique frouxa. Utilizada para acomodar o aumento de circunferência das partes do corpo, como antebraço, braço, pernas e coxas.

- **Oito** (Figura 12.14): voltas alternadas para cima e para baixo em forma de oito. Utilizada para envolver as articulações.
- **Recorrente** (Figuras 12.15 e 12.16): voltas circulares e recorrentes combinadas. Utilizada para couro cabeludo, mãos e coto.
- **Cabresto** (Figura 12.17): voltas circulares e em oito combinadas. Utilizada para couro cabeludo e maxilar.
- **Velpeaux** (Figura 12.18): voltas circulares e espiral combinadas. Utilizada para ombro.

Recomendações especiais
- Nunca ajustar as ataduras e demasiadamente. - Observar extremidades especialmente mão e dedos, pé e artelhos, e queixas de formigamento, dor e cianose. - Evitar o excesso de superposição de camadas de faixa. - Atentar para não deixar cair o rolo da faixa e sempre mantê-lo voltado para cima. - Não realizar finalização da atadura sobre local ferido, saliência óssea ou face inferior do membro e sobre o lado habitual da posição que o paciente dorme ou repousa ou qualquer região desconfortável para ele.

Descrição do procedimento de atadura/enfaixamento

Materiais

- Bandeja.
- Atadura de crepe, de gaze, elástica de tamanho adequado ao local.
- Compressa cirúrgica ou algodão ortopédico.
- 2 pares de luva de procedimento (1 para retirar a atadura antiga s/n e outra para nova).
- 1 a 2 ataduras do tamanho adequado ao procedimento.
- Tesoura e fita adesiva para fixação.
- Saco plástico para descarte.
- 1 bolsa de solução fisiológica (SF) a 0,9% aquecida (s/n).
- Biombo, s/n.

Procedimentos

1) Lavar as mãos e verificar no prontuário do paciente a SAE informações sobre o paciente.
2) Verificar a prescrição médica.
3) Verificar o local, a lateralidade e as condições higiênicas.
4) Realizar a desinfecção da superfície que irá trabalhar (balcão, bandeja) e higienizar as mãos.
5) Separar os materiais que irá utilizar e confeccionar uma etiqueta (fita crepe) ou utilizar a etiqueta do paciente para escrever as informações: nome do paciente (no caso da fita crepe).
6) Reunir o material na bandeja para dirigir-se ao leito do paciente.
7) Explicar o procedimento e sua finalidade ao paciente, posicionando-o confortavelmente, e lavar as mãos.
8) Calçar luvas e colocar-se de frente para o paciente.

9) Retirar a atadura (s/n) de acordo com a técnica.
10) Cortar com uma tesoura reta de ponta romba a fixação adesiva.
11) Ao retirar a atadura, estando ela aderente, umedecê-la com SF a 0,9% aquecida.
12) Desenrolar cuidando para apoiar e observar condições do local.
13) Descartar as ataduras retiradas no saco de plástico.
14) Retirar as luvas, lavar as mãos e deixar o paciente confortável.
15) A largura da atadura deve ser escolhida de acordo com o diâmetro do membro ou a parte do corpo a ser enfaixada.
16) Lavar as mãos e repetir os passos do item 7.
17) Executar o novo enfaixamento circular, colocando a região (neste caso, o antebraço esquerdo) (Figura 12.11) a ser imobilizada em posição funcional, evitando desvios de posições e permitindo o livre movimento das articulações não lesionadas.
18) Atentar para não produzir dor, nem pressão local, evitando modificação na circulação; salvo nos casos em que se determina a necessidade de compressão.
19) Utilizar compressa cirúrgica, gaze ou algodão ortopédico para evitar aderência entre duas superfícies corporais. Na atadura Velpeaux, proteger o ombro e o antebraço com compressa cirúrgica, como ilustra a Figura 12.18.
20) Iniciar o enfaixamento obliquamente com uma volta circular de fixação, dobrando a ponta da faixa sobre a segunda volta circular de fixação, como ilustra a Figura 12.11; indo do lado sadio para o lado lesado e da parte distal do corpo para a proximal, obedecendo à circulação de retorno venoso ao coração.
21) Enfaixar e segurar a ponta da faixa com a mão esquerda, enquanto a direita leva o rolo, evitando pregas e rugas.
22) Enfaixar sempre no sentido horário, dando voltas da esquerda para a direita (salvo os canhotos), com o rolo da atadura voltado para cima e cada volta deve sobrepor a anterior, cobrindo-a em dois terços ou metade da largura da atadura.
23) Caso seja necessário um segundo rolo de atadura, coloca-se a sua extremidade inicial sob a extremidade terminal primeira e sempre dando uma volta de imobilização circular.
24) Dobrar o final da faixa, cerca de 2 cm para dentro, dando acabamento e não permitindo que a faixa desfie.
25) Deixar as extremidades descobertas, se possível, para avaliar a perfusão periférica.
26) Finalizar a atadura, preferencialmente, no centro do enfaixamento e fixá-la com fita adesiva em três pontos, sempre na parte central e laterais da faixa. Caso não tenha fita adesiva, usar a própria atadura cortada ao meio na sua extremidade, dando um nó.
27) Retirar as luvas, lavar as mãos.
28) Deixar o paciente em posição confortável e o ambiente ordenado.
29) Recolher os materiais e descartá-los dentro do recipiente para descarte contaminado, e lavar as mãos.
30) Checar prescrição médica, realizar o registro de Enfermagem, assinar e colocar o carimbo do enfermeiro.
31) Monitorar o efeito terapêutico, avaliar condições do local, reações do paciente e registrar as possíveis intercorrências.

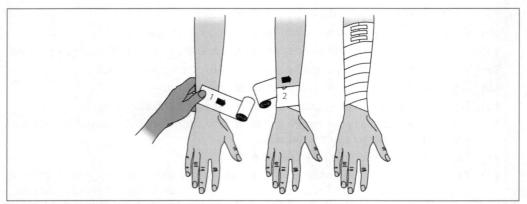

Figura 12.11 – **Atadura circular.** Observar que se inicia obliquamente, dobrando a ponta da faixa sobre a segunda volta circular; o rolo da atadura deve estar voltado para cima.
Fonte: Adaptada de Savonitti e Sgambatti (1999).

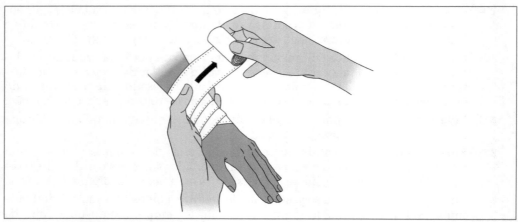

Figura 12.12 – **Atadura espiral.** Observar o posicionamento das mãos e o enfaixamento sempre da esquerda para a direita.
Fonte: Adaptada de Savonitti e Sgambatti (1999).

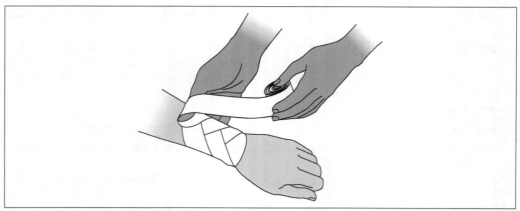

Figura 12.13 – **Atadura espiral reversa.**
Fonte: Adaptada de Savonitti e Sgambatti (1999).

Aparelho Locomotor 223

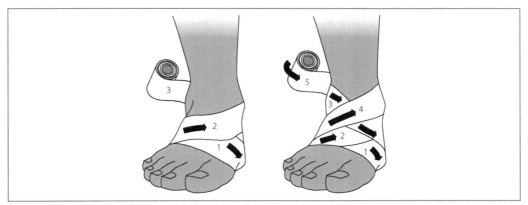

Figura 12.14 – Atadura em oito.
Fonte: Adaptada de Savonitti e Sgambatti (1999).

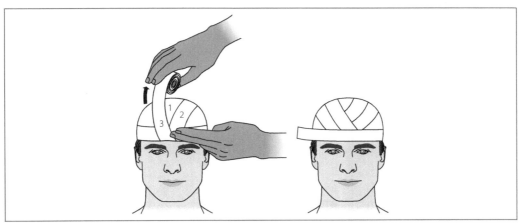

Figura 12.15 – Atadura recorrente tipo capacete.
Fonte: Adaptada de Savonitti e Sgambatti (1999).

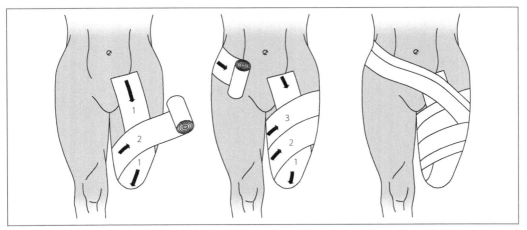

Figura 12.16 – Atadura recorrente para coto.
Fonte: Adaptada de Savonitti e Sgambatti (1999).

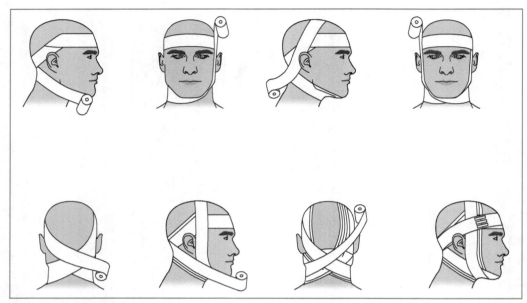

Figura 12.17 – **Atadura tipo cabresto.**
Fonte: Adaptada de Savonitti e Sgambatti (1999).

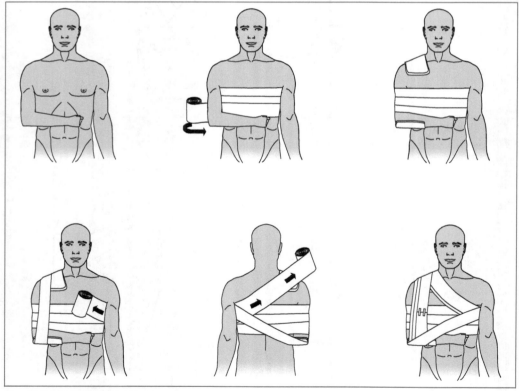

Figura 12.18 – **Atadura Velpeaux.**
Fonte: Adaptada de Savonitti e Sgambatti (1999).

Referências

1. Gorios C et al. Ortopedia e traumatologia. *In:* Guimarães HP et al. Manual de semiologia e propedêutica médica. Rio de Janeiro: Atheneu; 2019. Cap.23, p.415-47.
2. Hamill J, Knutzen KM. Bases biomecânicas do movimento humano. 2.ed. São Paulo (Barueri): Manole; 2008.
3. Jensen S. Semiologia na prática clínica. Rio de Janeiro: Guanabara Koogan; 2013.
4. Mancussi e Faro AC, Araújo CLO de, Posso MBS. Avaliação física em enfermagem do sistema locomotor. *In:* Chaves LC, Posso MBS. São Paulo (Barueri): Manole; 2012. Cap.13, p.345-69.
5. Marques AP. Manual de goniômetria. São Paulo (Barueri): Manole; 2018.
6. Medical Research Council. Aids to the examination of the peripheral nervous system, Memorandum n. 45, superseding War Memorandum n.7). Her Majesty's Stationery Office, London; 1981. [Acesso 2020 mar 10]. Disponível em: https://mrc.ukri.org/documents/pdf.
7. NANDA. Diagnósticos de Enfermagem NANDA – I. 11.ed. Artmed; 2018-2020.
8. Savonitti, BHR de A; Sgambatti, MS. Aparelho locomotor. In: Posso, MBS. Semiologia e Semiotécnica de Enfermagem. São Paulo: Editora Atheneu, 1999. Cap.11.
9. Tannure MC, Pinheiro AM. Semiologia – Bases Clínicas para o Processo de Enfermagem. Rio de Janeiro: Guanabara-Koogan; 2017.

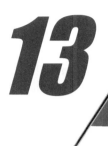

Procedimentos Técnicos Complementares de Enfermagem

Talita Pavarini Borges de Souza
Maria Belén Salazar Posso
Natália Liubartas
Gladis Tenembenjoin
Ana Lúcia G. G. de Sant'Anna
Patrícia Maria da Silva Crivelaro

Pré-requisitos

- Conhecimento de anatomia, fisiologia, microbiologia, parasitologia.
- Conhecimento e domínio dos princípios de higiene e segurança.
- Conhecimento e domínio dos aspectos éticos e legais pertinentes à Enfermagem.
- Conhecimento e domínio dos instrumentos básicos de Enfermagem.

Higienização das mãos

Finalidades

- Remoção de sujidades, células descamativas e micro-organismos da flora transitória.
- Prevenção e controle de infecções pelo contato direto.
- Redução das infecções advindas de transmissões cruzadas.
- Redução da incidência das infecções preveníveis.

Material

- Sabão líquido ou clorexedina ou PVPI degermante, papel toalha e água.

Procedimentos

- Retirar relógio, anéis, pulseiras.
- Abrir a torneira, sem encostar na pia.
- Molhar as mãos.
- Depositar na palma da mão quantidade suficiente de sabonete líquido para ensaboar toda a superfície das mãos, esfregando-as entre si.
- Esfregar a palma da mão dominante contra o dorso da outra, entrelaçando os dedos, friccionando os espaços interdigitais; repetir o procedimento com a outra mão.
- Friccionar as pontas dos dedos da mão dominante na palma da mão oposta, firmando os dedos, movimentando-os em vai e vem; proceder da mesma maneira com a outra mão.

- Esfregar o polegar da mão dominante, com movimentos circulares da mão não dominante e repetir o procedimento no polegar da outra mão.
- Esfregar as pontas dos dedos da mão dominante na palma da outra mãe em concha, friccionando-os com movimentos circulares, para que o sabão penetre nas unhas (que devem estar curtas); repetir o procedimento na outra mão.
- Esfregar um dos punhos com a mão oposta, utilizando movimento circular e repetir o procedimento com o outro punho.
- Enxaguar as mãos sem encostá-las na pia e na torneira.
- Enxugar as mãos com papel toalha, iniciando pelas mãos, seguido dos punhos.
- Fechar a torneira, se manual, com papel toalha e desprezar esses papéis.

Observação*:
- Duração do procedimento: 40 a 60 segundos.

Manuseio de material estéril

Talita Pavarini Borges de Souza
Maria Belén Salazar Posso

Pré-requisitos

- Conhecimento de anatomia, fisiologia, microbiologia, parasitologia.
- Conhecimento e domínio dos princípios de higiene e segurança.
- Conhecimento e domínio dos aspectos éticos e legais pertinentes à Enfermagem.
- Conhecimento e domínio dos instrumentos básicos de Enfermagem.

Manuseio de material estéril é o uso de técnica asséptica para evitar contaminação de paciente por micro-organismos.
- **Assepsia:** conjunto de meios e técnicas para impedir a penetração de micro-organismos em locais que não os contenham.
- **Assepsia cirúrgica:** práticas ou conjunto de meios utilizados para tornar ou manter os objetos estéreis.
- **Assepsia médica:** práticas ou conjunto de meios utilizados para reduzir o número de micro-organismo patogênicos e impedir a transmissão deles de uma pessoa para outra e para o meio ambiente.

---

* Para saber mais, acesse: http://www.anvisa.gov.br/servicosaude/manuais/paciente_hig_maos.

- **Esterilização:** destruição total dos micro-organismos, tanto na forma vegetativa como esporulada.
- **Antissepsia:** processo ou conjunto de técnicas pelos quais ocorre o impedimento da multiplicação microbiana em tecidos vivos.
- **Desinfecção:** processo pelo qual ocorre a destruição de formas vegetativas microbianas, não esporuladas, por meio de agentes físicos e químicos aplicados às superfícies inertes.

Finalidades

- Impedir a entrada de micro-organismos.
- Prevenir infecções.
- Proteção microbiológica do paciente.

Materiais

- Campo de algodão cru, duplo, com trama têxtil de 40 fios/cm². Embalagem de papel grau cirúrgico, embalagem de papel *kraft* com pH 5 a 8, gramatura 60 g/m². Filme poliamida entre 50 e 100 micras de espessura, embalagem *tyvec*. Bandeja inoxidável ou caixa inoxidável com tampa perfurada. Após embalado, o material sofrerá um processo de esterilização para ser utilizado.

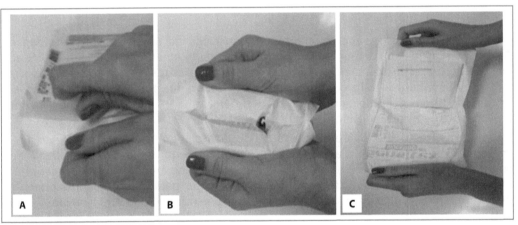

Figura 13.1 – Abrindo material estéril.
Fonte: Acervo da autoria do capítulo, fundamentado nas referências do final do capítulo.

Calçar luvas estéreis

Talita Pavarini Borges de Souza

Finalidades

- Proteção microbiológica do paciente.
- Evitar o risco de transmissão de micro-organismos patogênicos aos pacientes pelo contato direto ou indireto.
- Prevenir infecções.
- Agir como barreira na disseminação de micro-organismos ao paciente.

Material

- Par de luvas estéreis.

Administração de medicamentos

Talita Pavarini Borges de Souza

Pré-requisitos

- Conhecimento de anatomia, fisiologia, farmacologia, bioquímica, semiologia de Enfermagem.
- Conhecimento e domínio do conteúdo básico da Matemática.
- Conhecimento e domínio dos aspectos éticos e legais pertinentes à terapêutica medicamentosa.
- Conhecimento e domínio dos instrumentos básicos de Enfermagem.

A administração de medicamentos está inserida no cotidiano da Enfermagem. Administração de medicamento ou terapêutica medicamentosa é a ação executada para a introdução de um medicamento no organismo por meio de uma ou de diversas vias. Medicamento é todo composto químico elaborado, possuindo propriedades e princípio ativo específicos, com um objetivo determinado, isto é, para fins preventivos, diagnósticos, terapêuticos ou paliativos.

Enfermeiros realizam a administração de medicamentos em todas as vias, prescrevem cuidados, orientam e esclarecem dúvidas da equipe de Enfermagem, assim como ao paciente e acompanhantes. Atuam no gerenciamento deste processo em todas as etapas, com foco na segurança do paciente, pautados nos conhecimentos de anatomia, fisiologia, farmacologia, bioquímica, semiologia de Enfermagem e legislação e ética profissional, incluindo fundamentos da Matemática Básica para executar os cálculos de medicamentos, sendo o elo gestor entre a segurança do paciente e as equipes (Figura 13.2).

A administração de medicamentos assume caráter preventivo, a exemplo da vacinação, da reprodução humana, de exames diagnósticos, entre outros; assim como de tratamento de sinais e sintomas de diversos sistemas do corpo humano, do manejo da dor e de situações emergenciais. O domínio de todo o processo que envolve a terapêutica medicamentosa traz segurança ao paciente e à atuação do enfermeiro, que realizando o seu gerenciamento não dissocia essa prática do cuidado integral e integrado, pois considera as necessidades psicobiológicas, psicossociais e psicoespirituais daquele ser humano único, em todas suas dimensões, com objetivo de promover, prevenir, reabilitar e recuperar sua saúde, mostrando o seu diferencial como profissional.

Administrar medicamentos exige um *checklist* mental que favorece a segurança e sucesso da ação (p. ex., não pular etapas). Deixar de fazer alguma etapa pode trazer

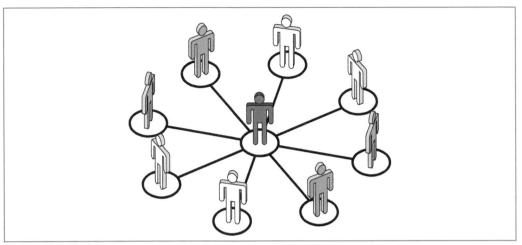

Figura 13.2 – Ilustração representativa de gerência, liderança.
Fonte: Desenvolvida pela autoria do capítulo, fundamentada nas referências do final do capítulo.

sérias consequências, evidenciadas em toda uma literatura científica*, mostrando a possibilidade de advir erros da má prática desse processo. No entanto, vale deixar registrado aqui algumas normas de administração segura de medicamentos com vistas à segurança do paciente, do enfermeiro e de sua equipe.

Administração segura de medicação – Regras gerais

Prescrição de medicação

É dever legal do médico fazer a prescrição. Só em alguns casos previstos em lei o enfermeiro pode fazê-lo. A prescrição deve ser escrita de modo claro, legível e assinada. Somente em caso de emergência pode-se atender prescrição verbal, que deverá ser transcrita e assinada pelo médico, logo que possível (caso isso não ocorra, ela não tem validade legal).

Em alguns estabelecimentos de assistência à saúde (EAS), seguindo a recomendação da Agência de Vigilância Sanitária (Anvisa), há o sistema eletrônico de medicação, que favorece prescrição, checagem eletrônica, diminuição de erros de interpretação e legibilidade das prescrições.

Por ser um sistema que interliga vários setores, como a central da farmácia e a equipe de farmacêuticos, a equipe médica e de enfermagem trabalham em conjunto para oferecer aos pacientes assistência segura, eficiente, eficaz e de qualidade, funcionando como uma barreira de proteção à prescrição, ao uso e à administração de medicamentos e evitar eventos adversos ao paciente em virtude de erros. A central da farmácia fornece suporte de informação e orientação ao profissional sobre dose,

---

* Para saber mais, consulte: http://www20.anvisa.gov.br/segurancadopaciente/index.php/publicacoes/item/seguranca-na-prescricao-uso-e-administracao-de-medicamentos; http://www.saudedireta.com.br/docsupload/1340135691erros_de_medicacao-definicoes_e_estrategias_de_prevencao.pdf; https://www.nccmerp.org/taxonomy-medication-errors-now-available; e https://www.ismp-brasil.org/site/wp-content/uploads/2019/02/615-boletim-ismp--fevereiro-2019.pdf.

dose máxima (medicamentos alta vigilância), diluição e rediluição, via de administração, possíveis interações com outros fármacos em uso, dispensação de dose unitária/paciente, fármacos e concentrações padronizadas disponíveis na EAS; no entanto, cumprindo o disposto na regra **dos 9 certos na administração segura de medicamentos** associada a protocolos institucionais e outras recomendações e habilidades profissionais, a segurança do paciente é assegurada.

Preparo e administração de medicamentos

A terapêutica medicamentosa constitui-se em uma das responsabilidades do enfermeiro e sua equipe envolvidos no cuidado do paciente. O enfermeiro tem o dever de planejar e implementar as ações que envolvem a conferência, o preparo, a administração, a checagem do medicamento, o registro e o monitoramento das reações do paciente, requerendo, além do envolvimento e do compromisso, os conhecimentos, as habilidades e os fatores que são base para garantir as regras de segurança.

O enfermeiro e sua equipe devem orientar o paciente quanto ao nome do medicamento, à ação da medicação e seus possíveis efeitos colaterais, ao procedimento e ao autocuidado (horário, doses, cuidados gerais).

Sempre avaliar as condições do paciente antes de administrar qualquer medicamento, confirmando com ele possíveis alergias, principalmente, a algum fármaco, que em caso afirmativo, seguir o protocolo do EAS pertinente, além de observar os demais cuidados protocolados antes de preparar o medicamento e administrá-lo.

Também, o profissional de enfermagem **nunca** deve administrar medicamento sem rótulo e deixar que outra pessoa faça a preparação. **Quem prepara a medicação é o mesmo enfermeiro que irá administrá-la e fazer o registro no prontuário do paciente (exceto NPP, QT ou dose unitária, que já vem preparada da central da farmácia ou da farmácia especializada com protocolos rígidos e facilidade de rastreabilidade)**, evitando problemas pessoais e legais. Ainda, sempre verificar aspecto da substância (cor, turvação), data de validade do medicamento e, em caso de dúvida, não o administrar.

O enfermeiro e sua equipe devem conhecer os medicamentos e os cuidados específicos exigidos antes da administração de medicamentos, como: sua forma, interações farmacológicas, via de administração, absorção, tipos de ação, efeitos colaterais, diluição e rediluição, tempo de estabilidade em temperatura ambiente e resfriado, conversões entre sistemas, doses, unidades de medidas e equivalências, siglas e abreviaturas, horário, assim como regras de segurança que envolvem todo o preparo, a administração e o monitoramento do efeito terapêutico, as reações do paciente e o registro.

Além disso, no caso do EAS estar com a Identificação de Produtos Medicinais da Organização Internacional de Normalização (ISO IDMP) implantada, o enfermeiro e sua equipe devem estar familiarizados com a estratégia da Terminologia dos Medicamentos e com o protocolo dos centros de segurança de administração de medicação do EAS em que está inserido profissionalmente, pois, segundo o Coren-SP*, "todo profissional de saúde, ao administrar um medicamento, deve sempre checar os '9 certos'":

---

[*] Para saber mais, consulte: https://portal.coren-sp.gov.br/wp-content/uploads/2010/01/uso-seguro-medicamentos.pdf.

- **Paciente certo:** conferir nome completo do paciente, solicitando-lhe que diga seu nome e verificar o número do quarto e do leito.
- **Medicamento certo:** ao preparar a medicação, conferir na prescrição qual é o medicamento, lendo, mais de uma vez, o seu rótulo.
- **Compatibilidade/ação certa:** conferir se o medicamento a ser administrado possui a forma farmacêutica e a via administração prescritas apropriadas à condição clínica do paciente.
- **Dose certa:** preparar a dose exata da medicação, conferindo a prescrição, lendo mais de uma vez e comparando com o preparado. Atenção nas doses escritas com "zero", "vírgula" e "ponto", pois podem resultar em doses maiores a 10 ou 100 vezes à prescrita.
- **Via certa:** antes de administrar a medicação, conferir a via conforme prescrição, lendo mais de uma vez, e só então fazer a aplicação.
- **Horário certo:** administrar a medicação no horário prescrito e no espaço de tempo devidamente aprazado pelo enfermeiro.
- **Orientação certa:** antes de administrar o medicamento, deve-se esclarecer ao paciente qual medicação será administrada, qual é a via, a principal ação do medicamento, como será feita a administração e qualquer dúvida existente. Deve-se levar em consideração **o direito de recusa do medicamento**.
- **Registro certo/anotação certa:** registrar e checar a administração de medicações e todas as ocorrências relacionadas a ela logo após ter executado sua aplicação.
- **Resposta certa/monitoramento:** monitorar as reações do paciente frente ao efeito desejado do medicamento e ouvir o relato do paciente sobre os efeitos do medicamento administrado, incluindo possíveis reações diferentes do padrão normal.

Há medicamentos, como os pré-anestésicos, que não devem ser administrados exatamente no horário prescrito pelo médico, assim como os de ordem imediata e os quimioterápicos e antibióticos, pois sua administração não deve ultrapassar mais de 30 minutos, evitando-se, desse modo, comprometer a eficácia terapêutica do medicamento e prejudicar o tratamento.

A Central da Farmácia Hospitalar controla a dispensação, a distribuição e a justificativa de uso de medicamentos do tipo narcóticos ou assemelhados. Portanto, após a utilização desses medicamentos, guardar ampolas e frascos, seguindo rigorosamente o protocolo de cada EAS, e registrá-los.

O mesmo ocorre com medicação potencialmente perigosa/alta vigilância de uso hospitalar, que só deve ser administrada após a dupla checagem, isto é, dois profissionais certificam os dados do paciente e do medicamento de modo independente e simultaneamente e de acordo com protocolo institucional, visando a segurança do paciente e eventuais erros, que podem ser de prescrição, de dispensação e de administração.

A lista de classes terapêuticas atualizada em 2019[*] pode ser vista no site referido no rodapé, mas algumas delas são: agonistas adrenérgicos endovenosos; analgésicos opioides endovenosos, transdérmicos e de uso oral; anestésicos gerais, inalatórios e endovenosos; antineoplásicos de uso oral e parenteral; antitrombóticos; antiarrítmicos endovenosos, insulinas, entre outros. Esta lista alerta para a prevenção de erros que obedece aos princípios: "1) reduzir a possibilidade de ocorrência de erros; 2) tornar os erros visíveis; e 3) minimizar as consequências dos erros"[**].

---

[*] Para saber mais, consulte: https://hospitais.proadi-sus.org.br/projetos/117/terminologias.
[**] Para saber mais, consulte: https://www.ismp-brasil.org/site/wp-content/uploads/2019/02/615--boletim-ismp-fevereiro-2019.pdf.

Também, é oportuno ressaltar a importância da conservação das características físicas, químicas e farmacológicas dos medicamentos, pois alguns fármacos sofrem alterações quando expostos à luz, ao calor e ao ar e devem seguir as orientações das boas práticas em farmácia hospitalar para um armazenamento seguro, de modo a garantir a eficácia e não produzir nenhum dano ao paciente.

Neste capítulo, será abordada a administração de medicamentos, na seguinte estrutura:

1) Conceito da via.
2) Indicações e contraindicações.
3) Locais de aplicação.
4) Materiais.
5) Descrição do procedimento.
6) Anotação de Enfermagem.

São diversas as vias de administração de medicamentos, ou seja, são diversas as formas que o medicamento entra em contato com o corpo humano. Elas podem ser agrupadas da seguinte maneira:

- **Via enteral:** oral, sublingual, retal. Neste tipo de via, pode-se ainda contar com dispositivos que conduzem o medicamento aos órgãos como estômago pela sonda gástrica, sonda nasogástrica ou gastrostomia, ou para o intestino pela via nasoenteral, jejunostomia, ileostomia.
- **Parenteral:** intravascular, intramuscular, subcutânea, intradérmica, hipodermóclise.
- **Outras:** tópica ou dérmica, otológica, oftalmológica/conjuntival, nasal, inalatória, vaginal, intraóssea, intratecal. A via intraóssea e a intracardíaca não serão descritas, pois sua aprendizagem teórico-prática acontece em cursos de Suporte Avançado de Vida em Cardiologia (ACLS), que é um curso para reconhecimento de parada cardiorrespiratória e emergências cardiovasculares.

Via enteral de administração de medicamentos

Natália Liubartas

Medicação por via oral (VO)

Esta via de administração corresponde ao método mais seguro, simples e econômico, pois utiliza o trato gastrointestinal para absorção do fármaco, que é administrado pela boca, na maioria das vezes, e pela via enteral também denominada uso interno. São disponíveis em várias apresentações: comprimidos, comprimidos com revestimento entérico, cápsulas, xarope, elixir, óleo, suspensão, pó e grânulos.

Lembrete
- Não manusear o medicamento.
- Não administrar medicamentos preparados por outras pessoas (exceto NPP, QT ou dose unitária que já venha preparada da Central da farmácia).
- Aplicar as regras de segurança e dos "9 certos".
- Não deixar o medicamento com o paciente ou acompanhante.
- Só checar ou registrar, após ter administrado o medicamento ao paciente; nunca antes.
- Orientar sobre o risco da automedicação.
- Garantir a graduação correta ao colocar medicamento líquido no recipiente, mantendo-o à altura dos olhos.
- Atentar para medicamentos cuja pronúncia é semelhante (*Sound-Alike*), e aqueles cuja aparência são semelhantes (*Look-Alike*).

Indicações e contraindicações

Por se tratar de uma via de maior conveniência e menor complexidade, a via oral está indicada para pacientes que possam deglutir medicamentos pela boca, sem nenhum risco. Entre as contraindicações mais comuns desta via terapêutica estão as relacionadas ao quadro clínico do paciente, pois aqueles que apresentam sinais de disfagia, falta de lucidez ou estão comatosos, não devem utilizá-la. Além disso, alguns medicamentos podem danificar o revestimento do estômago e do intestino delgado e, portanto, pacientes com histórico de úlceras no trato gastrointestinal devem evitar certos medicamentos de uso interno.

Locais de aplicação

A administração de medicamentos por via oral pode ser realizada por meio da deglutição do fármaco das formas sólidas e líquidas (comprimido, cápsula, drágea, pílula, pós, solução, suspensão, xarope, *sprays*) pela boca. No entanto, há outras formas do fármaco entrar em contato com o corpo humano pela via enteral, em circunstâncias das quais o paciente não pode utilizar a boca como meio de passagem do medicamento, sendo elas: sonda gástrica (SG), sonda nasogástrica (SNG), sonda orogástrica (SOG) e gastrostomia. Além disso, há também as vias que levam o fármaco diretamente ao intestino, como a sonda nasoenteral (SNE), jejunostomia, ileostomia, já citados anteriormente.

Medicação pela boca

Materiais

- Bandeja.
- Copo descartável pequeno contendo o medicamento prescrito (comprimido, cápsula, drágea, pílula, solução, suspensão, xarope, *sprays*).
- Etiqueta de identificação de medicamentos.
- Gaze não estéril.
- Copo descartável grande com água filtrada.
- Seringa dosadora (se necessário, s/n).
- Triturador de comprimido (s/n).
- Luvas de procedimento (s/n).
- Máscara comum (s/n).

Procedimentos

- Higienizar as mãos e verificar no prontuário do paciente a SAE e as informações sobre o paciente (existência de jejum, restrição hídrica, dietas especiais, suspensão de medicamento, dificuldade de deglutição e alergias).
- Verificar na prescrição médica qual o medicamento, a dose, a via, o horário (aprazado pelo enfermeiro), a validade da medicação, aplicando os "9 certos".
- Realizar os cálculos de medicamento (s/n)*.

---

* Para mais informações sobre cálculos de medicamentos, consultar: Estrela DMA, Souza TPB. Cálculos e administração de medicamentos. Legislação, técnica e exercícios para a segurança do paciente e do profissional. São Paulo: Senac. 2019;(1):264.

- Fazer a desinfecção da superfície de trabalho (balcão, bandeja, carro de medicamento) e higienizar as mãos.
- Separar os materiais que irá utilizar e confeccionar uma etiqueta (fita crepe) ou utilizar a etiqueta do paciente para escrever as informações: nome do paciente (no caso da fita crepe), medicamento, dose, via e horário de administração.
- Colocar o medicamento no copo descartável pequeno, retirando-o com o auxílio da tampa ou da gaze (comprimido, cápsula, drágea, pílula).
- Colar a etiqueta no copo descartável pequeno contendo o medicamento.
- Colocar água filtrada no copo descartável grande.
- Reunir o material em uma bandeja para dirigir-se ao leito do paciente.
- Realizar os "certos" da administração de medicamento.
- Realizar a identificação do paciente (pergunte nome completo e data de nascimento) e conferir com pulseira, prontuário do paciente ou registro de cabeceira do leito.
- Questionar ao paciente se possui alergia aos medicamentos a serem administrados.
- Esclarecer o procedimento, o tipo de medicamento, o porquê está sendo administrado e os possíveis efeitos colaterais.
- Higienizar as mãos novamente.
- Oferecer o copo descartável pequeno, contendo o medicamento para o paciente deglutir, certificando-se que a medicação foi deglutida.
- Oferecer o copo descartável grande, contendo água filtrada para o paciente beber.
- Em pacientes com dificuldade de deglutição, triturar com o medicamento com auxílio do copo triturador, diluir com água e aspirar com auxílio de uma seringa a quantidade prescrita pelo médico e administrar o medicamento na região lateral da boca lentamente, verificando a aceitação do paciente.
- Deixar o paciente confortável.
- Recolher o material e descartá-lo em local adequado.
- Higienizar as mãos.
- Checar prescrição médica, realizar o registro de Enfermagem e colocar seu carimbo.
- Monitorar o efeito terapêutico e as reações do paciente e registrá-los.

Medicação pelas sondas

Materiais

- Bandeja.
- Toalha de rosto ou toalha de papel.
- Copo descartável e 3 seringas de 20 mL (com bico).
- Etiqueta de identificação de medicamentos.
- Gaze não estéril e *swab* alcoólico.
- Copo descartável grande com água filtrada.
- Triturador de comprimido (s/n).
- Máscara comum, luvas de procedimento e óculos de proteção.

Procedimentos

- Higienizar as mãos e verificar no prontuário do paciente a SAE e as informações sobre o paciente (existência de jejum, restrição hídrica, dietas especiais, suspensão de medicamento, dificuldade de deglutição e alergias).
- Verificar na prescrição médica qual o medicamento, a dose, a via, o horário (devidamente aprazado pelo enfermeiro), aplicando os **"9 certos"**.
- Realizar os cálculos de medicamento (s/n).
- Higienizar as mãos.
- Realizar a desinfecção da superfície que irá trabalhar (balcão, bandeja, carro de medicamento).
- Higienizar as mãos novamente.
- Separar os materiais que irá utilizar e confeccionar etiqueta (fita crepe) ou utilizar a etiqueta do paciente para escrever as informações: nome do paciente (no caso da fita crepe), medicamento, dose, via e horário de administração.
- Se o medicamento não for solução/xarope, utilizar o triturador de comprimidos para macerar e, após isso, diluir em água filtrada (volume total 20 mL); aspirar o medicamento com a seringa e identificá-la claramente que se trata de via **entérica**; aplicar os "certos" da administração de medicamento e colar a etiqueta na seringa que contém o medicamento.
- Colocar água filtrada no copo grande descartável.
- Aspirar 20 mL de água filtrada em duas seringas e identificar claramente que se trata de via **entérica**.
- Reunir o material em uma bandeja para dirigir-se ao leito do paciente.
- Realizar a identificação do paciente (pergunte nome completo e data de nascimento) e conferir com pulseira, prontuário do paciente registro de cabeceira do leito.
- Questionar ao paciente se possui alergia aos medicamentos a serem administrados.
- Esclarecer o procedimento, o tipo de medicamento, o porquê está sendo administrado e possíveis efeitos colaterais, conforme os **"9 certos"**.
- O paciente deve estar com cabeceira elevada entre 30° e 45°.
- Caso esteja recebendo dieta, deve-se realizar a pausa e verificar interação medicamentosa do tipo medicamento-alimento, mantendo intervalo de administração indicado. Desinfetar o local de administração do medicamento na sonda com o *swab*.
- Realizar *flushing* com 20 mL de água filtrada antes do medicamento e higienizar as mãos novamente.
- Colocar os óculos de segurança e calçar as luvas de procedimentos.
- Proteger o local na cama com a toalha de rosto ou de papel e apoiar a gaze na extensão da sonda, abrir a via para conectar a seringa; conectar uma das duas seringas contendo a água filtrada, administrá-la em turbilhonamento para lavar a sonda, evitando sua obstrução.
- Conectar a seringa contendo o medicamento e administrá-lo em *bolus*.
- Conectar a outra seringa contendo a água filtrada e administrá-la em turbilhonamento para lavar a sonda, evitando sua obstrução.
- Ocluir a via utilizada.
- Retirar os EPIs na seguinte ordem: luva de procedimento, higienizar as mãos, óculos de segurança, máscara.

- Deixar paciente confortável e o ambiente em ordem.
- Recolher o material e descartá-lo em local adequado.
- Higienizar as mãos.
- Checar prescrição médica, realizar o registro de Enfermagem, assiná-lo e colocar seu carimbo.
- Monitorar o efeito terapêutico e as reações do paciente e registrá-los.
- **Anotação de Enfermagem:**
  - Data e Hora. Paciente com cabeceira elevada à 45°. Realizado medicação conforme item "x" da prescrição médica, por SNE narina D, administração de 20 mL de água filtrada em turbilhonamento antes e após. Assinatura e carimbo.
- **Recomendações especiais:**
  - O volume de água filtrada para a lavagem da sonda após realizar a medicação é de 20 mL; no entanto, deve-se considerar a idade (como pacientes infantis) e as condições clínicas (como restrições hídricas) do paciente, podendo essa quantidade variar para menos.

Medicação por via sublingual

Trata-se de uma via de rápida absorção em virtude da existência de pequenos vasos sanguíneos localizados na fina membrana sublingual.

Indicações e contraindicações

Esta via é indicada para situações em que o fármaco precisa agir rapidamente. É uma alternativa terapêutica segura para utilizar em idosos e crianças que não conseguem engolir comprimidos; no entanto, as substâncias ativas farmacológicas precisam ter características específicas para serem viáveis por esta via. Sua absorção é rápida e torna-se sistêmica sem passar pelo trato gastrointestinal, sendo assim, o medicamento não sofre inativação pelo sulco gástrico.

Sua contraindicação é para pacientes não cooperantes, comatosos, que apresentam confusão mental e embotamento cognitivo.

Locais de aplicação

Sublingual, embaixo da língua, sob a língua.

Materiais

- Bandeja.
- Gaze não estéril.
- Luvas de procedimento, máscaras e óculos de segurança.
- Copo descartável contendo o medicamento prescrito.
- Etiqueta.

Procedimentos

- Higienizar as mãos e verificar no prontuário do paciente a SAE e as informações sobre o paciente.

- Verificar na prescrição médica qual o medicamento, a dose, a via e o horário (devidamente aprazado pelo enfermeiro), aplicando os "certos" da administração segura de medicamentos.
- Realizar a desinfecção da superfície que irá trabalhar (balcão, bandeja, carro de medicamento).
- Higienizar as mãos.
- Separar os materiais que irá utilizar e confeccionar uma etiqueta (fita crepe) ou utilizar a etiqueta do paciente para escrever as informações: nome do paciente (no caso da fita crepe), medicamento, dose, via e horário de administração.
- Colocar o medicamento no copo descartável, retirando-o com o auxílio da tampa ou da gaze.
- Colar a etiqueta no copo descartável contendo o medicamento.
- Reunir o material em uma bandeja para dirigir-se ao leito do paciente.
- Realizar a identificação do paciente (pergunte nome completo e data de nascimento) e conferir com pulseira, prontuário do paciente ou registro de cabeceira do leito, aplicando os "certos" da administração de medicamento.
- Questionar ao paciente se possui alergia aos medicamentos a serem administrados.
- Esclarecer o procedimento, o tipo de medicamento, o porquê está sendo administrado e os possíveis efeitos colaterais.
- Higienizar as mãos novamente.
- Calçar as luvas de procedimento.
- Utilizar uma gaze para colocar o comprimido sob a língua do paciente.
- Orientar o paciente sobre: não deglutir, não mastigar e não ingerir nenhum alimento ou líquido até a completa absorção do comprimido.
- Retirar a luva de procedimento, higienizar as mãos, óculos de segurança, máscara.
- Deixar o paciente confortável e o ambiente em ordem.
- Recolher os materiais e descartá-los no local adequado.
- Checar prescrição médica, realizar o registro de Enfermagem, assinar e colocar seu carimbo.
- Monitorar o efeito terapêutico e as reações do paciente e registrá-los.
- **Anotação de Enfermagem:**
    - Data e Hora. Administrado medicação conforme item "x" da prescrição médica, por via sublingual. Assinatura e carimbo.

Medicação por via retal

Trata-se da introdução de medicamentos no reto, em forma de supositório ou *clister* medicamentoso, por meio do orifício anal.

Indicações e contraindicações

Utiliza-se esta via nos casos de restrições por via oral, pacientes inconscientes ou com quadro de hiperemese. Indica-se também em situações de preparo cirúrgico, exames diagnósticos, bem como para o tratamento em situações de constipação intestinal.

Ela é contraindicada em pacientes com doenças que apresentam distúrbios do sistema gastrointestinal, podendo ocasionar sangramento retal, diarreia, irritações da mucosa retal, entre outras complicações. A via retal, quando estimulada, pode gerar estímulo vagal, e, portanto, deve-se considerar o estado clínico do paciente, antes de ela ser indicada. Esta via também não deve ser utilizada em pacientes com queixas de dor abdominal não diagnosticada.

Locais de aplicação

Via retal, orifício anal.

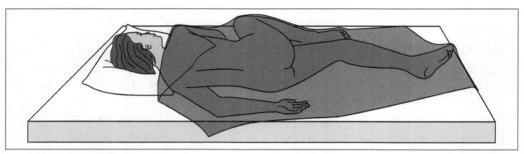

Figura 13.3 – Posição de SIMS.
Fonte: Desenvolvida pela autoria do capítulo.

Materiais

- Bandeja.
- Máscara cirúrgica, luvas de procedimento, óculos de segurança, avental descartável.
- Etiqueta.
- Terapia medicamentosa prescrita (supositório, enema ou *clister*).
- Frasco de enema ou *clister*.
- Gazes não estéreis, papel higiênico.
- Lubrificante hidrossolúvel ou gel anestésico.
- Biombo.
- Toalha, forro impermeável, lençol, fralda descartável e comadre (se necessário).

Procedimentos

- Higienizar as mãos e verificar no prontuário do paciente a SAE e as informações sobre o paciente.
- Verificar na prescrição médica qual o medicamento, a dose, a via e o horário de administração (devidamente aprazado pelo enfermeiro), aplicando os "certos" de administração de medicamentos.
- Higienizar as mãos.
- Realizar a desinfecção da superfície que irá trabalhar (balcão, bandeja, carro de medicamento).
- Higienizar as mãos novamente.

- Separar os materiais que irá utilizar.
- Identificar o frasco da medicação, confeccionar etiqueta (fita crepe) ou utilizar a etiqueta do paciente para escrever as informações: nome completo do paciente (no caso da fita crepe), medicamento, dose, via e horário de administração e os "certos" da administração de medicamento.
- Reunir o material em uma bandeja para dirigir-se ao leito do paciente.
- Realizar a identificação do paciente (pergunte nome completo e data de nascimento) e conferir com pulseira, prontuário do paciente ou registro de cabeceira do leito.
- Questionar o paciente se possui alergia aos medicamentos a serem administrados.
- Esclarecer o procedimento, o tipo de medicamento, o porquê está sendo administrado e os possíveis efeitos colaterais conforme os "certos" da administração de medicamentos.
- Garantir a privacidade do paciente utilizando biombos.
- Colocar o forro impermeável e o lençol móvel.
- Posicionar o paciente em decúbito lateral esquerdo com a perna superior fletida (posição de Sims) (Figura 13.3).
- Cobrir o paciente com lençol, deixando expostas apenas as nádegas.
- Acomodar a comadre aquecida próximo ao paciente e higienizar as mãos novamente.
- Paramentar-se com os EPIs, na seguinte ordem: avental, máscara, óculos e luvas.
  - Supositório: abrir as nádegas com uma gaze e introduzir o supositório completamente no orifício anal pela extremidade mais fina, ultrapassando o esfíncter anal interno, mantendo uma leve pressão nos glúteos com uma compressa de gaze por alguns segundos, para impedir a expulsão do supositório.
  - Enema ou *clister*: lubrificar com gel lubrificante a sonda retal do frasco de enema, entreabrir as nádegas com uma gaze, introduzir a sonda e pressionar o frasco, lentamente, até que todo o conteúdo interno seja introduzido.
- Retirar suavemente a sonda do frasco de enema.
- Orientar o paciente para que permaneça na posição se Sims o máximo de tempo que conseguir sem evacuar, ajudando-o com a compressão das nádegas, evitando o retorno imediato da solução.
- Oferecer a comadre ao paciente, caso ele não consiga aguardar o tempo necessário para esvaziamento intestinal ou encaminhá-lo ao banheiro, se possível.
- Observar o efeito do enema, higienizar o paciente ou encaminhá-lo ao banho (s/n) e colocar fralda descartável (s/n).
- Retirar os EPIs, na seguinte ordem: luva de procedimento, higienizar as mãos, óculos de segurança, máscara, avental.
- Deixar o paciente em posição confortável e o ambiente ordenado.
- Recolher os materiais e descartá-los no local adequado.
- Higienizar as mãos novamente.
- Checar prescrição médica, realizar o registro de Enfermagem, assinar e colocar seu carimbo.
- Monitorar o efeito terapêutico e as reações do paciente e registrá-los.

Atenção
Toalha, lençol e fralda devem ser usados na ocorrência de sujidade durante ou após o procedimento.

- **Anotação de Enfermagem:**
  - **Supositório:** data e hora. Administrado medicação conforme item "x" da prescrição médica, por via retal. Assinatura e carimbo.
  - **Enema:** data e hora. Realizado enema por via retal conforme item "x" da prescrição médica. Após "x" minutos/horas, o paciente apresentou "x" quantidade de evacuação de aspecto "x" e referiu melhora do quadro de constipação. Assinatura e carimbo.

Via vaginal

Trata-se da via de administração terapêutica por meio do canal vaginal, utilizando a mucosa para absorção de cremes, óvulos, géis, supositórios, pomadas e comprimidos.

Indicações e contraindicações

Esta via é indicada para tratar patologias ginecológicas.

Sua contraindicação é na ocorrência de lesões na mucosa ou no histórico de hipersensibilidade à fórmula terapêutica.

Locais de aplicação

Intravaginal, realizado pela introdução de fármacos no fórnice vaginal.

Materiais

- Bandeja.
- EPIs.
- Etiqueta.
- Gazes não estéreis.
- Terapia medicamentosa prescrita (cremes, óvulos, géis, pomadas e comprimidos).
- Sabonete líquido, toalha, lençol e impermeável sob a paciente (s/n).
- Comadre (opcional).
- Aplicador vaginal (s/n).
- Absorvente íntimo (s/n).
- Biombo.

Procedimentos

- Higienizar as mãos e verificar no prontuário do paciente a SAE e as informações sobre o paciente.
- Verificar na prescrição médica qual o medicamento, a dose, a via, o horário (devidamente aprazado pelo enfermeiro), aplicando os "certos" da administração de medicamento.
- Higienizar as mãos.

- Realizar a desinfecção da superfície que irá trabalhar (balcão, bandeja, carro de medicamento).
- Higienizar as mãos novamente.
- Separar os materiais que irá utilizar e confeccionar uma etiqueta (fita crepe) ou utilizar a etiqueta do paciente para escrever as informações: nome do paciente (no caso da fita crepe), medicamento, dose, via, horário de administração.
- Reunir o material em uma bandeja para dirigir-se ao leito da paciente.
- Realizar a identificação da paciente (pergunte nome completo e data de nascimento) e conferir com pulseira ou registro de cabeceira do leito e aplicar os "certos" da administração de medicamento e POPs, se houver na EAS.
- Garantir a privacidade da paciente, isolando o leito com biombo.
- Solicitar que a paciente esvazie a bexiga, se possível, e que realize a higiene íntima; na impossibilidade, realizar pela paciente de acordo com o descrito no Capítulo 4 – *Peles e anexos*.
- Cobrir a paciente com lençol até os joelhos, e solicitar que mantenha as pernas abertas.
- Questionar à paciente se possui alergia ao medicamento a ser administrado.
- Esclarecer o procedimento, o tipo de medicamento, o porquê está sendo administrado e os possíveis efeitos colaterais ("certos" da administração).
- Higienizar as mãos novamente.
- Paramentar-se com os EPIs, na seguinte ordem: avental, máscara, óculos e luvas.
- Afastar, utilizando uma gaze, os grandes lábios da região vaginal com os dedos indicador e polegar da mão não dominante, expondo o orifício vaginal.
- Introduzir o aplicador delicadamente e lentamente no fórnice vaginal, direcionando-o à região sacral e aplicar o medicamento.
- Solicitar que a paciente se mantenha em repouso na posição dorsal por alguns minutos.
- Oferecer o absorvente à paciente.
- Retirar os EPIs, na seguinte ordem: luva de procedimento, higienizar as mãos, máscara, óculos e avental.
- Deixar a paciente em posição confortável e o ambiente ordenado.
- Recolher os materiais e descartá-los no local adequado.
- Higienizar as mãos novamente.
- Checar prescrição médica, realizar o registro de Enfermagem, assinar e colocar seu carimbo.
- Monitorar o efeito terapêutico e as reações do paciente e registrá-los.
- **Anotação de Enfermagem:**
    - Data e hora. Administrado medicação conforme item "x" da prescrição médica, por via vaginal. Assinatura e carimbo.

Via subcutânea

Natália Liubartas

Trata-se da administração de medicamentos diretamente no tecido subcutâneo ou hipodérmico (entre a pele e o músculo), por meio de uma seringa e agulha.

Indicações e contraindicações

Indica-se esta via quando há necessidade de absorção segurado medicamento, porém de forma lenta e contínua, em pequena quantidade na camada hipodérmica. As principais indicações terapêuticas são: anticoagulantes, hipoglicemiantes e algumas vacinas e outras soluções aquosas e suspensões não irritantes.

Esta via é contraindicada principalmente em situações que os medicamentos precisam de rápida absorção, bem como pacientes que apresentam coagulopatias, lesões cutâneas, hematoma e edema no local. É importante reforçar que esta via só pode ser usada para administrar substâncias que não são irritantes para os tecidos.

Locais de aplicação

- Face superior externa do braço.
- Região anterior da coxa.
- Face externa da coxa.
- Região abdominal (entre os rebordos costais e as cristas ilíacas).
- Região superior do dorso.

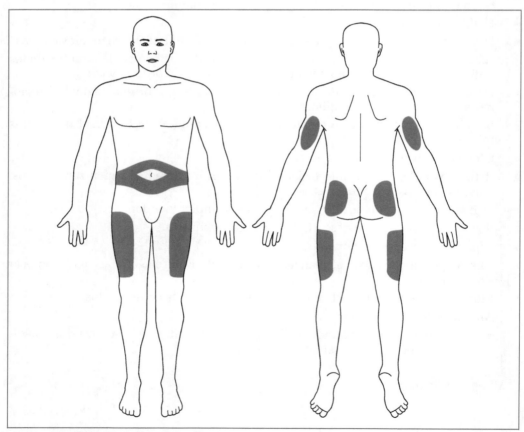

Figura 13.4 – Locais de aplicação para via subcutânea.
Fonte: Desenvolvida pela autoria do capítulo.

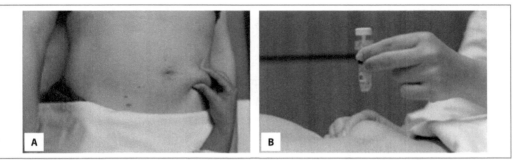

Figura 13.5 – Orientações do uso de anticoagulantes.
Fonte: Disponível em: https://www.into.saude.gov.br/images/pdf/cartilhas/Cartilha-Orientaes-de-Aplicao-de-Anticoagulante-Injetvel-por-Pacientes-ou-Familiares-e-Cuidadores-verso-web.pdf/.

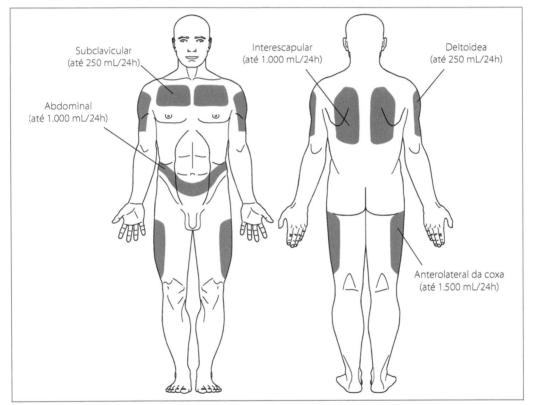

Figura 13.6 – Uso da via subcutânea em geriatria e cuidados paliativos.
Fonte: Desenvolvida pela autoria do capítulo.

Materiais

- Bandeja.
- Etiqueta de identificação da medicação (se necessário).
- Terapia medicamentosa prescrita e preparada.
- Seringa de 1 mL ou 3 mL.

- Agulha descartável (13 × 4,5).
- Agulha descartável de maior calibre (p. ex., 25 × 12 ou 40 × 12 para aspirar a medicação).
- EPIs.
- Algodão, álcool a 70% ou *swab* alcoólico.

Procedimentos

- Higienizar as mãos.
- Verificar no prontuário do paciente a SAE e as informações sobre o paciente.
- Verificar na prescrição médica nome do paciente, o medicamento, a dose, a via e o horário de administração (devidamente aprazado pelo enfermeiro), o tempo correto de administração, a validade da medicação e conferir o rótulo da medicação com a prescrição médica, aplicando os "certos" da administração de medicamento.
- Realizar os cálculos de medicamento (s/n).
- Higienizar as mãos.
- Realizar a desinfecção da superfície que irá trabalhar (balcão, bandeja, carro de medicamento).
- Higienizar as mãos novamente.
- Colocar a máscara.
- Separar os materiais que irá utilizar e confeccionar uma etiqueta (fita crepe) ou utilizar a etiqueta do paciente para escrever as informações: nome do paciente (no caso da fita crepe), medicamento, dose, via e horário de administração.
- Desinfetar frasco e/ou ampola com algodão com álcool a 70%.
- Aspirar o conteúdo do frasco e/ou ampola com agulha de maior calibre 25 × 12 ou 40 × 12, retirando o ar da seringa.
- Trocar a agulha após aspiração, colocando a agulha de calibre específico para via SC (13 × 4,5).
- Reunir o material em uma bandeja para dirigir-se ao leito do paciente.
- Realizar a identificação do paciente (pergunte nome completo e data de nascimento) e conferir com pulseira, prontuário do paciente ou registro de cabeceira do leito e aplicar os "certos" da administração de medicamento e preparar a medicação.
- Questionar o paciente se possui alergia aos medicamentos a serem administrados.
- Esclarecer o tipo de medicamento, o porquê está sendo administrado e os possíveis efeitos colaterais.
- Higienizar as mãos novamente.
- Calçar as luvas.
- Expor a área de aplicação.
- Fazer a antissepsia circular de dentro para fora, com álcool a 70%, até que o algodão não apresente qualquer sujidade, aguardando o álcool secar.
- Utilizar apenas dois dedos para formar a prega subcutânea (indicador e polegar da mão não dominante) (Figuras 13.4 e 13.5).
- Introduzir a agulha em ângulo de 90° ou 45° se agulha for 25 × 7, soltar a prega cutânea e aspirar, verificando se não atingiu vaso sanguíneo, e injetar o líquido lentamente.

- Retirar a seringa e a agulha em movimento único.
- Comprimir o local com algodão por alguns segundos e não massagear.
- Retirar os EPIs, na seguinte ordem: luva de procedimento, higienizar as mãos, máscara, óculos e avental.
- Deixar o paciente em posição confortável e o ambiente ordenado.
- Recolher os materiais e descartá-los no local adequado e higienizar as mãos novamente.
- Checar prescrição médica, realizar o registro de Enfermagem, assinar e colocar seu carimbo.
- Monitorar o efeito terapêutico e as reações do paciente e registrá-los.
- **Anotação de Enfermagem:**
    - Data e hora. Administrado medicação conforme item "x" da prescrição médica, em região anterior da coxa, por via subcutânea. Assinatura e carimbo.
- **Recomendações específicas:**
    - Recomenda-se administrar no máximo o volume de 1,5 mL para vacinas, e as demais medicações não devem exceder 2 mL.
    - A lipodistrofia pode ser provocada por injeções repetidas no mesmo local, por isso, sugere-se revezamento dos locais de aplicação.
    - Há na literatura divergências sobre a prática da aspiração durante a técnica de administração por via SC, sugerindo que esta etapa não é necessária em virtude da pequena quantidade de vasos sanguíneos no tecido hipodérmico.

Via hipodermóclise

Natália Liubartas

Administração lenta no espaço subcutâneo por meio de um cateter para manutenção de uma via de acesso para infusão de soluções ou administração de medicamentos (contínua ou intermitente) por hipodermóclise (região hipodérmica), sendo transferido para a circulação sanguínea por ação combinada entre a difusão de fluidos e a perfusão tecidual. Também pode ser denominada terapia subcutânea.

Indicações e contraindicações

Esta via é indicada para pacientes que apresentam impossibilidade de ingestão por via oral e que necessitam de reposição hidroeletrolítica, bem como terapia medicamentosa, pacientes com rede venosa frágil ou com contraindicação para receber fluidos por cateteres venosos. Também é indicada para situações em que é necessária absorção lenta e uniforme de fármacos, além de ser uma alternativa para pacientes em cuidados paliativos no âmbito domiciliar.

No entanto, a via hipodermóclise é contraindicada em situações em que o paciente apresenta anasarca, trombocitopenia grave, necessidade de reposição rápida de volume (desidratação grave, choque), falência circulatória e desequilíbrio hidroeletrolítico. Além disso, pacientes com quadro de infecção de pele, doenças alérgicas, lesões próximas ao local de punção, sódio > 150 mEq/L, coagulopatia e sobrecarga de fluidos também não devem receber esta via terapêutica, bem como fármacos ou fluidos com pH e osmolaridade extremas.

Locais de aplicação

A escolha do local de punção deve estar relacionada à quantidade de tecido subcutâneo e ao volume suportado por cada região (Figura 13.7).

Os principais sítios de punção são:

- Deltoide.
- Região anterior do tórax/subclavicular.
- Região escapular.
- Região abdominal.
- Face lateral da coxa.

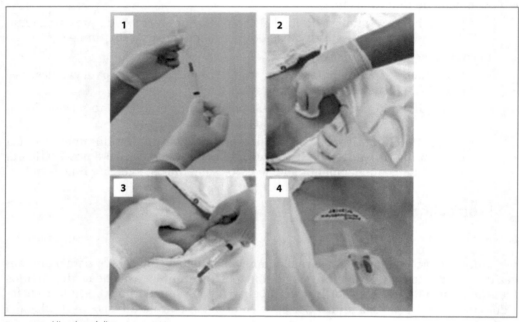

Figura 13.7 – Hipodermóclise.
Fonte: Manual de Hospital das Clínicas da Faculdade de Medicina de Botucatu (2017). Disponível em: http://www.hcfmb.unesp.br/wp-content/uploads/2017/12/Manual-de-Hipoderm%C3%B3clise-HCFMB.pdf.

Materiais

- Bandeja.
- Etiqueta.
- EPIs.
- Algodão ou gaze não estéril.
- Solução de clorexidina alcoólica a 0,5% ou álcool a 70%.
- 1 dispositivo de punção (agulhado ou não agulhado).
- 1 seringa 3 mL.
- 1 flaconete de solução fisiológica a 0,9%.
- 1 agulha para aspiração (40 × 12).
- 1 extensor de 20 cm ou extensor em Y (se uso de dispositivo não agulhado).

- 1 equipo (se necessário).
- Terapia medicamentosa prescrita.
- 1 película de filme transparente para fixação.

Procedimentos

- Higienizar as mãos, verificar no prontuário do paciente a SAE e as informações sobre o paciente.
- Verificar na prescrição médica qual o medicamento, a dose, a via e o horário (devidamente aprazado pelo enfermeiro), aplicando os "certos" da administração de medicamento.
- Realizar os cálculos de medicamento*.
- Realizar a desinfecção da superfície que irá trabalhar (balcão, bandeja, carro de medicamento), higienizar as mãos.
- Separar os materiais que irá utilizar e confeccionar uma etiqueta (fita crepe) ou utilizar a etiqueta do paciente para escrever as informações: nome do paciente (no caso da fita crepe), medicamento, dose, via e horário de administração.
- Desinfetar frasco e/ou ampola com álcool a 70%.
- Higienizar as mãos e preparar a medicação aplicando os "certos" da administração de medicamentos.
- Preencher a extensão do cateter com SF a 0,9% ou com a própria medicação, no caso de via exclusiva para um determinado medicamento.
- Reunir o material em uma bandeja para dirigir-se ao leito do paciente.
- Realizar a identificação do paciente (pergunte nome completo e data de nascimento), conferir com pulseira, prontuário do paciente ou registro de cabeceira do leito e aplicar os "certos" da administração de medicamentos.
- Questionar o paciente se possui alergia aos medicamentos a serem administrados.
- Esclarecer o tipo de medicamento, o porquê está sendo administrado e os possíveis efeitos colaterais conforme os "9 certos".
- Promover a privacidade do paciente (utilizar o biombo, s/n).
- Posicionar o paciente confortavelmente de acordo com o local de punção e expor a região, inspecionando-a.
- Calçar a luvas de procedimento e colocar os demais EPIs.
- Preencher o dispositivo com SF a 0,9% (para dispositivo agulhado).
- Realizar a antissepsia do local com algodão ou gaze embebido em clorexidina alcoólica a 0,5% ou álcool a 70% em movimentos circulares, do centro para as extremidades.
- Fazer uma prega na pele, preferencialmente, com os dedos polegar e indicador (mão não dominante).
- Introduzir o dispositivo na pele com a mão dominante em um ângulo de 30 a 45° com o bisel voltado para cima em direção centrípeta (ou seja, da periferia para a região do "coração").

---

* Para saber mais sobre cálculos de medicamentos, consulte: Estrela DMA, Souza TPB. Cálculos e administração de medicamentos. Legislação, técnica e exercícios para a segurança do paciente e do profissional. São Paulo: Senac. 2019;(1):264.

- Aspirar para se certificar que nenhum vaso foi atingido. Se houver retorno sanguíneo, retirar o acesso e desprezar o material. Após o preparo de um novo material, repetir a punção a uma distância de pelo menos 5 cm da punção original, sempre observando os "9 certos".
- Administrar 1 mL de soro fisiológico e verificar se há presença de extravasamento.
- Fixar o dispositivo utilizando a película de filme transparente, colocando a identificação do profissional que a realizou, a data do procedimento e o calibre do cateter utilizado.
- Colar a etiqueta sinalizadora de cor VERMELHA juntamente com a identificação da cobertura estéril, **obrigatoriamente**, ou escrevendo com uma caneta piloto HIPODERMÓCLISE; identificar com a própria etiqueta da cobertura estéril.
- Conectar o equipo da solução ao dispositivo e iniciar a infusão da solução prescrita.
- Se administração em *bolus*, conectar a seringa ao dispositivo e injetar todo o medicamento no tempo de infusão recomendado.
- Ao término da infusão, lavar o acesso com 3 mL de solução fisiológica.
- Retirar os EPIs, na seguinte ordem: luva de procedimento, higienizar as mãos, máscara, óculos de proteção.
- Deixar o paciente em posição confortável e o ambiente ordenado.
- Recolher os materiais e descartá-los no local adequado e higienizar as mãos.
- Checar prescrição médica, realizar o registro de Enfermagem, assinar e colocar seu carimbo.
- Monitorar o efeito terapêutico e as reações do paciente e registrá-los.
- **Anotação de Enfermagem:**
    - Data e hora. Instalado medicação por hipodermóclise, com vazão de 40 mL/h, por infusão contínua, conforme item "x" da prescrição médica, em região abdominal infraumbilical à direita, utilizado dispositivo agulhado calibre 23. Realizado fixação do cateter com película transparente. Assinatura e carimbo.
- **Recomendações específicas:**
    - A Infusion Nursing Society recomenda que na punção para a hipodermóclise seja utilizado cateteres de fino calibre, como *scalp* n. 23, 25 e 27.
    - A troca do sítio de inserção do cateter pode chegar a 7 dias; no entanto, deve-se respeitar as condutas institucionais que podem reduzir as trocas para cada 72 horas, ou na suspeita ou vigência de complicações. Esta via terapêutica permite a administração de volumes de até 1.500 mL em 24 horas por sítio de punção, podendo ser realizado até dois sítios distintos.

Via tópica/dérmica/cutânea

Natália Liubartas

Trata-se da aplicação de medicamentos sobre a pele, a fim de proteger, hidratar, lubrificar, suavizar, fazer antissepsia, repor hormônios, agir como analgésicos e anti-inflamatórios, podendo ter ação local ou sistêmica. A apresentação destes fármacos pode ser em forma de loções, pomadas, antissépticos, antimicrobianos, pó e adesivos.

Indicações e contraindicações

As principais indicações para administração de medicamentos por via tópica são lesões de pele e patologias do tecido cutâneo. Há também medicações que agem de forma sistêmica, por aplicação tópica, como analgésicos e hormônios em forma de adesivos transdérmicos, entre outros.

A contraindicação mais comum desta via terapêutica é o surgimento de alergias ou hipersensibilidade na utilização desses fármacos.

Locais de aplicação

Para ação local, o medicamento deverá ser aplicado na área cutânea afetada.

Para ação sistêmica, os adesivos transdérmicos devem ser aplicados preferencialmente em pele não irritada e não irradiada, em uma área sem pelos e em uma superfície plana no dorso, nos braços ou nas costas.

Materiais

- Bandeja.
- Terapia medicamentosa prescrita.
- Espátulas ou cotonetes.
- Luvas de procedimento ou estéreis (a depender da lesão).
- EPIs (s/n).
- Gaze não estéril ou estéril (a depender da lesão).

Procedimentos

- Higienizar as mãos e verificar no prontuário do paciente a SAE e as informações sobre o paciente.
- Verificar na prescrição médica qual o medicamento, a dose, a via e o horário (devidamente aprazado pelo enfermeiro), aplicando os "certos" da administração de medicamento.
- Realizar a desinfecção da superfície que irá trabalhar (balcão, bandeja, carro de medicamento) e higienizar as mãos.
- Separar os materiais que irá utilizar e confeccionar uma etiqueta (fita crepe) ou utilizar a etiqueta do paciente para escrever as informações: nome do paciente (no caso da fita crepe), medicamento, dose, via e horário de administração.
- Reunir o material em uma bandeja para dirigir-se ao leito do paciente.
- Higienizar as mãos.
- Realizar a identificação do paciente (pergunte nome completo e data de nascimento) e conferir com pulseira, prontuário do paciente ou registro de cabeceira do leito.
- Questionar o paciente se possui alergia aos medicamentos a serem aplicados.
- Esclarecer o tipo de medicamento, o porquê está sendo aplicado e os possíveis efeitos colaterais; aplicar os "certos" da administração de medicamento.
- Promover a privacidade do paciente (utilizar o biombo, s/n).
- Higienizar as mãos e colocar os EPIs.

- Separar espátula ou gaze para a aplicação.
- Proceder à aplicação na região determinada, previamente limpa e seca.
- Se for necessário, manter a área coberta com gazes.
- Retirar os EPIs, na seguinte ordem: luva de procedimento, higienizar as mãos, máscara, óculos de proteção.
- Deixar o paciente em posição confortável e o ambiente ordenado.
- Recolher os materiais e descartá-los no local adequado e higienizar as mãos.
- Checar prescrição médica, realizar o registro de Enfermagem, assinar e colocar seu carimbo.
- Monitorar o efeito terapêutico e as reações do paciente e registrá-los.
- **Anotação de Enfermagem:**
  - Data e hora. Aplicado medicação por via tópica (se for adesivo, via transdérmica), conforme item "x" da prescrição médica, em região "x". Assinatura e carimbo.
- **Recomendações especiais:**
  - **Lesões de pele:** deve-se descrever todas as características que envolvem a lesão, como tamanho, aspecto, odor, profundidade, diâmetro e tipo de tecido, e após, descrever a cobertura utilizada.

Via otológica/auricular

Natália Liubartas

Administração de medicação para absorção pelo canal auditivo; porém, é restrita a poucos fármacos que apresentam-se em forma de gotas ou solução.

Indicações e contraindicações

A via otológica é utilizada para tratar infecções, inflamações e dor, anestesia local, remoção de cerume, e também para facilitar a remoção de corpos estranhos.

Ela é contraindicada em casos de reações alérgicas ou hipersensibilidade à fórmula farmacológica.

Locais de aplicação

Conduto auditivo

Materiais

- Bandeja.
- Luvas de procedimento.
- Gaze não estéril.
- Algodão e lenços de papel.
- Terapia medicamentosa prescrita.
- Cuba rim (s/n).
- Conta gotas (s/n).

Procedimentos

- Higienizar as mãos e verificar no prontuário do paciente a SAE e as informações sobre o paciente.
- Verificar na prescrição médica qual o medicamento, a dose, a via e o horário (devidamente aprazado pelo enfermeiro), aplicando os "certos" da administração de medicamentos.
- Realizar a desinfecção da superfície que irá trabalhar (balcão, bandeja, carro de medicamento) e higienizar as mãos.
- Separar os materiais que irá utilizar e reunir o material em uma bandeja para dirigir-se ao leito do paciente.
- Realizar a identificação do paciente (pergunte nome completo e data de nascimento) e conferir com pulseira, prontuário do paciente ou registro de cabeceira do leito.
- Questionar o paciente se possui alergia aos medicamentos a serem aplicados.
- Esclarecer o tipo de medicamento, o porquê está sendo aplicado e os possíveis efeitos colaterais; aplicar os "certos" da administração de medicamento.
- Posicionar o paciente em decúbito lateral ou sentado com a cabeça inclinada lateralmente para o lado oposto a ser tratado.
- Realizar higienização do pavilhão auricular (s/n).
- Higienizar as mãos e calçar luvas de procedimento.
- Puxar a aurícula para cima e para trás (para adultos e crianças maiores de 3 anos) ou para baixo e para trás (para crianças menores de 3 anos), suavemente, com auxílio da mão não dominante.
- Administrar a medicação, mantendo o conta-gotas 1 a 2 cm de distância.
- Orientar o paciente a se manter na posição por um período de 3 a 5 minutos.
- Colocar uma pequena bola de algodão no canal auditivo, se prescrito para tamponar, evitando que o medicamento extravase.
- Limpar a região auricular com gaze (s/n).
- Retirar as luvas de procedimento e higienizar as mãos.
- Deixar o paciente em posição confortável e o ambiente ordenado.
- Recolher os materiais e descartá-los no local adequado e higienizar as mãos.
- Checar prescrição médica, realizar o registro de Enfermagem, assinar e colocar seu carimbo.
- Monitorar o efeito terapêutico e as reações do paciente e registrá-los.
- **Anotação de Enfermagem:**
  - Data e hora. Aplicado medicação no conduto auditivo "esquerdo", conforme item "x" da prescrição médica. Assinatura e carimbo.
- **Recomendações especiais:**
  - A medicação deve ser administrada em temperatura ambiente ou levemente aquecida, friccionando com as mãos para atingir a temperatura corpórea.
  - Não instilar gotas otológicas frias, pois isso poderá causar efeitos colaterais, como vertigens, náuseas e dor.
  - Não empurrar a bola de algodão para dentro do ouvido, a fim de evitar pressão no tímpano e impedir a drenagem de secreção.

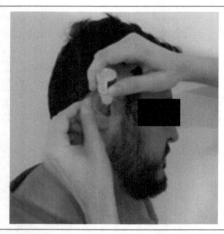

Figura 13.8 – Via medicamentosa otológica (usar luva de procedimento).
Fonte: Acervo da autoria do capítulo, fundamentado nas referências do final do capítulo.

- No caso de o paciente referir vertigem, levantar as grades laterais do leito e auxiliá-lo quando necessário; movimentar o paciente lentamente para evitar agravamento da vertigem.

Via ocular/conjuntival

Natália Liubartas

Trata-se da administração de medicamentos em gotas ou em pomadas na conjuntiva ocular, para fins terapêuticos ou diagnósticos. É uma técnica simples para execução, mas apresenta certo grau de desconforto para o paciente.

Indicações e contraindicações

Indica-se esta via para tratamento de doenças oftalmológicas na administração de antibióticos, anti-inflamatórios, dilatação pupilar, anestesia tecidos oculares irritados, lubrificação ocular em pacientes em coma, sedados e inconscientes.

Sua contraindicação se dá nos pacientes com reações alérgicas ou hipersensibilidade à fórmula farmacológica.

Locais de aplicação

Aplica-se na conjuntiva ocular, preferencialmente no espaço entre a conjuntiva e a pálpebra inferior (saco conjuntival).

Materiais

- Bandeja.
- Gaze não estéril ou lenço de papel.
- Terapia medicamentosa prescrita.
- Luva de procedimento.
- Soro fisiológico a 0,9% na quantidade de 10 mL.

Procedimentos

- Higienizar as mãos e verificar no prontuário do paciente a SAE e as informações sobre o paciente.
- Verificar na prescrição médica qual o medicamento, a dose, a via e o horário (devidamente aprazado pelo enfermeiro), aplicando os "certos" da administração de medicamento.
- Conferir o rótulo da medicação com a prescrição médica e identificar o frasco da medicação, conforme o protocolo de segurança na terapia medicamentosa.
- Realizar a desinfecção da superfície que irá trabalhar (balcão, bandeja, carro de medicamento) e higienizar as mãos novamente.
- Separar os materiais que irá utilizar e reuni-los em bandeja para dirigir-se ao leito do paciente.
- Realizar os "certos", identificando o paciente (pergunte nome completo e data de nascimento) e conferir com pulseira, prontuário do paciente ou registro de cabeceira do leito.
- Questionar o paciente se possui alergia aos medicamentos a serem aplicados.
- Esclarecer o tipo de medicamento, o porquê está sendo aplicado e os possíveis efeitos colaterais; aplicar os "certos" da administração de medicamento.
- Posicionar o paciente sentado de forma que o pescoço fique em leve hiperextensão, com a cabeça para trás.
- Higienizar as mãos, calçar as luvas de procedimento e remover possível secreção, higienizando do canto interior para o exterior do olho com as gazes umedecidas com soro fisiológico a 0,9%. Usar uma nova gaze a cada movimento.
- Solicitar que o paciente olhe para cima e tracione levemente a pálpebra inferior para baixo, apoiando a mão que segura o conta-gotas no maxilar dele, firmando-a; gotejar o medicamento no saco conjuntival (o bico do frasco/aplicador da pomada deverá estar distante dos olhos, evitando contaminações).
- No caso de administrar pomada oftálmica, colocar pequena quantidade de medicação na borda do saco conjuntival do canto interno para o externo.
- Solicitar que o paciente feche os olhos suavemente e que movimente o globo ocular com as pálpebras cerradas, no caso das gotas, ou movimentos circulares do olho, se pomada.
- Secar suavemente o excesso de medicação com gaze ou lenço de papel.
- Retirar as luvas de procedimento e higienizar as mãos.
- Deixar o paciente em posição confortável e o ambiente ordenado.
- Recolher os materiais e descartá-los no local adequado e higienizar as mãos.
- Guardar a medicação em local apropriado.
- Checar prescrição médica, realizar o registro de Enfermagem, assinar e colocar seu carimbo.
- Monitorar o efeito terapêutico e as reações do paciente e registrá-los.
- **Anotação de Enfermagem:**
    - Data e hora. Aplicado medicação no saco conjuntival do olho "esquerdo", conforme item "x" da prescrição médica. Assinatura e carimbo.

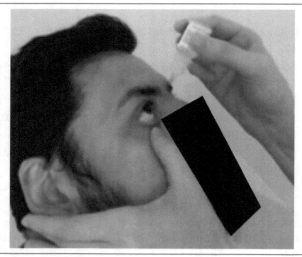

Figura 13.9 – Via medicamentosa oftalmológica/conjuntival (usar luvas de procedimento).
Fonte: Acervo da autoria do capítulo, fundamentado nas referências do final do capítulo.

- **Recomendações especiais:**
    - Não colocar a medicação diretamente na córnea.
    - Havendo mais de uma solução oftálmica ou pomada a ser aplicada, aguardar 10 minutos antes de administrar a segunda medicação e, caso estejam prescritas pomada e gotas, estas devem ser administradas antes da pomada.
    - No caso de o paciente usar lentes de contato, orientá-lo a retirá-las antes da aplicação do medicamento e esperar de 10 a 15 minutos para recolocá-las.
    - Certificar-se da lateralidade de olho, colocando pulseira específica no braço ou pequena marca em alvo na pele do lado a ser tratado, pois pode haver doses diferentes para cada olho.
    - Se o paciente for apto para a autoinstilação da solução oftálmica de uso exclusivo e preferir fazê-lo, orientar e supervisionar o procedimento.

Via nasal

Natália Liubartas

Trata-se da administração de medicamentos para absorção pela mucosa nasal em forma de gotas, *spray* ou aerossol.

Indicações e contraindicações

As principais indicações são: auxiliar no tratamento de doenças inflamatórias e/ou infecciosas do trato aéreo superior; fluidificar e facilitar a drenagem de secreções, oferecer aporte de oxigênio (se prescrito), administrar medicamentos, estancar ou deter hemorragias nasais (epistaxe), aliviar a congestão nasal e até auxiliar no tratamento hormonal.

O paciente que apresenta reações alérgicas ou hipersensibilidade à formula farmacológica tem contraindicação para uso desta via.

Locais de aplicação

Narinas

Materiais

- Bandeja.
- Cuba rim ou bacia (para o caso de vômitos [êmese]).
- Luvas de procedimento.
- Lenço de papel ou gaze, cotonetes.
- Terapia medicamentosa prescrita.

Procedimentos

- Higienizar as mãos e verificar no prontuário do paciente a SAE e as informações sobre o paciente.
- Verificar na prescrição médica qual o medicamento, a dose, a via e o horário (devidamente aprazado pelo enfermeiro), aplicando os "certos" da administração de medicamentos e conferindo o rótulo da medicação com a prescrição médica.
- Identificar o frasco da medicação, conforme o protocolo de segurança na terapia medicamentosa.
- Realizar a desinfecção da superfície que irá trabalhar (balcão, bandeja, carro de medicamento) e higienizar as mãos novamente.
- Separar os materiais que irá utilizar e reuni-los em bandeja para dirigir-se ao leito do paciente; realizar os "certos" da administração de medicamento.
- Realizar a identificação do paciente (pergunte nome completo e data de nascimento) e conferir com pulseira, prontuário do paciente ou registro de cabeceira do leito.
- Questionar o paciente se possui alergia aos medicamentos a serem aplicados.
- Esclarecer o tipo de medicamento, o porquê está sendo aplicado e os possíveis efeitos colaterais, aplicando os "certos" da administração de medicamentos.
- Solicitar ao paciente que limpe as narinas com lenço de papel/gaze; na impossibilidade fazê-lo sozinho, calçar as luvas de procedimentos e proceder à limpeza, usando, se necessário, cotonetes na entrada das narinas.
- Trocar as luvas de procedimento e colocar o paciente em posição confortável para a aplicação das gotas nasais. Se possível, colocar o paciente sentado ou elevar a cabeceira, solicitando a ele que incline a cabeça para trás.
- Oferecer lenço de papel ao paciente e orientá-lo a respirar pela boca.
- Aspirar a medicação com conta-gotas imediatamente.
- Apoiar a cabeça do paciente com uma das mãos para evitar estiramento do pescoço.
- Empurrar delicadamente a ponta do nariz do paciente para cima.
- Posicionar o conta-gotas a 1 cm das narinas e pingar o número de gotas prescritas nas narinas.
- Ter por perto a cuba rim, no caso de êmese, a fim de que o paciente possa expectorar qualquer medicação que escorra até a orofaringe e a boca.

- Solicitar ao paciente que mantenha a cabeça inclinada para trás ao menos por 1 minuto e que continue respirando pela boca, para que o medicamento não escorra fora das narinas, observando sempre sinais de desconforto.
- Caso seja necessário, usar lenços de papel para secar possível escoamento de medicação das narinas pela face do paciente.
- Retirar as luvas de procedimento e higienizar as mãos.
- Deixar o paciente em posição confortável e o ambiente ordenado.
- Recolher os materiais e descartá-los no local adequado e higienizar as mãos.
- Guardar a medicação em local apropriado.
- Checar prescrição médica, realizar o registro de Enfermagem, assinar e colocar seu carimbo.
- Monitorar o efeito terapêutico e as reações do paciente e registrá-los.
- **Anotação de Enfermagem:**
    - Data e hora. Instilado medicação no orifício nasal direito e esquerdo, conforme item "x" da prescrição médica. Assinatura e carimbo.

Via inalatória

Natália Liubartas

Trata-se da administração de fármacos que, por meio de dispositivos, geram uma fina névoa que facilita o transporte de medicamentos pela orofaringe para o trato respiratório. Pode ser administrada em pequenas doses com rápida absorção e utilizada para efeito local (descongestionante nasal ou medicamento para asma) ou sistêmico (anestesia inalatória), na forma de gás ou pequenas partículas líquidas (nebulização) ou sólidas (pó inalatório).

Indicações e contraindicações

A principal indicação desta via terapêutica permite administrar medicamentos: broncodilatadores (essa via é mais utilizada para melhorar condições ventilatórias de portadores de asma ou doença pulmonar obstrutiva crônica), corticoides, antibióticos (para tratar patologias respiratórias). Oferecer aporte de oxigênio (se prescrito).

As contraindicações são para pacientes com reações alérgicas ou hipersensibilidade ao fármaco.

Inalação dosimetrada (bombinha inalatória)

Podem ser utilizados eficientemente em todas as idades, durante a respiração normal, desde que acoplados a um espaçador ou inaladores de pó seco formado por um bocal e um reservatório dentro do inalador para o pó ou as cápsulas.

Materiais
- Bandeja.
- Etiqueta de identificação de medicamento.
- Terapia medicamentosa prescrita (inalador dosimetrado).

- Espaçador e sua máscara (para menores de 6 e idosos que tenham dificuldade na administração da medicação inalatória).
- Luvas de procedimento.
- Saco plástico transparente.

Procedimentos

- Higienizar as mãos e verificar no prontuário do paciente a SAE e as informações sobre o paciente.
- Verificar na prescrição médica qual o medicamento, a dose, a via e o horário (devidamente aprazado pelo enfermeiro), aplicando os "certos" da administração de medicamentos e conferindo o rótulo da medicação com a prescrição médica.
- Identificar o frasco da medicação, conforme os "certos" da administração de medicamentos segura ou protocolos da instituição.
- Realizar a desinfecção da superfície que irá trabalhar (balcão, bandeja, carro de medicamento) e higienizar as mãos novamente.
- Separar os materiais que irá utilizar e reuni-los em bandeja para dirigir-se ao leito do paciente.
- Realizar a identificação do paciente (pergunte nome completo e data de nascimento) e conferir com pulseira, prontuário do paciente ou registro de cabeceira do leito.
- Questionar o paciente se possui alergia aos medicamentos a serem aplicados.
- Esclarecer ao paciente e/ou acompanhante o procedimento, o tipo de medicamento, o porquê está sendo aplicado e os possíveis efeitos colaterais; realizar os "certos" da administração do medicamento.
- Calçar luvas e colocar o paciente sentado ou em posição de Fowler no leito.
- Remover a tampa do frasco, virá-la de cabeça para baixo e introduzir o bico do frasco dentro do pequeno orifício na porção achatada no bocal do inalador.
- Solicitar ao paciente que expire por completo, em seguida, que segure o bocal do inalador entre seus dentes e feche seus lábios; o frasco do inalador deve ser de uso individual.
- Solicitar ao paciente que inspire lentamente e profundamente pela boca e quando ele começar a inspirar, comprimir o frasco do medicamento dentro da estrutura de plástico do inalador para liberar a dose do medicamento dentro da boca do paciente.
- Solicitar ao paciente que prenda o ar (e a medicação inspirada) e aguarde alguns segundos para expirar; se estiver prescrito a repetição do jato da medicação, aguardar alguns segundos para novo procedimento.
- Manter o paciente em repouso por alguns minutos.
- Retirar as luvas de procedimento e higienizar as mãos.
- Deixar o paciente em posição confortável e o ambiente ordenado.
- Identificar o aerossol com etiqueta de identificação do paciente e o saco plástico com a etiqueta de identificação de medicação e guardar a medicação em local apropriado.
- Recolher os materiais e descartá-los no local adequado e higienizar as mãos.
- Checar prescrição médica, realizar o registro de Enfermagem, assinar e colocar seu carimbo.

- Monitorar o efeito terapêutico e as reações do paciente e registrá-los.
- **Anotação de Enfermagem:**
    - Data e hora. Administrado medicação conforme item "x" da prescrição médica, por via inalatória. Assinatura e carimbo.

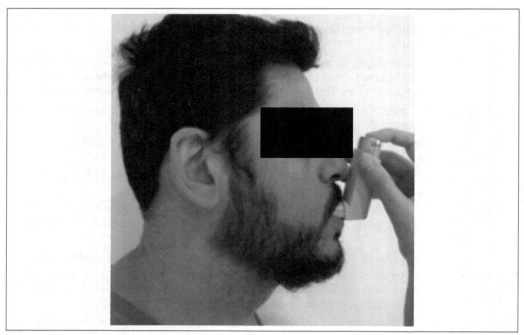

Figura 13.10 – Medicação por inaladores em dosimetrados ou de pó seco (usar luvas de procedimento).
Fonte: Acervo da autoria do capítulo.

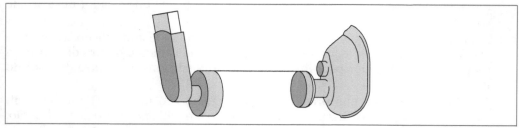

Figura 13.11 – Máscara e espaçador de inalador dosimetrado.
Fonte: Desenvolvida pela autoria do capítulo.

- **Recomendações especiais:**
    - Deixar o medicamento de resgate das crises sempre acessível e identificado.
    - Conferir com o médico a necessidade de novo procedimento sempre que possível.
    - Guardar o dispositivo em temperatura ambiente. Nunca perfurar a parte de metal. Sempre registrar e marcar a data do início do uso de cada inalador.
    - A máscara do espaçador deve cobrir o nariz e a boca, sem escape.

Micronebulização (inalação)

Materiais

- Medicamento prescrito.
- Inalador completo (nebulizador plástico esterilizado + máscara + intermediário e extensão para rede de O_2 ou ar comprimido).
- Etiqueta de identificação de medicamento.
- Fluxômetro calibrado para rede de oxigênio ou ar comprimido.
- Soro fisiológico 10 mL.
- Gaze estéril, seringa para medir dose (s/n).
- Toalhas ou lenços de papel.
- Cuba rim para expectoração.

Procedimentos

- Higienizar as mãos e verificar no prontuário do paciente a SAE e as informações sobre o paciente.
- Verificar na prescrição médica qual o medicamento, a dose, a via e o horário (devidamente aprazado pelo enfermeiro), aplicando os "certos" da administração de medicamentos e conferindo o rótulo da medicação com a prescrição médica.
- Identificar o nebulizador com a etiqueta adesiva, conforme o protocolo de segurança na terapia medicamentosa.
- Realizar a desinfecção da superfície que irá trabalhar (balcão, bandeja, carro de medicamento) e higienizar as mãos novamente.
- Separar os materiais que irá utilizar e reuni-los em bandeja para dirigir-se ao leito do paciente.
- Realizar a identificação do paciente (pergunte nome completo e data de nascimento) e conferir com pulseira, prontuário do paciente ou registro de cabeceira do leito.
- Questionar o paciente se possui alergia aos medicamentos a serem aplicados.
- Esclarecer ao paciente o procedimento, o tipo de medicamento, o porquê está sendo aplicado e os possíveis efeitos colaterais; realizar os "certos" da administração do medicamento.
- Calçar as luvas e colocar o paciente sentado ou em posição de Fowler ou semi-Fowler no leito.
- Conectar a extensão do inalador à fonte de O_2 ou ar comprimido e testar.
- Abrir a embalagem do nebulizador e reservá-la.
- Colocar o soro fisiológico no copinho do nebulizador, acrescentar solução medicamentosa (quando prescrita), fechar bem e conectá-lo ao fluxômetro, conferindo os "certos" de medicação segura antes de administrá-la.
- Conectar a máscara (adequada ao tamanho do paciente ao nebulizador, regular o fluxo do gás, o suficiente para produzir névoa (em geral 3 ou 5 L/min no fluxômetro).
- Ajustar a máscara ao rosto do paciente entre o nariz e a boca, solicitando a ele que respire com os lábios entreabertos e mantenha o inalador em posição vertical, estimulando constantemente que ele faça o movimento.

- Manter a inalação até o término de todo o líquido do nebulizador (durante o tempo indicado 5 a 10 minutos), anotar a data, o horário e observar o paciente e as possíveis alterações.
- Fechar a válvula do fluxômetro.
- Desconectar a extensão do inalador e colocá-lo em saco plástico identificado com a etiqueta de identificação do paciente.
- Manter o paciente em repouso por alguns minutos.
- Retirar as luvas de procedimento e higienizar as mãos.
- Deixar o paciente em posição confortável e o ambiente ordenado.
- Recolher os materiais e descartá-los no local adequado e encaminhar o nebulizador ao CME e higienizar as mãos.
- Checar prescrição médica, realizar o registro de Enfermagem, assinar e colocar seu carimbo.
- Monitorar o efeito terapêutico e as reações do paciente e registrá-los.
- **Anotação de Enfermagem:**
    - Data e hora. Administrado medicação conforme item "x" da prescrição médica, por via inalatória. Assinatura e carimbo.

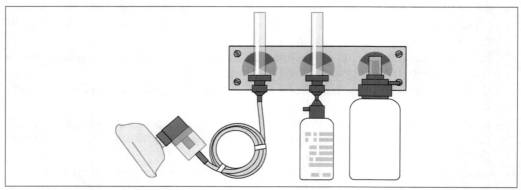

Figura 13.12 – Administração de micronebulização.
Fonte: Desenvolvida pela autoria do capítulo.

- **Recomendações especiais:**
    - Trocar o nebulizador a cada uso. Utilizar máscara adequada ao tamanho do paciente.
    - Trocar os intermediários conforme rotina da unidade, quando o paciente estiver de alta hospitalar ou quando suspensa a terapêutica com nebulização.
    - Sempre que possível, fazer esse procedimento fora do horário das refeições.

Via intravenosa (IV)

Talita Pavarini Borges de Souza

Administração de medicamento ou solução estéril diretamente na corrente sanguínea através de uma veia periférica ou central. A punção venosa periférica (PVP) para terapia intravenosa (TIV) é um dos mais frequentes procedimentos de Enfermagem no cotidiano de EAS, visando manter uma via de acesso para permitir ação rápida de pequenos ou grandes volumes, principalmente em situações emergenciais. A administração pode variar desde única dose até infusão contínua.

Indicações e contraindicações

Esta via está indicada quando há necessidade de administração de pequenos ou grandes volumes de medicamentos, substâncias com características irritantes ou vesicantes que podem irritar a mucosa gastrointestinal, ação imediata do medicamento ou mesmo medicamentos/drogas dolorosos por outras vias, quando o medicamento possui mais de uma opção de via (p. ex., dipirona intramuscular ou intravenosa). Trata-se de uma via de administração com efeito mais rápido, possibilitando resposta imediata do fármaco.

De modo geral, a IV não possui contraindicações em relação ao uso de veias para recebimento dos medicamentos, desde que os fármacos tenham esta disponibilidade. As contraindicações estão relacionadas à localização do dispositivo utilizado para administração, como cateter venoso periférico (CVP), cateter central de inserção periférica (PICC) ou cateter venoso central (CVC), e às características farmacológicas dos medicamentos, como incompatibilidade entre o medicamento e a solução que está sendo infundida.

Medicamentos com características vesicantes, irritantes, com osmolaridade acima de 900 mOsm/L, nutrição parenteral excedendo 10% de dextrose e/ou 5% de proteína devem ser administrados por vias centrais, ou seja, CVC ou PICC.

A administração IV exige cuidados de Enfermagem desde a escolha do local de punção, para CVP e PICC, dos materiais para punção, da cobertura adequada, da fixação, da higienização das mãos e da desinfecção dos conectores, evitando infecção de corrente sanguínea.

Trata-se da via mais utilizada em ambiente hospitalar, podendo ocorrer as seguintes **complicações** relacionadas à administração de medicamentos:

- **Flebite:** inflamação aguda da parede da veia, podendo ser de três tipos: mecânica, infecciosa e química. A flebite mecânica está relacionada às escolhas inadequadas do local da veia juntamente com a de material (p. ex., puncionar em fossa cubital em pacientes que ficaram longo tempo internados). A flebite infecciosa está relacionada à quebra da técnica asséptica na punção e à contaminação na manipulação dos cateteres. Por fim, a flebite química está intimamente relacionada à administração de medicamentos, pois decorre da infusão de medicamentos irritantes e vesicantes. Esse tipo de flebite pode ser evitado utilizando-se filtros no término do equipo.
- **Infecção:** por contaminação do cateter ou por má prática do procedimento.
- **Infiltração:** administração não proposital de soluções não vesicantes nos tecidos adjacentes, ou seja, fora do vaso. Causa edema, dor, podendo ser visualizado e palpado. Evita-se esta complicação verificando-se inicialmente se o cateter está no vaso.
- **Extravasamento:** administração não proposital de soluções **vesicantes** ou **irritantes** nos tecidos adjacentes, ou seja, fora do vaso. Causa a destruição dos tecidos, edema e dor. Evita-se essa complicação verificando-se inicialmente se o cateter está no vaso.

- **Obstrução ou oclusão do vaso:** o cateter deixa de estar em bom funcionamento, impedindo a administração de medicamentos por essa via. Ao fazer a verificação da funcionalidade do cateter, sente-se certa resistência. Pode ocorrer em virtude da formação de coágulo sanguíneo ou precipitado de fármaco. **Evita-se a obstrução com a realização de permeabilização, salinização, sorolização ou *"flushing"*** dos cateteres antes e após a administração dos medicamentos.

- **Permeabilização, salinização, sorolização ou *"flushing"*** é administração de uma solução, comumente o SF a 0,9%, em turbilhonamento (ou *flushing* pulsátil) antes e após todas as medicações intravenosas. Ao paciente leigo, é comum usar a expressão "lavar o acesso".

Turbilhonamento é a administração a cada 1 mL, como se fosse "soquinhos", para proporcionar uma limpeza mais eficaz na remoção de depósitos sólidos (fibrina, drogas precipitadas) do cateter e do vaso. O objetivo é garantir o uso do cateter após as pausas na sua utilização, assim como evitar a interação medicamentosa.

Atualmente, realiza-se os seguintes processos, segundo, principalmente, as orientações da Anvisa (2017):

- **Adulto: CVP** – administrar 5 mL de SF a 0,9% / **PICC e CVC** – administrar 10 mL de SF a 0,9%.

A cada 2 horas

Estes valores podem mudar de acordo com os protocolos das instituições e com as condições clínicas dos pacientes, como ocorre nos pacientes com restrição hídrica.

- **Crianças:** administrar de 1,5 a 3 mL de SF a 0,9%. Considerar, além dos protocolos da instituição: **idade da criança, tipo de cateter e condições clínicas**. Se o intervalo entre a próxima administração de medicamento for de alguns minutos, reaproveitar o conteúdo de SF a 0,9% que sobrou na seringa para o próximo horário de medicamento, e descartar o conteúdo se o intervalo for longo.

Atenção
Não utilizar água destilada para realizar a permeabilização.

Materiais (para a permeabilização ou *flushing*)

- Seringa de 10 mL ou 20 mL (nunca de menor volume em função da alta pressão exercida).
- Agulha 40 × 12 ou de ponta romba e flaconete de SF a 0,9%.
- Ou, se disponível, seringa para permeabilização, sorolização ou salinização de 10 mL.

---

* *"flushing"* no inglês apresenta vários significados. Neste texto, tem o significado de lavar.

Tipos de administração IV

Há várias formas de administrar o medicamento por via intravenosa. Aqui, serão descritos o tipo de infusão e o intervalo de troca dos dispositivos, a fim de evitar infecção da corrente sanguínea. O enfermeiro gerencia a troca dos dispositivos utilizados nesta técnica.

- **Bolus:** administração realizada com tempo menor ou igual a 1 minuto. Muito comum em sala de medicação de Pronto-Socorro.
- **Infusão rápida:** administração realizada entre 1 e 30 minutos.
- **Infusão lenta:** realizada entre 30 e 60 minutos.
- **Infusão contínua:** realizada em tempo superior a 2 horas, com volume e velocidade variáveis. Trocar equipos a cada 72 ou 96 horas.
- **Administração intermitente:** não contínua, intervalar; encontra-se comumente nos seguintes intervalos: 6 em 6 horas (6/6 h), 8 em 8 horas (8/8 h), 12 em 12 horas (12/12 h). Trocar equipo a cada 24 horas.

Independentemente do tipo de administração relacionada ao tempo, a permeabilização antes e após o procedimento é **obrigatória** e deve constar na **prescrição de Enfermagem.**

Intravenosa (IV) ou endovenosa (EV)

O termo adequado ao se abordar a infusão de medicamento na corrente sanguínea é terapia intravenosa (TIV) e a via de administração é a intravenosa (IV); porém, em locais principalmente com prescrições médicas manuais, ainda é possível ler via endovenosa ou EV e no cotidiano de assistência à saúde dos EAS ainda é comum ouvir-se essa última terminologia (EV). No entanto, o significado é o mesmo: EV ou IV.

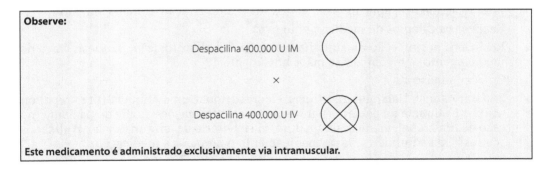

Locais de aplicação

A administração de medicamentos via IV/EV será norteada pelo cateter que está no paciente e o tipo de medicamento, como já discutido anteriormente.

Os locais de CVP são: membros superiores (MMSS) e, em poucos casos, como em neonatologia e pediatria, em membros inferiores (MMII). PICC: região cefálica, cervical, MMSS, MMII, região inguinal. CVC: região cervical (veia jugular), subclávia, região inguinal, membros inferiores (femoral).

Cateter venoso periférico (CVP)

Materiais

- Bandeja.
- 1 cateter intravenoso periférico sobre agulha apropriado ao calibre da veia e rede venosa do paciente.
- 1 dispositivo para a conexão valvulada ao cateter venoso, conforme a necessidade e o objetivo da punção (torneirinha, tubo extensor, tubo em "Y").
- 1 seringa para o medicamento prescrito (utilizar o tamanho de acordo com o volume a ser aspirado).
- 1 agulha para aspirar o medicamento (40 × 12 de ponta romba).
- 1 seringa de 10 mL ou de 20 mL para permeabilização.
- 1 agulha para aspirar SF a 0,9%.
- Máscara, luvas de procedimento, óculos de proteção.
- *Swab* de álcool para antissepsia do local a ser puncionado.
- Algodão com álcool a 70% para desinfecção dos frascos dos medicamentos.
- Etiquetas de identificação para seringa de medicamentos e seringa de permeabilização gaze seca.
- 1 garrote e cobertura transparente estéril para fixação e estabilização do cateter.
- Sorolização e biombo (s/n).

Procedimentos

- Higienizar as mãos e verificar no prontuário do paciente a SAE e as informações sobre o paciente.
- Verificar na prescrição médica o nome do paciente, o medicamento, a dose, a via e o horário de administração (devidamente aprazado pelo enfermeiro), o tempo correto de administração, a validade da medicação e conferir o rótulo da medicação com a prescrição médica, aplicando os "certos" da administração de medicamento[*].
- Realizar os cálculos de medicamento (s/n)[**].
- Realizar a desinfecção da superfície que irá trabalhar (balcão, bandeja, carro de medicamento) e higienizar as mãos novamente.
- Colocar a máscara.
- Separar os materiais que irá utilizar e confeccionar uma etiqueta (fita crepe) ou utilizar a etiqueta do paciente para escrever as informações: nome do paciente (no caso da fita crepe), medicamento, dose, via e horário de administração. Aplicar os "certos"[***] da administração de medicamento e preparar a medicação.
- Desinfetar frasco e/ou ampola com algodão com álcool a 70%.
- Aspirar o conteúdo do frasco e/ou ampola com agulha de maior calibre 40 × 12, retirando o ar da seringa.

---

[*] Leia também: http://portal.anvisa.gov.br/documents/33852/271855/Medidas+de+Prevenção+de+Infecção+Relacionada+à+Assistência+à+Saúde/6b16d ab3-6d0c-4399-9d84-141d2e81c809.
[**] Para mais informações sobre cálculos de medicamentos, consulte: Estrela DMA, Souza TPB. Cálculos e administração de medicamentos. Legislação, técnica e exercícios para a segurança do paciente e do profissional. São Paulo: Senac. 2019;(1):264.

- Trocar a agulha, após aspiração, colocando a agulha de calibre específico para a IV e de acordo com o calibre do vaso.
- Reunir o material em uma bandeja para dirigir-se ao leito do paciente.
- Realizar a identificação do paciente (pergunte nome completo e data de nascimento) e conferir com pulseira, prontuário do paciente ou registro de cabeceira do leito.
- Questionar o paciente se possui alergia aos medicamentos a serem administrados.
- Esclarecer o tipo de medicamento, o porquê estar sendo administrado e os possíveis efeitos colaterais, conforme os "9 certos".
- Promover a privacidade do paciente (se necessário, utilizar biombo).
- Posicionar o paciente confortavelmente de acordo com o local de punção, e expor a região, inspecionando-a.
- Higienizar as mãos.
- Avaliar as condições da veia e escolher o local de punção.
- Proteger a roupa de cama sobre a região a ser puncionada.
- Calçar as luvas de procedimento e colocar os óculos de proteção.
- Garrotear o membro 4 a 5 cm acima do local selecionado para a punção e palpar a veia selecionada, pedindo ao paciente para abrir e fechar a mão e, em seguida, mantê-la fechada.
- Fazer antissepsia do local da punção, realizando movimentos circulares do centro para as extremidades e aguardar a pele secar **(jamais assoprar)**.
- Remover o protetor do dispositivo intravenoso e tracionar a pele, fixando a veia com o dedo polegar da mão não dominante cerca de 2,5 cm abaixo do local selecionado para a punção.
- Puncionar a veia com bisel voltado para cima, paralelo à veia, mais ou menos 1 cm abaixo do local em que a veia deve ser alcançada, certificando-se que o dispositivo está na veia pelo retorno venoso.
- Fixar o canhão do cateter com a cobertura transparente estéril para fixação e estabilização do cateter e soltar o garrote, solicitando ao paciente para abrir a mão.
- Retirar o mandril quando puncionar o cateter sobre agulha, fazendo pressão acima da ponta do cateter com o indicador da mão não dominante.
- Adaptar a conexão valvulada de duas vias ao cateter, conforme a necessidade e o objetivo da punção (torneirinha, tubo extensor, tubo em "Y").
- Administrar 1 mL de soro fisiológico e testar a permeabilidade do cateter, verificando se há presença de extravasamento.
- Fixar o cateter com a película de filme transparente estéril, identificando o profissional que a realizou, a data do procedimento e o calibre do cateter utilizado.
- Conectar a seringa do medicamento ao dispositivo e iniciar a infusão.
- Ao término da infusão, lavar o acesso com 3 mL de solução fisiológica.
- Retirar os EPIs, na seguinte ordem: luva de procedimento, higienizar as mãos, máscara, óculos de proteção.
- Deixar o paciente em posição confortável e o ambiente ordenado.
- Recolher os materiais e descartá-los no local adequado e higienizar as mãos.
- Checar prescrição médica, realizar o registro de Enfermagem, assinar e colocar seu carimbo.
- Monitorar o efeito terapêutico e as reações do paciente e registrá-los.

Medicamento em *bolus*

Materiais

- Bandeja.
- Medicamento (ampola, frasco-ampola).
- 1 seringa (utilizar o tamanho de acordo com o volume a ser aspirado).
- 1 agulha para aspirar a medicação (40 × 12 de ponta romba).
- 1 seringa de 10 mL ou de 2 0mL para permeabilização.
- 1 agulha para aspirar SF a 0,9%.
- Gaze seca.
- *Swab* de álcool ou algodão com álcool para desinfecção dos frascos dos medicamentos.
- Etiquetas de identificação para seringa de medicamentos e seringa de permeabilização.
- Máscara, luvas de procedimento, óculos segurança.

Procedimentos

- Higienizar as mãos e verificar no prontuário do paciente a SAE e as informações sobre o paciente.
- Verificar na prescrição médica qual o medicamento, a dose, a via e o horário (devidamente aprazado pelo enfermeiro), conferindo o rótulo da medicação com a prescrição médica e aplicando os "certos" da administração segura de medicamentos.
- Realizar os cálculos de medicamento.
- Realizar a desinfecção da superfície que irá trabalhar (balcão, bandeja, carro de medicamento) e higienizar as mãos novamente.
- Separar os materiais que irá utilizar e confeccionar uma etiqueta (fita crepe) ou utilizar a etiqueta do paciente para escrever as informações: nome do paciente (no caso da fita crepe), medicamento, dose, via e horário de administração; aplicar os "certos" da administração de medicamento e preparar a medicação.
- Colocar a máscara, os óculos de segurança e as luvas.
- Realizar a desinfecção do frasco em que está o medicamento (ampola, frasco--ampola (FA), flaconete, *bag* de solução).
- Aspirar a quantidade de medicamento prescrito.
- Acrescentar solução ideal, por exemplo, SF a 0,9%, atingindo o volume prescrito.
- Retirar possíveis bolhas de ar, ajustando o volume.
- Proteger a seringa com sua embalagem estéril.
- Preparar a solução de permeabilização com SF a 0,9% e identificar a seringa e seu conteúdo (p. ex., SF a 0,9%).
- Realizar os "certos" da administração de medicamento.
- Realizar a identificação do paciente (pergunte nome completo e data de nascimento) e conferir com pulseira, prontuário do paciente ou registro de cabeceira do leito.
- Questionar o paciente se possui alergia aos medicamentos a serem administrados.

- Esclarecer o tipo de medicamento, o porquê está sendo administrado, os possíveis efeitos colaterais e quanto tempo levará a infusão.
- Higienizar as mãos novamente.
- Calçar as luvas de procedimento e manter os óculos de segurança.
- Realizar a desinfecção do conector do cateter com *swab* de álcool ou algodão e álcool.
- Realizar a salinização ou *flushing* (antes) em turbilhonamento.
- Administrar conforme prescrição médica, com a velocidade de acordo com o tipo de medicamento.
- Realizar a salinização ou *flushing* (depois) em turbilhonamento.
- Retirar os EPIs, na seguinte ordem: luva de procedimento, higienizar as mãos, máscara, óculos de proteção.
- Deixar o paciente em posição confortável e o ambiente ordenado.
- Recolher os materiais e descartá-los no local adequado e higienizar as mãos.
- Checar prescrição médica, realizar o registro de Enfermagem, assinar e colocar seu carimbo.
- Monitorar o efeito terapêutico e as reações do paciente e registrá-los.
- **Anotação de Enfermagem:**
    - Data e Hora. Administrado dipirona conforme item "x" da prescrição médica, via IV. Realizado salinização com 5 mL de SF a 0,9% em turbilhonamento antes e depois. Assinatura e carimbo.

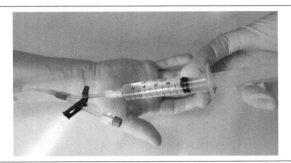

Figura 13.13 – Turbilhonamento.
Fonte: Acervo da autoria do capítulo.

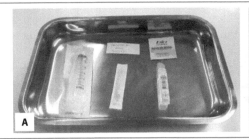 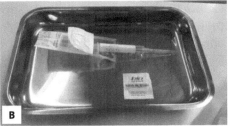

Figura 13.14 – (A) Materiais para fazer o *flushing* e a salinização. Seringa de 10 mL, flaconete de SF a 0,9%, agulha 40 × 12, *swab* alcoólico, identificação da solução. (B) Bandeja com seringa pronta para realizar *flushing* e salinização.
Fonte: Acervo da autoria do capítulo.

Medicamento em infusões variadas, com uso de *bag* (frasco) de soro

Materiais

- Medicamento (ampola, frasco-ampola).
- 1 seringa (utilizar o tamanho de acordo com o volume a ser aspirado).
- 1 agulha para aspirar medicação (40 × 12 ou ponta romba).
- 1 seringa de 10 mL ou de 20 mL para permeabilização.
- 1 agulha para aspirar SF a 0,9%.
- *Swab* de álcool ou algodão com álcool para desinfecção dos frascos dos medicamentos.
- Etiquetas de identificação para seringa de permeabilização e medicamentos.
- Máscara, luvas de procedimento, óculos segurança.
- Equipo de soro (gotas, microgotas, livre de PVC ou PVC-*free*, fotossensível, específico de bomba de infusão).
- *Bag* de soro (de acordo com a prescrição: soro fisiológico a 0,9%, soro glicosado de 5% ou 10%, Ringer simples, Ringer lactato).
- Etiqueta de identificação do soro, contendo: etiqueta do paciente, medicamentos, hora do início da infusão, tempo de infusão, assinatura e carimbo de quem preparou.

Procedimentos

- Higienizar as mãos e verificar no prontuário do paciente a SAE e as informações sobre o paciente.
- Verificar na prescrição médica qual o medicamento, a dose, a via, o horário (devidamente aprazado pelo enfermeiro).
- Verificar no guia farmacoterapêutico qual diluente adequado, tempo de estabilidade, velocidade de infusão.
- Realizar os cálculos de medicamento.
- Realizar a desinfecção da superfície que irá trabalhar (balcão, bandeja, carro de medicamento) e higienizar as mãos novamente
- Separar os materiais que irá utilizar e confeccionar uma etiqueta (fita crepe) ou utilizar a etiqueta do paciente para escrever as informações: nome do paciente (no caso da fita crepe), medicamento, dose, via e horário de administração; aplicar os "certos" da administração de medicamento e preparar a medicação.
- Colocar a máscara e os óculos de segurança.
- Preparar a solução de permeabilização com SF a 0,9% e identificar a seringa e seu conteúdo (p. ex., SF a 0,9% ou salinização).
- Realizar a desinfecção do frasco em que está o medicamento (ampola, frasco-ampola (FA), flaconete, *bag* de solução).
- Aspirar a quantidade prescrita ou realizar o preparo de acordo com o guia farmacoterapêutico e realizar os "certos" de administração de medicamento.
- Conectar o equipo à *bag* de soro.
- Preencher o equipo de forma a não ter ar na extensão.
- Acrescentar a medicação, se prescrita.

- Colocar etiqueta na parte posterior da *bag* de soro, contendo etiqueta do paciente, nome dos medicamentos, dose, via, forma de infusão e valores (gotas/min ou mL/h), nome do profissional que preparou, data e hora do início da infusão.
- Colocar data no equipo.
- Realizar a identificação do paciente (pergunte nome completo e data de nascimento).
- Questionar o paciente se possui alergia aos medicamentos a serem administrados.
- Esclarecer o tipo de medicamento, o porquê está sendo administrado, os possíveis efeitos colaterais e quanto tempo levará a infusão.
- Higienizar as mãos novamente.
- Calçar as luvas de procedimento, manter os demais EPIs.
- Realizar a desinfecção do conector do cateter com *swab* de álcool ou algodão e álcool.
- Realizar a salinização ou *flushing* (antes) em turbilhonamento.
- Conectar o equipo ao cateter.
- Controlar o gotejamento ou inserir as informações na bomba de infusão de acordo com os cálculos de medicamento.
- Após o término, retirar o equipo, protegendo a ponta, e realizar a salinização ou *flushing* (depois) em turbilhonamento.
- Retirar os EPIs, na seguinte ordem: luva de procedimento, higienizar as mãos, máscara, óculos de proteção.
- Deixar o paciente em posição confortável e o ambiente ordenado.
- Recolher os materiais e descartá-los no local adequado e higienizar as mãos.
- Checar prescrição médica, realizar o registro de Enfermagem, assinar e colocar seu carimbo.
- Monitorar o efeito terapêutico e as reações do paciente e registrá-los.
- **Anotação de Enfermagem:**
    - Data e Hora. Realizado salinização com 5 mL de SF a 0,9% (Figura 13.14) em turbilhonamento (Figura 13.15), administrado item "x" da prescrição médica, via IV, com tempo de infusão de 2 horas, a 33 gts/min. Assinatura e carimbo.
- **Recomendações especiais:**
    - Não utilizar o medicamento se houver alterações físico-químicas durante a diluição (alteração de cor, precipitação) e comunicar o enfermeiro, o qual deve entrar em contato com o farmacêutico.
    - Se constatar problema na bomba de infusão, encaminhá-la para a revisão.
    - Sempre conservar a bomba de infusão conectada à fonte de energia para manter bateria carregada.

Intradérmica

Talita Pavarini Borges de Souza

Administração de medicamento por meio de punção na camada superficial da pele (derme).

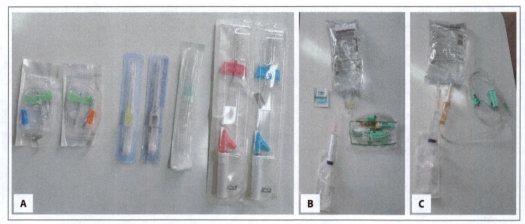

Figura 13.15 – (A) *Scalpes* e cateteres. (B) Materiais utilizados para infusão de medicamentos: *bag* de SF a 0,9%, equipo, *swab* alcóolico, medicamento. (C) *Bag* de SF a 0,9%: à esquerda, local na *bag* para inserção de medicamentos, utilizando-se seringa e agulha; à direita, local na *bag* para inserção de equipos.
Fonte: Acervo da autoria do capítulo, fundamentado nas referências do final do capítulo.

Indicações e contraindicações

Esta via é escolhida tanto para administração de medicamentos e vacinas (p. ex., a BCG) como para auxiliar em testes diagnósticos, como a prova tuberculínica ou PPD, utilizados para detectar infecção latente da tuberculose e demais testes de sensibilidade de alergias. A absorção desta via é lenta, sendo o volume máximo permitido de 0,5 mL.

As contraindicações são relacionadas ao local de aplicação: evita-se a inoculação em áreas com lesões, hiperemiadas, cicatrizes, queimaduras, manchas ou tatuagens.

Locais de aplicação

Face anterior do antebraço, inserção inferior do músculo deltoide, parte superior do tórax, superior do braço e da região escapular.

O Ministério da Saúde recomenda:
- **BCG:** vacina deve ser administrada **rigorosamente** por via intradérmica, na altura da inserção inferior do músculo deltoide **direito**, a fim de facilitar a identificação da cicatriz vacinal.
- **PPD:** teste deve ser realizado no terço médio da face anterior do antebraço **esquerdo**, ângulo de 5° a 15°.

Materiais

- Bandeja pequena ou cuba rim.
- Medicamento, vacina ou toxina.
- 1 seringa de 1 mL (em virtude da graduação em frações de 0,1 mL).
- 1 agulha para aspirar medicação (40 × 12 m ou 30 × 10 m).
- 1 agulha para administrar medicação intradérmica (13 × 4,5 m, 10 × 5 m ou 15 × 3 m).
- Algodão.
- *Swab* alcoólico a 70%.
- Luvas de procedimento, máscara, óculos de segurança.

Procedimentos

- Higienizar as mãos e verificar no prontuário do paciente a SAE e as informações sobre o paciente.
- Verificar na prescrição médica ou receituário qual o medicamento, a dose e a via.
- Verificar no guia farmacoterapêutico informações sobre aspiração, preparo e administração; realizar os "certos" da administração de medicamentos.
- Realizar a desinfecção da superfície que irá trabalhar (balcão, bandeja, carro de medicamento) e higienizar as mãos.
- Separar os materiais que irá utilizar e confeccionar uma etiqueta (fita crepe) ou utilizar a etiqueta do paciente para escrever as informações: nome do paciente (no caso da fita crepe), medicamento, dose, via e horário de administração, aplicando os "certos" da administração de medicamento, e preparar a medicação.
- Colocar máscara e óculos de proteção.
- Realizar a desinfecção do frasco em que está a solução a ser administrada e conferir a forma de preparo, realizando os "certos" de administração de medicamento.
- Abrir as embalagens de agulha e seringa, observando a técnica asséptica.
- Aspirar a quantidade prescrita/indicada.
- Manter a seringa em posição vertical na altura dos olhos e retirar o ar.
- Trocar a agulha aplicável ao tipo de via.
- Manter a agulha protegida e o êmbolo da seringa com sua embalagem original.
- Realizar a identificação do paciente (pergunte nome completo e data de nascimento). Se recém-nascido, pergunte os dados à mãe ou ao responsável legal.
- Esclarecer o tipo de substância, o porquê está sendo administrada e os possíveis efeitos colaterais e higienizar as mãos.
- Escolha o local de aplicação e posicione o paciente. Solicitar auxílio a um colega de profissão ou acompanhante em caso de crianças ou recém-nascido.
- Calçar luvas de procedimento, permanecer com os demais EPIs.
- Fazer a antissepsia do local com algodão embebido em álcool a 70%; no caso de vacinas, proceder somente à higienização com água e sabão.
- Utilizar o polegar e o indicador e segurar firmemente com a mão não dominante o local, tracionar a pele.
- Segurar a seringa com o bisel da agulha para cima, deixando visível o lado da graduação da seringa, e introduzir a agulha paralelamente à pele (15°), até que o bisel desapareça.
- Injetar a substância lentamente, pressionando a extremidade do êmbolo com o polegar. Será possível observar uma pápula sendo formada (Figura 13.16). Não é necessário aspirar antes de administrar.
- Retirar a agulha na mesma angulação de entrada na pele e não fazer compressão ou friccionar, nem massagear o local de administração.
- Retirar os EPIs, na seguinte ordem: luva de procedimento, higienizar as mãos, máscara, óculos de proteção.
- Deixar o paciente em posição confortável e o ambiente ordenado.
- Recolher os materiais e descartá-los no local adequado e higienizar as mãos.
- Checar prescrição médica, realizar o registro de Enfermagem, assinar e colocar seu carimbo.
- Monitorar o efeito terapêutico, avaliar condições do local de aplicação, reações do paciente e registrá-los.

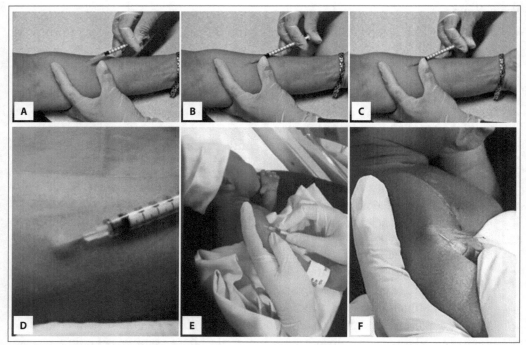

Figura 13.16 – (A, B e C) Administração de injeção intradérmica: como fazer aplicação intradérmica com segurança. (D, E e F) Intradérmica: aplicação de BCG.
Fonte: Acervo da autoria do capítulo.

Lembrete
BCG e PPD: O Ministério da Saúde orienta que não é necessário realizar antissepsia com álcool no local de aplicação antes do procedimento. Se houver sujidade aparente no local de aplicação, deve-se usar algodão com água e sabão.

- **Anotação de Enfermagem:**
    - Data e hora. Realizado administração do item "x" da prescrição médica (ou conforme protocolo do Ministério da Saúde), na inserção inferior do músculo deltoide direito (ou outro local de aplicação), com formação de pápula. Orientado paciente (ou acompanhante) quanto aos sinais que poderão aparecer e não massagear o local. Carimbo e assinatura.
- **Recomendações especiais:**
    - Nunca reencapar agulha.
    - Realizar rodízio de locais. Estar atento à hipersensibilidade do paciente ao antígeno do teste, podendo apresentar reação anafilática a ele, além de estar preparado para o procedimento de reanimação de emergência e conferir o carro de emergência completo antes da aplicação da ID.
    - Monitorar a resposta do paciente ao teste cutâneo nas 24 a 48 horas após o procedimento e orientá-lo a não remover os rótulos da pele até que o teste termine; não cobrir os rótulos com nenhum tipo de cobertura e não coçar o local da injeção quando sentir prurido.
    - Medir o diâmetro do endurecimento em milímetros.

Administração de medicamentos por via intramuscular (IM)

Gladis Tenembenjoin

Administração de medicamento dentro do tecido muscular. É uma região bastante vascularizada, garantindo ação sistêmica e absorção rápida de doses relativamente grandes (até 5 mL em locais adequados). O músculo escolhido deve ser bem desenvolvido, de fácil acesso e não conter grandes vasos e nervos superficiais. Podem ser administradas por essa via soluções aquosas ou oleosas.

Indicações e contraindicações

A via IM é indicada para pacientes impossibilitados de receber medicação por via oral em virtude de alguns fármacos irritantes e vesicantes para a mucosa gastrointestinal: distúrbios do sistema digestório, inconscientes. Além disso, é a via de escolha para quando se espera ação e absorção mais rápidas da droga, tendo, inclusive, efeito mais rápido que a via subcutânea. Ainda, nessa via, há possibilidade de administrar determinadas drogas que são inativadas pelo suco gástrico e com maior precisão para determinar a dose desejada.

As contraindicações são para pacientes que possuem pouca massa muscular, alterações na integridade da pele (p. ex., hematoma, edema, ferimentos, inflamação ou cicatriz), ou apresentam trombocitopenia.

Músculos utilizados na administração da medicação IM

Os músculos mais utilizados são deltoide, dorsoglúteo, ventroglúteo vasto lateral e reto femoral. Porém, no uso do músculo deltoide há restrições, pois, sua massa muscular é limitada, podendo receber apenas um volume de 0,5 a 1 mL, além de apresentar proximidade com os nervos radial e axilar. Em contrapartida, o músculo dorsoglúteo é pouco desenvolvido em crianças na faixa etária abaixo de 1 ano e a sua utilização apresenta risco de lesão de rede sanguínea e do nervo ciático.

Materiais

- Bandeja.
- Medicamento prescrito.
- Luvas de procedimento, máscara e óculos de proteção.
- Seringas de 3 e 5 mL (de acordo com o volume da prescrição e o local de aplicação).
- Agulhas 25 × 7, 25 × 8, 30 × 7 ou 30 × 8, dependendo da massa muscular.
- 1 agulha para aspirar medicação (40 × 12 m ou 30 × 10 m).
- Etiquetas de identificação para seringa.
- Algodão e *swab* alcoólico a 70%.
- Cobertura adesiva.

Tabela 13.1 – Seleção de calibre de agulha (IM).

Faixa etária	Constituição física	Solução aquosa	Solução oleosa ou suspensão
Adulto	Magro	25 × 7	25 × 8
	Eutrófico	30 × 7	30 × 8
	Obeso	40 × 7	40 × 8

Fonte: Desenvolvida pela autoria do capítulo.

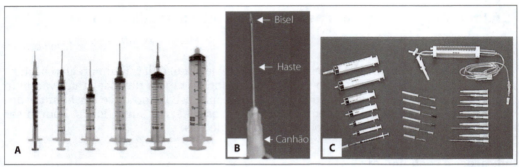

Figura 13.17 – Modelos de seringas (A), agulhas (B) e equipo de microgotas (C).
Fonte: Acervo da autoria do capítulo, fundamentado nas referências do final do capítulo.

Quadro 13.1 – Tamanho de seringas, agulhas e seus calibres e vias de administração.		
Tamanho	Cor do canhão	Via
25 × 8 e 30 × 8		IM e IV/EV
25 × 7 e 30 × 7		IM e IV/EV
40 × 12		Aspirar medicação
13 × 3,8		SC e ID
13 × 4,5		SC e IV/EV
20 × 5,5		SC e IV/EV
20 × 6		SC e IV/EV

Fonte: Desenvolvido pela autoria do capítulo.

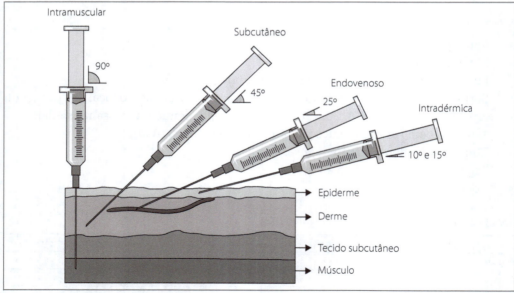

Figura 13.18 – Ângulos de introdução das agulhas nas injeções intramuscular, subcutânea, intradérmica e endovenosa.
Fonte: Desenvolvida pela autoria do capítulo.

Quadro 13.2 – Faixa etária, local de aplicação e volume máximo a ser injetado do medicamento.
Idade/ Músculo deltoide, ventroglúteo, dorsoglúteo, vastolateral
Neonatos – 0,5 mL
Lactentes – 1,0 mL
Crianças de 3 a 6 anos – 1,5 mL 1,0 mL 1,5 mL
Crianças de 6 a 14 anos – 0,5 mL 1,5-2,0 mL 1,5-2,0 mL 1,5 mL
Adolescentes 1,0 mL 2,0-2,5 mL 2,0-2,5 mL 1,5-2,0 mL
Adultos 1,0 mL 4,0 mL 4,0 mL 4,0 mL

Fonte: Adaptado de Silva e Santos (2005), p. 166-190.

Os procedimentos seguem os mesmos passos de execução descritos a seguir, diferenciando-se apenas nos cuidados com cada local de aplicação e na aplicação em Z. A via é a mesma.

- Higienizar as mãos e verificar no prontuário do paciente a SAE e as informações sobre o paciente.
- Verificar na prescrição médica ou receituário qual o medicamento, a dose e a via.
- Verificar no guia farmacoterapêutico informações sobre aspiração, preparo e administração, realizar os "certos" da administração de medicamentos.
- Realizar a desinfecção da superfície que irá trabalhar (balcão, bandeja, carro de medicamento) e higienizar as mãos.
- Separar os materiais que irá utilizar e confeccionar uma etiqueta (fita crepe) ou utilizar a etiqueta do paciente para escrever as informações: nome do paciente (no caso da fita crepe), medicamento, dose, via e horário de administração, aplicando os "certos" da administração de medicamento e preparar a medicação.
- Colocar máscara e óculos de proteção.
- Realizar a desinfecção do frasco em que está a solução a ser administrada e conferir a forma de preparo, realizando os "certos" de administração de medicamento.
- Separar os materiais que irá utilizar.
- Realizar a identificação do paciente (pergunte nome completo e data de nascimento) e conferir com pulseira (Figura 13.19), prontuário do paciente ou registro de cabeceira do leito.
- Abrir as embalagens de agulha e seringa, observando princípios da técnica asséptica.
- Aspirar a quantidade de medicação prescrita/indicada com agulha 25 × 12 ou 40 × 12 (ponta romba).
- Manter a seringa em posição vertical na altura dos olhos e retirar o ar.
- Trocar a agulha para administrar a medicação e higienizar as mãos.
- Manter a agulha protegida e o êmbolo da seringa com sua embalagem original.
- Identificar com etiqueta adesiva a seringa com o medicamento preparado.
- Reunir os materiais em bandeja para dirigir-se ao leito do paciente e realizar os "certos" da administração do medicamento.
- Esclarecer ao paciente o procedimento, o tipo de substância, o porquê está sendo administrado e os possíveis efeitos colaterais e higienizar as mãos.
- Escolher o local de aplicação e posicionar o paciente.

- Calçar as luvas de procedimento e continuar com os demais EPIs.
- Questionar o paciente se ele possui alergia ao medicamento a ser administrado.
- Fazer a antissepsia da região de aplicação da medicação com algodão com álcool ou com *swab* alcoólico, realizando movimentos em espiral, e desprezar na bandeja.
- Colocar a agulha em angulação de 90°, com bisel lateralizado, segurando a seringa entre o polegar e o dedo indicador da mão dominante e esticar a pele com a mão não dominante, introduzindo a agulha profundamente no músculo com a mão dominante; segurar a seringa com a mão não dominante, aspirar com a dominante e não havendo retorno de sangue, injetar o medicamento lentamente.
- Terminada a aplicação, retirar a agulha e fazer ligeira pressão com algodão no local da aplicação, sem massagear, e colocar curativo adesivo.
- Retirar os EPIs, na seguinte ordem: luva de procedimento, higienizar as mãos, máscara, óculos de proteção.
- Deixar o paciente em posição confortável e o ambiente ordenado.
- Recolher os materiais e descartá-los dentro do recipiente para materiais cortantes e perfurantes e higienizar as mãos.
- Checar prescrição médica, realizar o registro de Enfermagem, assinar e colocar seu carimbo.
- Monitorar o efeito terapêutico, avaliar condições do local de aplicação, reações do paciente e registrá-los.

Figura 13.19 – Modelos de pulseiras com identificação de paciente.
Fonte: Acervo da autoria do capítulo.

Técnica em Z

Esta técnica é mais indicada ao se utilizar músculos grandes, como ventroglúteo e vasto lateral. O movimento de tracionar o músculo e o movimento de soltar a pele após a aplicação do medicamento garante que a medicação fique retida no músculo, não permitindo, assim, que ocorra extravasamento para o tecido subcutâneo (Figura 13.20). Os passos do procedimento são os mesmos da **Descrição do Procedimento para o preparo de administração de medicamentos IM, diferindo apenas no posicionamento das mãos**, em que a mão dominante traciona a pele logo abaixo aproximadamente 2,5 a 3,5 cm do local a ser injetado o medicamento, sempre mantendo essa tração até que o medicamento seja injetado, soltando a pele após a introdução do medicamento de forma lenta com a mão dominante e, após, retirar a agulha. Esse processo cria um caminho em zigue-zague, promovendo uma oclusão e não permitindo o refluxo do medicamento.

- **Recomendação especial:**
  - Não aplicar a injeção no braço, somente em locais de grande massa muscular, como a região glútea, evitando, assim, o aparecimento de nódulos doloridos, principalmente no caso de aplicações feitas com medicamentos oleosos.

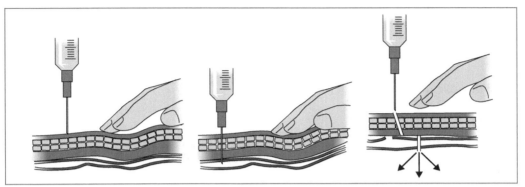

Figura 13.20 – Intramuscular em Z.
Fonte: Desenvolvida pela autoria do capítulo.

Local de aplicação IM no deltoide

Localização anatômica

Palpar a extremidade inferior do acrômio e traçar uma linha imaginária na axila. Administrar o medicamento na região localizada entre dois pontos (3 a 5 cm abaixo do acrômio).

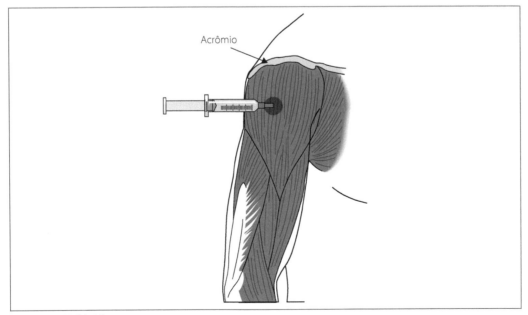

Figura 13.21 – IM deltoide.
Fonte: Desenvolvida pela autoria do capítulo.

- **Angulação da agulha:** 90° com bisel lateralizado.
- **Volume máximo:** 1 a 3 mL (pela pouca massa muscular).
- **Complicações:** risco de lesão do nervo radial e artéria umeral.

Contraindicações da administração de medicamento em região deltoideana

Provoca dor no local pelo pequeno volume de massa muscular. Não podem ser administradas substâncias irritantes.

Local de aplicação de IM no dorsoglúteo

Localização anatômica

Traçar uma linha horizontal a partir do início da prega interglútea até a crista ilíaca e uma linha perpendicular à crista ilíaca, dividindo o glúteo em quatro quadrantes.

Administrar o medicamento no quadrante superior externo

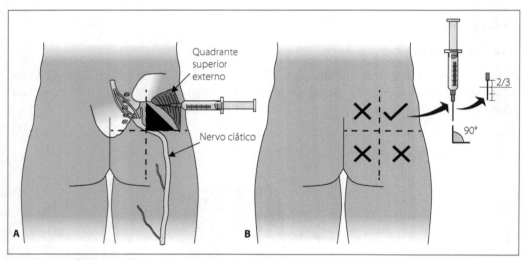

Figura 13.22 – (A e B) IM dorso glúteo.
Fonte: Desenvolvida pela autoria do capítulo.

Essa região contém grande massa muscular: músculos glúteos máximo, médio e mínimo.

Posicionamento do paciente:
- **Em decúbito ventral:** com rotação dos pés para dentro.
- **Em decúbito lateral:** adotar a posição de Sims.
- **Angulação da agulha:** 90° com relação ao músculo e bisel lateralizado.
- **Volume máximo:** 4 mL.
- **Complicação:** risco de lesão do nervo ciático, podendo causar plegia temporária ou permanente do membro.

Local de aplicação: ventroglúteo (Hochstetter)

Localização anatômica

Seguir os mesmos passos do **Procedimento para o preparo de administração de medicamentos IM, diferindo a posição das mãos:** colocar a mão esquerda (ou direita) espalmada no quadril direito (esquerdo) sobre o trocânter maior do fêmur do paciente e posicionar o dedo indicador sobre a crista ilíaca anterior e o dedo médio para trás ao longo da crista ilíaca. Afastar o dedo médio do indicador o mais distante possível. Assim, se formará um **V** e a agulha deverá ser introduzida no baricentro deste triângulo (Figura 13.23).

- **Posicionamento:** decúbito lateral.
- **Angulação da agulha:** 90°.
- **Volume máximo:** 4 mL.

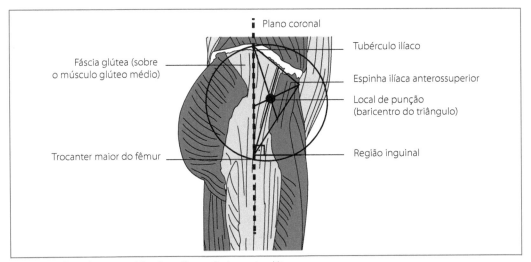

Figura 13.23 – Desenho esquemático da região anatômica ventroglútea.
Fonte: Desenvolvida pela autoria do capítulo.

Observações: essa região é considerada a mais segura para administração de medicamentos, pois está distante de vasos e nervos importantes. Ela também é indicada para administração de medicamentos em pacientes que possuem prótese de silicone em região glútea e vastolateral, para que não ocorra o risco de danificar a prótese.

Local de aplicação: vasto lateral

Localização anatômica

Aplicar a medicação em terço médio da face anterior da coxa.

Seguir os mesmos passos do **Procedimento para o preparo de administração de medicamentos IM e da posição das mãos:** colocar uma mão acima do joelho e a outra logo abaixo do trocanter do fêmur na parte superior da coxa. Posicionar o paciente em decúbito dorsal com MMII em extensão com a perna fletida ou sentado com a perna fletida. Traçar um retângulo delimitado pela linha média anterior e linha média lateral da coxa e fazer a aplicação no terço médio.

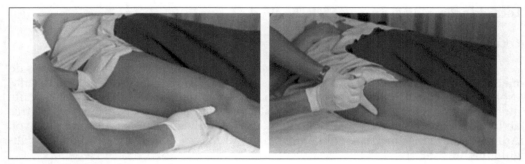

Figura 13.24 – IM vasto lateral.
Fonte: TIMBY (2014).

- **Angulação da agulha:** 90°.
- **Volume máximo:** até 4 mL.
- **Complicações:** lesão do nervo e/ou artéria femural.

Local de aplicação: reto femoral

Seguir os mesmos passos do **Procedimento para o preparo de administração de medicamentos IM e no vasto lateral.**

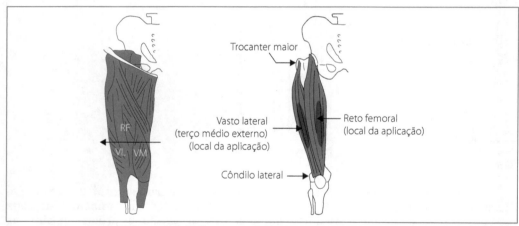

Figura 13.25 – IM reto femoral (RF), vasto lateral (VL) e vasto medial (VM).
Fonte: Desenvolvida pela autoria do capítulo.

Localização anatômica

Aplicar a medicação em terço médio da face anterior da coxa.

- **Angulação da agulha:** 90°.
- **Volume máximo:** 4 mL.
- **Anotação de Enfermagem:**
  - Data e Hora. Realizado administração do item "x" da prescrição médica (ou conforme protocolo do Ministério da Saúde), descrever o local "x" (ou outro local de aplicação). Orientado paciente quanto aos sinais que poderão aparecer e a não massagear o local da aplicação. Carimbo e assinatura.

Unidade do paciente

Ana Lúcia G. G. de Sant'Anna
Patrícia Maria da Silva Crivelaro
Maria Belén Salazar Posso

Pré-requisitos

- Conhecimento de anatomia, parasitologia, microbiologia, mecânica corporal, conforto.
- Conhecimento e domínio do conteúdo dos instrumentos básicos de Enfermagem.
- Conhecimento e domínio dos princípios de ambiente seguro.

Como todo ser vivo, o ser humano vive em interação com seu meio em busca de um equilíbrio entre meio interno e externo. Quando este equilíbrio é afetado, as necessidades tornam-se manifestas e precisam ser satisfeitas, pois são essenciais ao homem ou para o desenvolvimento máximo de suas potencialidades.

O abrigo, o espaço e o ambiente são necessidades humanas básicas. Já foi visto que as necessidades estão intimamente inter-relacionadas, uma vez que se considera o ser humano como um todo indivisível, portanto, se não for proporcionado um abrigo, um espaço e um ambiente adequados, o atendimento às demais necessidades será menos eficiente, concorrendo ainda para a manifestação de outras urgências.

O ambiente é caracterizado pela totalidade das condições e das influências físicas externas, tais como: características arquitetônicas, espaço, mobiliário, cores, decoração, iluminação, ventilação e **ambiente terapêutico**, que reúne todas as características anteriores aliadas à percepção do paciente, criada pelos seus costumes, hábitos e valores culturais sobre rotinas, relacionamentos interpessoais e conceitos e também quanto às funções da equipe de saúde. Esta, por sua vez, deve oferecer segurança e conforto físico e psíquico ao paciente, promovendo sua recuperação, quando necessário. Então, um ambiente hospitalar seguro e confortável deve favorecer o bem-estar do paciente, envolvendo estratégias que evitem riscos físicos, químicos, biológicos e psicológicos.

A **unidade do paciente** é o conjunto de espaços e móveis destinados a cada paciente. Basicamente, é composto por: régua ou painel elétrico e de gases, leito com colchão, mesa de cabeceira, mesa de refeições, escadinha, cadeira, poltrona e suporte de soluções, com lavabo e dispensador de sabão líquido, de álcool em gel, porta papel toalha, lixeira com pedal, banheiro com chuveiro, armário de roupas privativos e demais acessórios de hotelaria hospitalar, de acordo com o tipo de manutenção (público, privado), porte (número de leitos), tipo de atendimento (geral, especializado).

A unidade do paciente (quarto hospitalar) é um abrigo por excelência, portanto, de grande importância para o paciente, pois será onde ele permanecerá durante o tempo de internação e sentirá direta ou indiretamente a satisfação de ser bem atendido e assistido, representando para ele, assim, todo o hospital. Desse modo, torna-se essencial o modo que o paciente será recebido, ou seja, a atenção que ele terá, do estacionamento, passando pela portaria, recepção e registro, até ser conduzido ao leito de sua unidade. No fluxo de sua internação, o paciente e seus familiares visualizam e sentem inúmeros fatores ambientais que atenuam ou aumentam a ansiedade, sendo o humano e o material os dois os principais.

A unidade do paciente deve proporcionar ambiente acolhedor, confortável, seguro, de fácil adaptação, e apresentar referencias que lembram o seu lar, para que a mudança não seja traumatizante a ponto de prejudicar o tratamento. O conforto e a segurança reduzem a incidência de doenças e acidentes, diminuem o tempo de tratamento e/ou hospitalização, melhoram ou mantêm o estado funcional do paciente e aumentam sua sensação de bem-estar.

De maneira geral, o leito do paciente deve medir 1,90 m de comprimento, 0,90 m de largura e 0,70 m de altura, e atualmente as camas hospitalares dispõem de mecanismos regulatórios da altura para facilitar a entrada e saída do leito ao mesmo tempo que permite melhor acesso dos profissionais de saúde ao exercerem assistência. Os colchões devem exibir "Densidade 28".

O Ministério da Saúde estabelece medidas das áreas mínimas por leito, e o Estabelecimento de Assistência à Saúde (EAS) deve seguir as seguintes orientações:

- **Quarto de um leito:** 9 m^2/leito.
- **Quarto de dois leitos:** 7 m^2/leito.
- **Enfermaria de três leitos:** 6,50 m^2/leito.
- **Enfermaria com mais de três leitos:** 6 m^2/leito.

Os quartos devem ter como medida linear 2 m. Somente a cabeceira do leito poderá estar encostada à parede. Em enfermarias, o maior número de leitos permitido é de seis, com no mínimo dois sanitários individuais.

Nos quartos e nas enfermarias, a fim de manter-se livre circulação e facilidade de atendimento, são exigidos como mínimos os seguintes espaços: 0,50 m entre o leito e a parede paralela; 1 m entre o pé do leito e a parede ou o leito fronteiriço; e 1 m entre dois leitos paralelos.

Toda internação provoca um desequilíbrio por fatores ambientais ou por fatores psicológicos, que por sua vez, provocam tensões, que, na maioria das vezes, podem exercem força negativa no tratamento. Cabe, portanto, ao EAS, por meio de sua equipe multiprofissional, atenuá-las, aproveitando a situação para orientar o paciente na utilização correta dos equipamentos à sua disposição, na valorização de seu corpo, sua criatividade, sua espiritualidade, sua autorrealização, cuidando-se para que ocorra interação entre paciente, ambiente e atividades assistenciais programadas e para que elas sejam efetivas.

Atualmente, a higienização da unidade do paciente é feita e controlada pelo Serviço de higiene do EAS, que interage com o Serviço de Hotelaria. No entanto, o enfermeiro deve conhecê-la para supervisionar e garantir a segurança do paciente. Assim, a higiene da unidade do paciente deve ser realizada em todo o mobiliário e demais estruturas físico-arquitetônicas que a compõem.

São dois os tipos de higienização da unidade do paciente:

- **Concorrente:** realizada diariamente em situações de longa permanência do paciente no leito.
- **Terminal:** realizada sempre que o paciente deixar definitivamente o leito, por alta, óbito ou transferência.

Finalidades

- Manter a unidade com aspecto limpo e agradável.
- Remoção de micro-organismos.
- Evitar infecção cruzada.
- Promover conforto, segurança e bem-estar ao paciente.

Materiais

- Balde.
- Bacia.
- Jarro com água.
- Sabão neutro.
- Panos para limpeza.
- *Hamper*.

Procedimentos

- Lavar as mãos.
- Reunir o material e levá-lo à unidade, colocando-o no assento da cadeira.
- Abrir portas e janelas para arejar o ambiente.
- Calçar luvas de procedimento.
- Desocupar a mesa de cabeceira e cadeira.
- Encaminhar comadre ou papagaio para desinfecção.
- Soltar e retirar toda a roupa de cama, evitando movimentos bruscos, e colocá-la no *hamper*.
- Realizar a limpeza utilizando movimentos simples, amplos, em um só sentido, do mais limpo para o mais sujo, evitando sujar áreas já limpas.
- Ensaboar e retirar o sabão com pano úmido, trocando a água sempre que estiver suja.
- Iniciar a limpeza pela mesa de cabeceira (tampo, parte interna e externa), mesa de refeição e campainha.
- Afastar a cama da parede, deixando um espaço suficiente para a execução da tarefa.
- Travar as rodas da cama.
- Limpar um dos lados do travesseiro, colocando o lado já limpo sobre a mesa de cabeceira, e proceder à limpeza do outro lado.
- Abrir o impermeável sobre o colchão e limpar a parte exposta, dobrar e limpar a outra parte exposta, colocando-o sobre o travesseiro.
- Limpar a face superior e a lateral do colchão, no sentido da cabeceira para os pés.
- Colocar o colchão sobre a guarda aos pés da cama, expondo a metade superior do estrado, e limpar a parte posterior do colchão.
- Lavar a cabeceira, as grades e a parte exposta do estrado; acionar a manivela para limpar a parte posterior do estrado.
- Abaixar o estrado, dobrar o colchão dos pés para a cabeceira, limpando a parte inferior do estrado, os pés da cama e a metade posterior do colchão.

- Acionar novamente a manivela para limpar a parte posterior do estrado nos pés da cama.
- Abaixar o estrado e colocar o colchão no lugar, na posição horizontal.
- Limpar os quatro pés da cama.
- Colocar sobre o colchão o impermeável e o travesseiro.
- Proceder à limpeza da cadeira, do suporte de soro, do painel, parede próxima à cama e escadinha.
- Posicionar o equipamento da unidade e recolher o material utilizado.
- Retirar as luvas e lavar as mãos.
- Colocar aviso: "realizado limpeza de unidade", assinar e colocar a data, deixando o leito exposto ao ar e à luz solar (o leito deverá ser arrumado apenas antes de ser ocupado novamente, sendo, somente se necessário, arrumado logo após a realização da limpeza).

Arrumação de cama

Finalidades

- Proporcionar repouso, conforto, segurança e bem-estar ao paciente.
- Economizar tempo e energia da equipe de Enfermagem.
- Manter a unidade com aspecto agradável.

Tipos de cama

Cama fechada

Sem a ocupação do leito pelo paciente, a cama é fechada após a higienização da unidade, permanecendo desse modo até a ocupação (Figura 13.26) por um novo paciente.

Materiais

- 1 fronha.
- 2 lençóis.
- 1 lençol móvel.
- 1 cobertor.
- 1 colcha.

Procedimentos

- Lavar as mãos.
- Reunir o material necessário e levá-lo ao quarto.
- Abrir as portas e as janelas para arejar a unidade.
- Certificar-se de que já foi realizada a limpeza terminal.
- Afastar a mesa de cabeceira, colocando uma cadeira de preferência ao pé direito dela, com o espaldar voltado para a cabeceira, já limpa, próximo à cama.
- Colocar sobre no assento da cadeira um travesseiro já com a fronha.

- Observar o estado de conservação do colchão e do travesseiro (tomar as providências cabíveis em caso de mau estado).
- Dispor a roupa no encosto ou espaldar da cadeira, dobradas duas vezes no sentido longitudinal e uma vez no sentido do comprimento, de acordo com a ordem de utilização (colcha, cobertor, lençol de cima, forro móvel, impermeável, lençol de baixo) e com as aberturas para o lado esquerdo da cadeira.
- Manter a cama com a cabeceira abaixada, pois facilita a arrumação.
- Levar o lençol da cadeira para a cama, tomando cuidado para ele não encostar no chão, estendendo-o sobre o centro do colchão.
- Fazer o canto da cabeceira, com aproximadamente 40 cm de lençol na cabeceira para fixá-lo sob o colchão, após, fazer o canto dos pés e a lateral da cama (proceder à arrumação de um lado da cama e depois do outro).
- Colocar o impermeável e sobre ele o forro móvel, ambos na parte central da cama, fixando-os juntamente sobre o colchão.
- Estender o lençol de cima, fazendo uma prega de conforto no sentido da largura, próximo à altura dos pés do paciente, impedindo a compressão deles.
- Colocar o cobertor a aproximadamente 40 cm abaixo da cabeceira da cama, estendendo a colcha sobre o cobertor.
- Prender estas três últimas peças juntas nos cantos direito e esquerdo dos pés da cama, deixando as laterais soltas.
- Dobrar o lençol de baixo no sentido da largura da cama, sobre a colcha.
- Colocar o travesseiro em pé na cabeceira da cama, com a abertura da fronha voltada para o lado oposto ao da porta de entrada do quarto.
- Deixar a unidade em ordem, retornando os móveis para seus lugares originais, e colocar a campainha sobre a cama em local de fácil acesso ao paciente.
- Lavar as mãos.

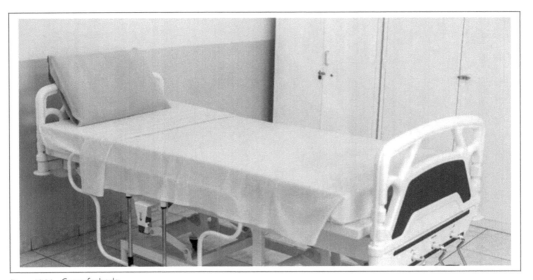

Figura 13.26 – Cama fechada.
Fonte: Acervo da autoria do capítulo. Fotos de Ismael Felix de Souza Junior e Maria Júlia Santos de Lima.

Pontos importantes
- Não deixar a roupa de cama encostar no chão. - Evitar o contato das roupas de cama com seu uniforme. - Durante o procedimento, respeitar os princípios da mecânica corporal. - A cama é arrumada toda de um lado antes de passar para o outro lado. - O lençol móvel improvisado deve ficar com as costuras da bainha voltadas para os pés da cama. - A abertura da fronha deve ficar do lado oposto à porta de entrada do quarto. - A prega de conforto é uma prega transversal, feita no lençol de cima, na parte inferir do leito, para conforto dos pés. - Não expor o paciente durante a arrumação de cama.

Cama aberta

Paciente deambulante (Figura 13.27).

Materiais

- 1 fronha.
- 2 lençóis.
- 1 lençol móvel.
- 1 cobertor.
- 1 colcha.
- *Hamper*.
- Luvas de procedimento.

Procedimentos

- Lavar as mãos.
- Reunir o material necessário e levá-lo ao quarto.

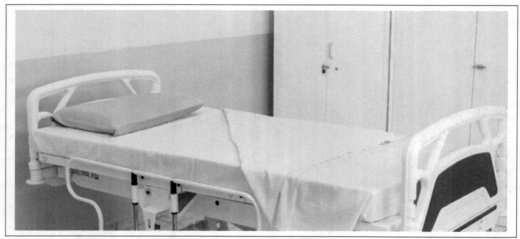

Figura 13.27 – **Cama aberta.**
Fonte: Acervo da autoria do capítulo. Fotos de Ismael Felix de Souza Junior e Maria Júlia Santos de Lima.

- Abrir as portas e as janelas para arejar a unidade.
- Calçar as luvas de procedimento.
- Retirar a roupa suja de cama, sem sacudir ou agitar, e colocá-la no *hamper*.
- Realizar a limpeza concorrente.
- Proceder de forma idêntica à da cama fechada.
- Dobrar em sentido diagonal o lençol de cima, juntamente com o cobertor e a colcha, facilitando a entrada do paciente.
- Colocar o travesseiro deitado sobre a cabeceira da cama.
- Retirar as luvas e lavar as mãos.

Cama aberta com paciente acamado sem possibilidade de se locomover

Materiais

- 1 fronha.
- 2 lençóis.
- 1 lençol móvel.
- 1 cobertor.
- 1 colcha.
- *Hamper*.
- Luvas de procedimento.

Procedimentos

- Lavar as mãos.
- Explicar o procedimento ao paciente.
- Calçar luvas de procedimento.
- Soltar a roupa de cama.
- Retirar o travesseiro e as cobertas, deixando o paciente coberto apenas com o lençol de cima.
- Solicitar a colaboração do paciente, se possível, lateralizando-o opostamente à cadeira com as roupas limpas.
- Empurrar as roupas de cama usadas em forma de leque, em direção ao centro da cama, deixando o colchão livre.
- Dispor o lençol limpo, impermeável e o forro móvel, sobre a metade da cama, esticá-los e prendê-los.
- Lateralizar o paciente no lado oposto em que se encontrava, sobre a roupa de cama limpa, inclusive o lençol de cima.
- Retirar a roupa de cama suja, colocando-a dentro do *hamper*.
- Esticar e prender o lençol de baixo, o impermeável e o forro móvel.
- Fazer a prega de conforto para os pés.

- Estender o cobertor e a colcha sobre o lençol de cima, prendendo-os juntamente nos pés da cama.
- Colocar o travesseiro sob a cabeça do paciente.
- Deixar o paciente confortável.
- Recompor a unidade, retirar as luvas.
- Lavar as mãos.

Observação: higienizar o colchão, as grades e os demais mobiliários, caso necessário.

Cama de operado (Figura 13.28)

Materiais

- 1 fronha.
- 3 lençóis.
- 1 lençol móvel.
- 1 cobertor.
- 1 colcha.
- *Hamper*.
- Luvas de procedimento.

Procedimentos

- Lavar as mãos.
- Reunir o material necessário e levá-lo ao quarto.
- Abrir as portas e as janelas para arejar a unidade.
- Calçar as luvas de procedimento.
- Retirar a roupa suja de cama, sem sacudir ou agitar, e colocá-la no *hamper*.
- Realizar a limpeza concorrente.
- Proceder de forma semelhante à da cama fechada.
- Colocar um forro móvel sobre o lençol de baixo na cabeceira da cama, com pregas (no mínimo três) em cada lado do colchão, deixando livre o centro da cama para a cabeça do paciente.
- Estender as três peças superiores sem prendê-las nos pés da cama.
- Dobrar as três peças juntas, cerca de 15 cm em cada extremidade.
- Fazer um rolo com as três peças, no sentido do comprimento, colocando-o no lado oposto ao que será utilizado para posicionar o paciente no leito.
- Colocar o travesseiro aos pés da cama ou recostado à cabeceira da cama.
- Recompor a unidade e retirar as luvas.
- Lavar as mãos.

Observação: retirar as roupas de cama sujas, higienizar o leito e o travesseiro antes da arrumação da cama.

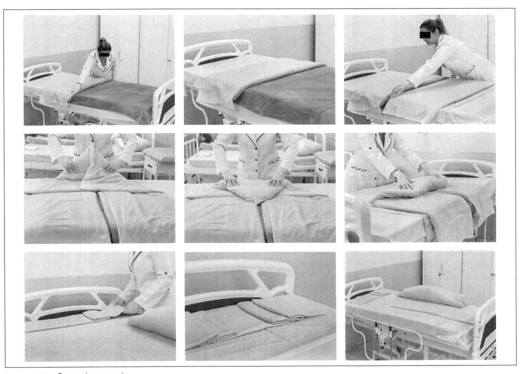

Figura 13.28 – Cama de operado.
Fonte: Acervo da autoria do capítulo. Fotos de Ismael Felix de Souza Junior e Maria Júlia Santos de Lima.

Referências

1. Araujo APV. Estudo da utilização de medicamentos administrados por sonda nasoenteral e nasogástrica em um hospital terciário do distrito federal [monografia]. Curso de Farmácia, Universidade de Brasília, Faculdade de Ceilândia; 2014.
2. Azevedo DL. O uso da via subcutânea em geriatria e cuidados paliativos. Um guia da SBGG e da ANCP para profissionais. Rio de Janeiro: SBGG; 2016.
3. Bergamasco EC et al. Habilidades clínicas em enfermagem. Rio de Janeiro: Guanabara Koogan, 2020. p.173-9.
4. Bortoli Cassiani SH, Gimenes FRE, Rigobello MCG, Zaghi AE. Erros de medicação: como preveni-los. In: Brasil. Agência Nacional de Vigilância Sanitária. Assistência segura: uma reflexão teórica aplicada à prática. Brasília: Anvisa; 2014.
5. Braga RJF. ABC da farmácia hospitalar. São Paulo: Atheneu; 2012.
6. Brasil. Agência Nacional de Vigilância Sanitária (Anvisa). Medidas de Prevenção de Infecção Relacionada à Assistência à Saúde. [Internet]; 2013 [Citado 2020 fev 17]. Disponível em: http:/http://www.saude.pr.gov.br/arquivos/File/0SEGURANCA_DO_PACIENTE/modulo4.pdf.
7. Brasil. Agência Nacional de Vigilância Sanitária (Anvisa). Resolução da Diretoria Colegiada da Anvisa – RDC n. 36, de 25 de julho de 2013. Institui ações para a segurança do paciente em serviços de saúde e dá outras providências. Diário Oficial da União, 26 jul 2013.
8. Brasil. Ministério da Saúde. Agência Nacional de Vigilância Sanitária (Anvisa). Anexo 03: Protocolo de segurança na prescrição, uso e administração de medicamentos. [Acesso 2020 abr 24]. Disponível em: http://www20.anvisa.gov.br/segurancadopaciente/index.php/ publicacoes/ item/ seguranca-na-prescricao-uso-e-administracao-de-medicamentos.

9. Brasil. Ministério da Saúde. Secretaria de Vigilância em Saúde. Departamento de Vigilância das Doenças Transmissíveis. Técnicas de aplicação e leitura da prova tuberculínica/Ministério da Saúde, Secretaria de Vigilância em Saúde, Departamento de Vigilância das Doenças Transmissíveis. Brasília: Ministério da Saúde; 2014. 56p.: il. ISBN 978-85-334-2133-2.
10. Brasil. Ministério da Saúde. Secretaria de Vigilância em Saúde. Departamento de Vigilância das Doenças Transmissíveis. Manual de Normas e Procedimentos para Vacinação/Ministério da Saúde, Secretaria de Vigilância em Saúde, Departamento de Vigilância das Doenças Transmissíveis. Brasília: Ministério da Saúde; 2014. 176p.
11. Brasil. Ministério da Saúde. Secretaria de Vigilância em Saúde. Departamento de Vigilância das Doenças Transmissíveis. Técnicas de aplicação e leitura da prova tuberculínica/Ministério da Saúde, Secretaria de Vigilância em Saúde, Departamento de Vigilância das Doenças Transmissíveis. Brasília: Ministério da Saúde; 2014. 56p.
12. Conselho Regional de Enfermagem de São Paulo: Coren-SP. Uso seguro de medicamentos: guia para preparo, administração e monitoramento/Conselho Regional de Enfermagem de São Paulo. São Paulo: Coren-SP; 2017. 124p.
13. Conselho Regional de Enfermagem do Estado de São Paulo (Coren-SP). Erros de Medicação Definições e Estratégias de Prevenção. [Internet]; 2011. [Citado 2020 fev 17]. Disponível em: http://www.saudedireta.com.br/docsupload/1340135691erros_de_medicacao-definicoes_e_estrategias_de_prevencao.pdf.
14. Conselho Regional de Enfermagem do Estado de São Paulo (Coren-SP). Erros de Medicação Definições e Estratégias de Prevenção. [Internet]. 2011. [Citado 2020 fev 17]. Disponível em http://www.saudedireta.com.br/docsupload/1340135691erros_de_medicacao-definicoes_e_estrategias_de_prevencao.pdf.
15. Conselho Regional de Enfermagem do Estado de São Paulo. Punção e administração de fluidos na hipodermóclise. COREN-SP, CT PARECER n. 031/2014.
16. Cunha MHR. Procedimentos Operacionais Padrão em Enfermagem. Rio de Janeiro: Atheneu; 2014.
17. Diretrizes Práticas para Terapia Infusional. Infusion Nurses Society Brasil. Hipodermóclise. São Paulo: INSBrasil; 2013. p.30-31.
18. Estrela DMA, Souza TPB. Cálculos e administração de medicamentos. São Paulo: Senac; 2019.
19. Ferreira KASL, Santos AC. Hipodermóclise e administração de medicamentos por via subcutânea: Uma técnica do passado com futuro. Rev Prática Hospitalar. 2009;65(11):109-14.
20. Figueiredo NMA, Viana DL, Machado W.A.C. Tratado prático de enfermagem. 2.ed. São Caetano do Sul: Yendis; 2008.
21. Girondi W. A utilização da via subcutânea como alternativa para o tratamento medicamentoso e hidratação do paciente com câncer. REME – Revista Min. Enf. 2005;9(4):348-54.
22. Governo do Distrito Federal, Secretaria de Estado de Saúde, Subsecretaria de Atenção à Saúde, Gerência de Enfermagem. Manual de procedimentos do enfermeiro. Brasília; 2012.
23. Infusion Nurses Society Brasil – INS Brasil. Diretrizes Práticas para Terapia Infusional; 2013. 94p.
24. Instituto para Práticas Seguras no Uso de Medicamentos. Medicamentos potencialmente perigosos de uso hospitalar e ambulatorial – listas atualizadas. 2015;4(3).
25. Lybarger EH. Hypodermoclysis in the home and long-term care settings. J Inf Nurs. 2009;32(1):40-4.
26. Manual de Boas Práticas de Farmácia Hospitalar. Capítulo I: Processos de Suporte. Disponível em: https://www.ordemfarmaceuticos.pt/fotos/publicacoes/mbpfh_capitulo_i_vfinal_17815111995a8eee5ad0c17.pdf.
27. Netter F. Atlas de anatomia humana. 2.ed. Porto Alegre; Artmed; 2000.
28. Pereira I. Hipodermóclise. In: Oliveira RA (coord.). Cuidados paliativos – Cadernos Cremesp. São Paulo: Cremesp; 2008. p.259-72.
29. Potter PA, Perry AG et al. Fundamentos de enfermagem. 9.ed. Rio de Janeiro: Elsevier; 2018.
30. Prado ML, Gelbcke FL. Fundamentos para o cuidado profissional de enfermagem. Florianópolis: Cidade Futura; 2013.
31. SBGG/ANCP. O uso da via subcutânea em geriatria e cuidados paliativos – Um guia da SBGG e da ANCP para profissionais. Azevedo DL (org.). 2.ed. Rio de Janeiro: SBGG; 2017. 60p.
32. Silva, LMG; Santos, RP. Administração de medicamentos. In: Bork AMT. Enfermagem baseada em evidências. Rio de Janeiro: Guanabara Koogan; 2005. p.166-90.
33. Soares B et al. Manual de Normas de Enfermagem: procedimentos Técnicos. São Paulo: Lisboa; 2011.
34. Stacciarini TSG, Cunha MHR. Procedimentos Operacionais Padrão em Enfermagem. Rio de Janeiro: Atheneu; 2014.
35. Taxonomy of Medication Errors Now Available. In: National Coordinating Council for Medication Error Reporting and Prevention (NCC MERP). [Internet]. [Citado 2020 fev 17]. Disponível em: https://www.nccmerp.org/vision-and-mission.
36. Timby BK. Conceitos e habilidades fundamentais no atendimento de enfermagem. 10.ed. Porto Alegre: Artmed; 2014. p.770-4.

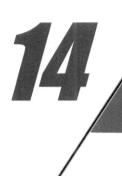

Terminologia Técnica

A

Abcesso: coleção de pus em cavidade anormal.

Abestose: doença respiratória decorrente de fibrose provocada pela inalação de fibras de asbesto.

Acne: doença inflamatória das glândulas sebáceas.

Acolia fecal: fezes esbranquiçadas por supressão da secreção.

Aderência: faixa de exsudato fibrinoso da membrana.

Afagia: impossibilidade de deglutir.

Afasia: perda da palavra falada, escrita ou mímica, por alterações nos centros nervosos.

Afonia: perda ou diminuição da voz por causas locais.

Afecção: estado mórbido; toda modificação, ou alteração, capaz de expressar uma doença.

Agenesia: ausência congênita de determinado órgão ou região do organismo.

Albinismo: ausência congênita de pigmentos da pele, pelos, coroide e íris.

Algesia: sensibilidade à dor.

Algia: dor de origem subjetiva, sem lesão anatômica ou orgânica apreciável.

Álgico: relativo à dor, doloroso.

Alopecia: perda parcial ou total de pelos ou cabelos em uma determinada área de pele. A perda de todos os pelos do corpo é denominada alopecia universal e ocorre por várias causas, como trauma, neurótica/tricotilomania, medicamentos, emocional.

Amigdalite: infecção viral e/ou bacteriana das amígdalas.

Amnésia total: incapacidade recordar experiências passadas.

Amnésia parcial: incapacidade recordar experiências de determinado período da vida.

Analgesia: perda da sensibilidade para a dor, conservando a sensibilidade tátil.

Anasarca: edema generalizado.

Anemia falciforme: é uma doença hereditária que provoca uma malformação dos glóbulos vermelhos (hemácias, eritrócitos).

Aneurisma: dilatação circunscrita de uma artéria.

Angina de Ludwig: infecção, geralmente de origem odontogênica, que acomete o espaço submandibular, submentoniano e sublingual.

Anisocoria: desigualdade de diâmetro das pupilas.

Anodontia: ausência congênita ou adquirida dos dentes.

Anorexia: diminuição do apetite.

Anosmia: diminuição ou perda completa do olfato.

Anóxia: estado que resulta da insuficiência de oxigênio para satisfazer as necessidades normais dos tecidos.

Anúria: supressão total da secreção urinária.

Apatia: falta de sentimento ou interesse, indiferença, insensibilidade.

Apendicite: inflamação do apêndice vermiforme.

Apirexia: falta de febre, cessação da febre.

Apneia: detenção temporária da respiração.

Arritmia: irregularidade do ritmo cardíaco (número, intervalo e força das batidas).

Arteriosclerose: processo no qual as artérias perdem a sua elasticidade e ficam mais rígidas.

Arterosclerose: processo no qual há estreitamento da luz das artérias em virtude do depósito de placas lipídicas.

Artralgia: dor na articulação.

Artrestesia: propriocepção ou sensibilidade cinético-postural (posição da articulação, coordenação e marcha).

Ascite: acúmulo de líquido seroso na cavidade abdominal.

Astereognosia ou agnosia tátil: perda desta função.

Ataxia: falta de coordenação dos movimentos musculares voluntários.

Atrofia: diminuição adquirida do volume e do peso de um órgão que havia alcançado seu tamanho normal.

B

Bacteremia: presença de bactérias patogênicas no sangue.

Balanite: processo inflamatório da glande.

Blefarite: inflamação das pálpebras.

Blenoftalmia: secreção mucosa nos olhos.

Bócio: hiperplasia da glândula tireoide.

Borborigmo: ruído produzido pelo movimento de gases no canal alimentar.

Bradicardia: pulsação lenta do coração (abaixo de 60 bpm).

Bradipneia: respiração lenta.

Bradisfigmia: lentidão anormal do pulso.

Broncoespasmo: espasmo dos músculos bronquiais.

Brucelose: doença infecciosa causada pelas bactérias do gênero *Brucella*, também conhecida como febre de Malta.

C

Candidíase pseudomembranosa: placas brancas destacáveis à raspagem.

Carcinoma espinocelular: úlcera indolor, sangrante, de bordas elevadas e endurecidas, mais frequente em lábio inferior, língua e assoalho bucal, podendo ocorrer em qualquer região anatômica.

Caquexia: estado mórbido caracterizado por magreza extrema, perda de peso, sintomas de debilidade e anemia.

Caspa: escamas do couro cabeludo.

Catarata: opacificação do cristalino.

Cefaleia: dor de cabeça intensa e douradora.

Celulite: inflamação difusa do tecido conjuntivo.

Cianose: coloração azul ou violácea da pele ou mucosa em virtude do excesso de hemoglobina nos capilares.

Claudicação: mancar.

Clister: enema, injeção de líquido no intestino pelo ânus.

Coiloníquia: unha adelgaçada e fina ("em colher").

Coma: estado de estupor profundo com perda total ou quase total da consciência, da sensibilidade e da motilidade voluntária.

Consciência: estado geral que nos torna aptos a julgar, refletir e decidir.

Constipação: prisão de ventre.

Contratura: encurtamento involuntário de um músculo ou de tecido fibroso.

Convulsão: episódio de atividade anormal motora, sensorial, autônoma ou psíquica, por vezes, acompanhada de perda de consciência.

Corpo lúteo: glândula endócrina que se desenvolve no ovário de modo temporário e cíclico, após a ovulação, e é responsável pela secreção de progesterona.

Corrimento vaginal: perda líquida ou semilíquida pela vagina, que não seja sangue.

Crepitação: estalo, estalido.

Crosta: exsudato seco de sangue, líquido inflamatório ou pus proveniente de uma lesão subjacente.

D

Deiscência: rompimento das faces opostas de uma lesão.

Desorientação: estado de confusão mental.

Desorientação autopsíquica: incapacidade do indivíduo de reconhecer e fornecer dados sobre si mesmo.

Desorientação alopsíquica: incapacidade do indivíduo reconhecer o ambiente em que está inserido e as pessoas de seu convívio.

Desorientação temporal: incapacidade do indivíduo em se localizar cronologicamente no tempo.

Desorientação espacial: incapacidade da pessoa em reconhecer o local em que está no momento.

Diplegia: paralisia de partes similares nos dois lados do corpo. Paralisia bilateral.

Diplopia: visão dupla.

Disartria: dificuldade na articulação da palavra.

Disfagia: dificuldade de deglutir.

Disfonia: distúrbio na voz.

Disforia: mudança repentina e transitória do estado de ânimo.

Dispepsia: dificuldade na deglutição de líquidos, dificuldade de matar a sede.

Dispneia: respiração difícil, penosa ou irregular.

Dispneia de esforço: falta de ar que surge sempre que se realiza algum esforço físico.

Disúria: micção difícil ou dolorosa.

Diurese: eliminação de urina.

Dorsal: referente a dorso, costas.

Ductos galactóforos: canais excretores do leite, que o conduzem das glândulas mamárias até a ponta do mamilo.

E

Edema: acumulação excessiva de líquidos nos espaços dos tecidos.

Edentulismo: ausência de dentes.

Êmese: vômito.

Enantema: eritema das mucosas.

Enoftalmia: projeção dos olhos para dentro da órbita.

Entérico: relativo ao intestino.

Enterorragia: extravasamento de sangue do intestino.

Enurese: incontinência urinária.

Epigastralgia: dor na região epigástrica.

Epistaxe: fluxo de sangue pelas narinas, hemorragia nasal.

Eritroplasia: mancha ou placa vermelha escurecida, bem delimitada, mais frequente em palato duro e mole, que não desaparece a compressão.

Eructação: emissão súbita e ruidosa de gases estomacais pela boca.

Escoriações: abrasão, erosão, perda superficial dos tecidos.

Escótomo: ponto cego no campo visual.

Escótomo cintilante: pontos luminosos no campo visual, na hipertensão arterial.

Estereognosia: capacidade de se reconhecer um objeto com a mão sem o auxílio da visão.

Estoma: abertura de uma víscera na pele.

Estomatite aftosa: múltiplas ulcerações doloridas.

Estrabismo: falta de orientação dos eixos visuais para o objeto em decorrência da falta de coordenação dos músculos motores oculares.

Estupor: não reação do paciente a estímulos externos e perguntas, mesmo ele estando consciente, permanece imóvel.

Euforia: contentamento exagerado que extrapola o senso comum.

Eupneia: respiração normal, fácil.

Exantema: eritema generalizado, agudo e de duração curta.

Exodontia: extração de dentes.

Exoftalmia: projeção dos olhos para fora da órbita.

F

Faringite: inflamação da faringe.

Fecaloma: acúmulo de fezes endurecidas no reto.

Ferida: solução de continuidade da pele, de mucosas, de serosas, que espontaneamente evolui para cicatrização.

Fibroblasto: célula do tecido conjuntivo muito alongada.

Filiforme: fino, em forma de fio.

Fissura: ulceração de mucosa.

Fístula: passagem anormal estreita congênita ou adquirida, criando comunicação entre duas vísceras (fístula interna) ou entre uma víscera e a pele (fístula externa).

Flatulência: distensão do abdome provocada por gases intestinais.

Foliculite: inflamação de folículos.

Fotofobia: sensibilidade à luz.

Frontal: relativo à fronte (testa).

Furúnculo: infecção e inflamação de um folículo piloso.

Furunculose: aparecimento de vários furúnculos.

G

Gastralgia: dor no estômago.

Gengivite: inflamação da gengiva associada à presença de placa bacteriana.

Ginecomastia: condição masculina resultante da hipertrofia das glândulas mamárias.

Glândulas: órgão constituído de tecido epitelial, cuja utilidade é secretar algumas substâncias com uma função pré-determinada.

Glândulas sudoríparas: responsáveis pela produção do suor.

Glândulas sebáceas: secretam matéria oleosa, chamada sebo, para lubrificar e impermeabilizar a pele e os pelos.

Glaucoma: dano estrutural ocasionado pela pressão intraocular aumentada.

Glicemia: quota fisiológica de glicose no sangue.

Glicosúria: eliminação de açúcar na urina.

Glossa: palavra grega que significa língua.

Glossalgia: dor na língua.

Glossite: inflamação da língua.

Glossolalia: expressão de mensagens por palavras ininteligíveis.

Glútea: relativo a nádegas.

H

Halitose: hálito de odor desagradável.

Helconixis: ulceração da unha.

Hemangioma: mancha ou pápulas, única ou múltipla, bem delimitada e frequente em recém-nascidos e idosos.

Hematêmese: vômito de sangue procedente das vias digestivas.

Hematúria: presença de sangue na urina.

Hemiplegia: paralisia de um lado do corpo.

Hemoftalmia: hemorragia no olho.

Hemoptise: expulsão pela boca de sangue procedente do aparelho respiratório.

Hepaloníquia: unha adelgaçada, amolecida.

Herpes: múltiplas vesículas dolorosas que se rompem e coalescem e reparam entre 7 e 14 dias.

Hidronefrose: dilatação dos cálices do rim com acúmulo de urina.

Hiperestesia: sensibilidade exagerada de uma parte do corpo.

Hiperglicemia: aumento anormal no nível de glicose do sangue.

Hiperplasia: proliferação anormal das células em um tecido, tendo como consequência um aumento de volume.

Hipertermia: temperatura extraordinariamente elevada.

Hipertonia: aumento do tônus muscular.

Hipertricose: proliferação anormal de pelos em locais fora da implantação habitual.

Hipertrofia muscular: aumento do volume de massa muscular.

Hipocratismo digital ou baqueteamento digital: é um sinal caracterizado pelo aumento (hipertrofia) das falanges distais dos dedos e das unhas.

Hipoestesia: diminuição da sensibilidade.

Hiponíquio: pequena porção de pele localizada entre o leito ungueal e a polpa digital, constituindo uma área bastante sensível à dor.

Hipoglicemia: diminuição do nível normal de glicose do sangue.

Hipotermia: descida anormal da temperatura corporal.

Hipotricose: diminuição da quantidade de pelos em todo o corpo.

I

Icterícia: coloração amarelada.

Íleo paralítico: obstrução não mecânica do intestino em virtude de paralisia da parede intestinal.

Incontinência urinária: incapacidade de controlar voluntariamente a emissão urinária.

Inversão mamilar: desvio da posição normal do mamilo (voltado para dentro).

Isocoria: igualdade no tamanho das pupilas.

Isquemia: deficiência local e temporária de sangue.

ITU: infecção do trato urinário.

L

Laceração: dilaceração.

Lêndeas: minúsculas granulações ovoides brancas que aderem aos pelos, diferente de caspa. São os ovos de piolho da cabeça (*Pediculus humanus capitis*).

Leuconíquia: manchas brancas nas unhas.

Leucoplaquia: lesões esbranquiçadas na mucosa oral ou na língua; em geral, precursora de neoplasias.

Leucorreia: corrimento vaginal esbranquiçado.

Linfonodos: pequenos órgãos perfurados por canais que existem em diversos pontos da rede linfática.

Linhas de Beau: linhas ou sulcos transversais por interrupção funcional temporária da matriz por doença pregressa grave.

Linhas de Mees: linhas brancas, transversais (envenenamento pelo arsênico).

Linhas de Muehrcke: linhas pareadas, esbranquiçadas transversais.

Lipotímia: perda súbita dos movimentos, conservando-se a respiração e a circulação; desmaio.

Litogênese: formação sólida de sais minerais e uma série de outras substâncias, como oxalato de cálcio e ácido úrico (cálculo renal).

Lombar: porção da coluna vertebral que fica entre a região torácica e a região sacrococcigiana.

Luxação: deslocamento das extremidades articulares de dois ossos contíguos.

M

Mácula: mancha; região da pele corada, plana.

Macroníquia: unha grande.

Mastectomizadas: deriva de mastectomia (excisão ou remoção total da mama).

Mediastinite: infecção do mediastino.

Melanoníquia: unhas castanhas.

Melena: evacuação sanguínea negra que recorda a consistência e cor de borra de café.

Meteorismo: acúmulo de excessivo de gases, percebido à percussão.

Menoplegia: paralisia de um membro.

Mialgia: dor muscular.

Miastenia: doença autoimune que ocasiona fraqueza muscular.

Microníquia: unhas pequenas.

Midríase: dilatação da pupila.

Mioclonia: contração muscular involuntária.

Mioplegia: paralisia muscular.

Miose: diminuição no diâmetro da pupila.

Monoplegia: paralisia de um só membro.

Morfofuncional (morfo: formas; funcionais: funcionamento): que adquire novas formas de funcionamento.

Mucopurulento: que contém muco e pus.

N

Náusea: sensação de mal-estar gástrico (enjoo), podendo ser ou não seguida de vômito.

Neuralgia: dor viva e paroxística a seguir o trajeto de um nervo.

Nictúria: emissão de urina mais abundante ou frequente à noite que durante o dia. Enurese noturna.

Nistagmo: movimentos rítmicos involuntários dos olhos; oscilações do globo ocular em torno de um de seus eixos.

Nódulo: lesão sólida elevada com mais de 1 cm de diâmetro.

O

Odinofagia: deglutição dolorosa.

Odontalgia: dor de dentes.

Oligúria: secreção deficiente de urina excretada nas 24 horas.

Onicalgia, onicodínia: dor na unha.

Onicobacteriose: comprometimento por bactérias.

Onicoclase: rotura ou fragilidade anormal da unha.

Onicofagia: hábito mórbido de roer as unhas.

Onicofimia, onicofima: espessamento, entumescimento com hipertrofia.

Onicoide: forma semelhante à da unha.

Onicólise: descolamento da lâmina (início borda).

Onicoma: tumor do leito ungueal.
Onicomadese: descolamento da lâmina (início da matriz).
Onicomalácia: amolecimento anormal.
Onicomicetose: fungos localizados nas margens das unhas.
Onicopatia, onicose: doença das unhas.
Onicoptose: queda ou perda da unha.
Onicorrexe, onicorrexis: unha frágil, quebradiça com divisão de borda livre.
Onicosclerose: espessamento e endurecimento.
Onicosquizia: descamação em camadas.
Onicotomia: corte em uma unha.
Onicotragia: corte em V nas lâminas para desencravar.
Oniquetomia: extirpação parcial ou completa (ablação).
Oniquia, onixite, oniquite: inflamação da matriz ungueal.
Oniquioelcose: ulceração da matriz.
Onixis, onicocriptose, acronixis: unha encravada, unha encarnada, unha que penetra o tecido.
Ortopneia: dispneia intensa que obriga o paciente a estar sentado ou em pé, ou seja, com o tórax em posição perpendicular ao solo.
Otalgia: dor na orelha externa, interna ou média.
Otorragia: hemorragia do ouvido.

P

Palestesia: sensação vibratória com diapasão nas eminências ósseas.
Panarício, panariz (unheiro): inflamação aguda da extremidade dos dedos.
Papiledema: edema do nervo óptico.
Papiloma: nódulo vegetante de coloração branca e superfície verrucosa.
Paralisia: perda da função motora e sensorial em determinada região do corpo.
Paraplegia: paralisia de ambas extremidades inferiores do corpo.
Parênquima: célula específica de uma glândula ou de um órgão.
Parenteral: que se realiza por via distinta da digestiva ou intestinal.
Paresia: paralisia incompleta ou parcial, debilidade de contração muscular; desfalecimento.
Parestesia: formigamento; diminuição da sensibilidade.
Pediculose: infestação de piolhos.
Pelve: bacia (anel ósseo em forma de bacia).
Períneo: espaço compreendido entre o ânus e os órgãos genitais externos.
Periodontite: inflamação dos tecidos ao redor do dente.
Pilosidade: revestimento epidérmico constituído de pelos.

PIM: ponto de impulso máximo, também denominado *ictus cordis*, batimento apical, choque de ponta.

Pirexia: acesso febril.

Pirose: sensação de queimadura, de ardor que, partindo do estômago, se estende ao longo do esôfago e chega à faringe.

Platipneia: nome que se dá à falta de ar que surge ou piora com a posição de pé.

Platoníquia: unha plana.

Pletora: estado caracterizado por excesso de sangue no organismo.

Plexo braquial: consiste em um conjunto de nervos formado pelo ramo anterior da medula espinhal dos quatro nervos cervicais e o primeiro nervo torácico (C5, C6, C7, C8 e T1).

Pitting **ungueal:** aparência rugosa de lixa.

Polioníquia: mais de uma unha.

Piúria: presença de pus na urina.

Polaciúria: micção frequente.

Polifagia: comer em excesso.

Precordial: situado ou que ocorre diante do coração.

Precordialgia: dor na região precordial.

Proeminência: que fica mais alto, que se destaca, que é saliente.

Prurido: coceira, comichão.

Psoríase: é uma dermatose inflamatória crônica, de natureza eritematosa-papular, autoimune, caracterizada pelo aspecto escamoso da pele. No corpo, surgem máculas róseas, cobertas com crostas. Atinge as superfícies do corpo e do couro cabeludo.

Ptialismo: salivação exagerada.

Ptose: queda palpebral.

Pústula: vesícula cheia de pus.

Q

Queilite actnica: idosos de pele clara apresentando lábio inferior com descamação, fino, atrófico com manchas brancas por vezes entremeados com áreas vermelhas e associado à exposição solar.

Queilite angular: lesão em comissura labial, associada à infecção fúngica e perda de dimensão vertical.

Queilose: afecção dos lábios e dos ângulos da boca.

R

Regurgitação: retorno dos alimentos do estômago ou do esôfago à boca, sem esforço de vômito.

Ressecamento: obstipação, prisão de ventre habitual.

Retenção urinária: retenção de urina na bexiga.

Rinirragia: hemorragia nasal.

Rinite: inflamação da mucosa nasal.

Rinorreia: coriza, descarga mucosa pelo nariz.

S

Saturnismo: intoxicação pelo chumbo.

Seborreia: secreção exagerada das glândulas sebáceas, especialmente do couro cabeludo.

Sialorreia: fluxo exagerado da saliva; salivação.

Simetria: conformidade, em medida, forma e posição de duas partes do corpo.

Sinais flogísticos: sinais de inflamação, como dor, calor, rubor, tumor ou edema.

Síncope: desfalecimento, perda súbita dos sentidos.

Solenoníquia: distrofia mediana canalizada.

Subdérmico: que se posiciona abaixo da derme.

Sudorese: eliminação excessiva de suor.

Sulco: depressão ou ranhura estreita e alongada encontrada em superfícies anatômicas.

T

Taquicardia: aceleração das pulsações cardíacas, acima de 85 bpm no adulto.

Taquipneia: respiração acelerada que se apresenta em condições fisiológicas ou patológicas.

Tecido glandular: constituído por células isoladas ou grupamentos de células formando estruturas individualizadas, denominadas glândulas.

Tenesmo: sensação constante de desejo de evacuar.

Tetania: síndrome por crises de contratura muscular dolorosa.

Tetraplegia: paralisia dos quatro membros.

Tonturas: desequilíbrio corporal que pode estar relacionado à sensação de vertigem ou não.

Torpor: estado de sonolência, de apatia.

Tubérculos de Mintgomery: glândulas sebáceas localizadas na aréola e em torno do mamilo.

Traqueoníquia: unha de superfície rugosa.

Trepopneia: sensação de falta de ar que surge sempre que a pessoa se deita de lado, e que melhora ao virar para o lado oposto.

Túbulo alveolar: que é composto de pequenos tubos ramificados.

U

Úlcera: solução de continuidade da pele, de mucosas, de serosas de órgãos, com perda de substância.

Úlcera traumática: lesão ulcerada, ocorrendo em qualquer região anatômica bucal, com as formas e tamanhos variados.

Unhas de Lindsay (unhas meio a meio): metade de unha com coloração anormal, esbranquiçada, e metade rósea.

V

Varicocele: dilatação das veias do saco escrotal.

Escótomo: ponto cego no campo visual.

Vasodilatador: diz-se do agente ou nervo que aumenta o calibre dos vasos.

Vertigem: perda ou perturbação do equilíbrio, com sensação de instabilidade do corpo e dos objetos circundantes.

Vesical: referente à bexiga.

Volemia: nome atribuído também para massa total do sangue.

Volvo: torção do intestino, causando obstrução.

X

Xifoide: apêndice osteocartilaginoso que remata o esterno na parte inferior.

Z

Zumbido: ruído subjetivo, semelhante ao zumbir de insetos que a pessoa acredita ouvir.

Índice Remissivo

Obs.: números em *itálico* indicam figuras; números em **negrito** indicam quadros e tabelas.

A

Abaulamento(s), 108
  anterossuperior, **135**
  do precórdio, **135**
  na base do hemitórax, **135**
  precordial, **110**

Abdome
  abaulado
    generalizado simétrico, **172**
    localizado assimétrico, **172**
  ausculta, 172
    parâmetros normais, problemas de Enfermagem e diagnósticos de Enfermagem na, **172**
  contextura do, 170
  hipotônico, **172**
  localizado assimétrico, **172**
  percussão do, parâmetros normais, problemas de Enfermagem e diagnósticos de Enfermagem, **174**

Abscesso, 57

Ácidos graxos essenciais, 64

Acuidade visual, **95**
  redução da, **77**

Afeto, **94**

Agentes utilizados
  na limpeza de pele e anexos, 63
  na pele periferida e na ferida, 64

Ageusia, **97**

Agulha(s)
  ângulos da introdução das, **276**
  seleção de calibre de, **275**
  tamanho, calibres e vias de administração, **276**

Albinismo, 47

Algias, **217**

Alginato, 64

Alopecias focais, **74**

Amaurose, 75, **97**

Ambiente terapêutico, 283

Ambliopia, **97**

Amigdalite, **80**

Amplitude de movimento, 207
  limitação da, 217

Analgesia, **50**

Anfiartrose, 207

Angina de Ludwig, **80**

Anidrose, **52**

Anisocoria, **77**, **97**

Anoníquia, 51

Anosmia, **97**

Anticoagulantes, orientações do uso de, *245*

Antissepsia, 229

Ânus puntiforme, **172**

Aparelho locomotor, 205
  entrevista, 205

exame físico, 206
histórico de enfermagem, 205
levantamento de dados, 205
problemas de enfermagem, 206

Aparência, **94**

Apneia, **136**
   do sono, **136**
      em obesos, **132**

Ardor genital, **54**

Aréola, 152

Arritmias, 115

Articulação(ões)
   do punho direito do paciente, palpação bimanual com polegares das, *214*
   interfalangiana do dedo médio do paciente, polegar e indicador do examinador palpando a, *214*
   parâmetros normais da amplitude e angulações das, **208-209**
   parâmetros normais, problemas de Enfermagem e principais diagnósticos de Enfermagem das, **217**

Ascite, 168

Assepsia, 228

Assimetria
   mamilar, **164**
   umbilical, 168

Atadura(s), 217
   circular, *222*
   contraindicações das, 219
   em oito, *223*
   espiral, *222*
   espiral reversa, *222*
   formas de, 219
   material para, 219
   recorrente
      para coto, *224*
      tipo capacete, *223*
   tipo cabresto, *224*
   Velpeaux, *224*

Atrito, **113**
   pleural, 128

Ausculta, 31, 110

cardíca
   focos de, *111*
   parâmetros normais, problemas de Enfermagem e principais diagnósticos de, **111-113**
   do abdome, parâmetros normais, problemas de Enfermagem e diagnósticos de Enfermagem na, **172-173**
   dos sons abdominais, **173**
   sons obtidos na, 31

Autoexame das mamas, 161

Avaliação
   meníngea, 100
   sensorial, *103*

Axilas, 154
   palpação das, 162

B

Baço, 174, **174**, **176**

Balança/régua antropométrica, *15*

Bandagens, 218
   contraindicações das, 219

Banheira inflável, 68
   para banho no leito, *68*

Banho no leito, 68
   banheira inflável para, *68*

Baqueteamento digital, 128, *129*, **134**

Bexiga
   distendida, **191**
   palpação, *188*
      com dedos "em garra", *189*
   percussão da, 188, *189*

Bexigoma, 191

Biot, **132**, **136**

Blefarite, **76**

Boca
   inspeção da, 79
   parâmetro normal, problemas de Enfermagem e principais diagnósticos de enfermagem do exame físico da, **79-80**

Bola de algodão, **14**

Bolha, **57**

Bombinha inalatória, 258

Bota de Unna, 66

Braços elevados em posição vertical ao lado da cabeça, *211*

Bradipneia, 132, **136**

Braquioníquia, **51**

Bromidrose, **52**

Broncofonia, 129

Brotoeja, *53*

Bulhas, 108

C

Cabeça
  inspeção e palpação, 73, 75
  parâmetros normais, problemas de Enfermagem e principais diagnósticos de Enfermagem da inspeção e da palpação da, **75**

Cabelo(s)
  quebradiço, **51**
  secos e quebradiços, **75**

Cadeia de linfonodos, **81**
  palpação da, 81

Cama
  aberta, 288, *288*
  arrumação de, 286
  de operado, 290, *291*
  fechada, 286, *287*
  tipos, 286

Campo visual, **95**

Cancro sifilítico, **192**

Candidíase, **53**

Cantani, **136**

Cânula nasal, 142

Capacidade
  funcional, 87
  intelectual, 92

Carcinoma, **192**

Cateter, *272*
  nasal, 142
  tipo óculos, 142
  venoso periférico, 266
  vesical de alívio, *201*

Cateterismo vesical, 194
  de demora masculino, 194
  feminino de demora, *200*
  kit de, **195**
  masculino, *197*

Cefaleia, 75

Chanfradura supraesternal, **110**

Cheyne-Stokes, **136**

Chiado, 131

Cianose, **79**

Cicatriz, **58**, 168
  umbilical, 170
  parâmetros normais, problemas de Enfermagem e diagnósticos de Enfermagem na inspeção da, **170**

Cifoescoliose, **135**

Cílios, parâmetro normal, **76**

Circulação colateral, **110**

Cistos, **57**
  sebáceos, **52**

Cistocele, **193**

Clitóris, **193**

Cognição, 92
  preservada, **93**

Coiloníquia, **51**

Coluna
  cervical
    grau de amplitude, **209**
    movimento, **209**
  inspeção da, 210
  lombar
    graus de amplitude, **209**
    movimento, **209**
  lombossacra, inspeção e palpação da, 212
  torácica
    grau de movimento, **209**
    movimento, **209**
  vertebral, convexidade lateral da, **217**

Coma, **93**

Comportamento, **94**

Concavidade
  lombar, acentuação, **217**
  torácica, acentuação arredondada da, **217**

Condiloma acuminado, **192**

Conexão da sonda vesical na bolsa coletora sistema fechado, *197*

Conjuntiva
  bulbar, **77**
  palpebral, **77**

Conjuntivite, **77**

Consciência
  avaliação do nível de, 91
  clareza de, 91
  de si mesmo, 91

Consulta de enfermagem, 7

Cornagem, 129, **141**

Córtex cerebral, *89*

Cotovelo(s)
  de tenista, 213
  inspeção e palpação dos, 213

Couro cabeludo
  descamação do, 74
  inspeção e palpação, 74
  parâmetros normais, problemas de Enfermagem e principais diagnósticos de Enfermagem da inspeção e da palpação do, **74**

Creme barreira, 64

Crepitação, **218**

Criptorquidia, **192**

Cromidrose, **53**

Crosta, **58**

Cuidado(s)
  planejados, implementação dos, 10
  planejameno do, 10
  tecnologia do, 3

Cuidar integral, 2
  tecnologia do, 7

Curativo
  de carvão, 65
  de prata, 65

D

Decúbito
  lateral, 22, **25**
    direito, *22*
    esquerdo, *23*
  ventral, 18

Deformidade na parede torácica e pericárdio, 108

Deltoide, local de aplicação IM no, 279

Dente, *80*

Depressão de hemitórax, **135**

Dermatite seborreica, **51**

Dermatóglifos, 213

Desinfecção, 229

Diagnóstico de Enfermagem, 10
  da ausculta cardíaca, **111-113**
  da coloração da pele, **48-49**
  da função cerebral, **93**
  da inspeção dinâmica do tórax, **136**
  da inspeção e da palpação da genitália feminina, **193**
  da inspeção e da palpação da genitália masculina, **191-192**
  da inspeção e da palpação do couro cabeludo, **74**
  da inspeção estática do tórax, **134-135**
  da palpação da bexiga, **191**
  da superfície da pele, **51-54**
  da textura e da espessura da pele, **55**
  das elevações edematosas da pele, **55-56**
  das formações líquidas na pele, **56-57**
  das formações sólidas na pele, **56**
  das lesões caducas, **58**
  das perdas e reparações teciduais, **57**
  de palpação dos rins, **188**
  do abdome na inspeção em decúbito dorsal, **169**
  do exame físico da boca, **79**
  do exame físico das orelhas, **79**

do exame físico do nariz, **78**
do exame físico do pescoço, **81**
do exame físico dos olhos, **76**
do exame físico dos seios paranasais, **78**
do sistema linfático, **122-123**
dos nervos cranianos, *97*
dos ossos, dos músculos e das articulações, **217-218**
na ausculta do abdome, **172-173**
na palpação do abdome, **175**
na palpação profunda do fígado, **176**
na palpação profunda dos intestinos, **177**
na palpação profunda e na percussão do baço, **176**
na percussão do abdome, **174**

Diarreia, 168
Digitopressão, 28
Disenteria, 168
Disfagia, **97**, 168
Disfonia, 131
Disgeusia, **97**
Dispepsia, 168
Dispneia, 130, **136**
de esforço, **136**
Escala Modified Medical Research Council para, **130**
paroxística noturna, **136**
suspirosa, **132**, **136**
Distensão abdominal, 168
Dor
à palpação, **192**
abdominal, 168
epigástrica, 168
torácica pulmonar, 130
Drenagem linfática axilar, 154
Ductos, obstrução dos, **53**

E

Edema, **117**
palpebral, **76**
Edentulismo, **80**
Efélides, 47

Egofonia, 129
Elefantíase, **123**
Elevações edematosas, 46
Enchimento capilar, tempo elevado de, **117**
Enfermagem
consulta de, 7
histórico de, 11
semiologia e semiotécnica, 1-5
teorias da, 2
Enterorragia, 168
Entrevista, disposição do mobiliário para, *13*
Entrevistador, perfil do, 13
Epicondilite lateral, 213
Epífora, **97**
Epispádia, **192**
Equipo de fluxômetro com extensão, *143*
Erosão, **57**
Eructação, 168
Escala
de Glasgow, **91-92**
Modified Medical Research Council para dispneia, **130**
Escama, **58**
Esclera, **77**
Escleroníquea, **51**
Escore de risco de Framingham, 106, **107**
pontuação, **108**
Escoriação, **57**
Esfigmomanômetro, **14**
Esfregaço citológico, 161
Esmegma, acúmulo de, **192**
Esofagite, 168
Espátula, **14**
Espuma, 65
Estado
parassônico da consciência, **93**
vigil, 93
Estágio de Tanner, *156*

Estalido(s)
    de abertura atrioventriculares, **112**
    sistólicos, **111**

Esteatorreia, 168

Estenose, **192**

Esterilização, 229

Estertor(es)
    bolhoso, **141**
    crepitantes, 130, **141**
    subcrepitante, **141**

Estesiômetro, *103*

Estetoscópio, **14**

Estomatite, **80**

Estridor, 129

Estruturas intra-abdominais
    não palpáveis, 178

Estupor, **93**

Eupneia, 132

Exame(s)
    físico, 11, 13
        materiais necessários para, 14
            descrição e finalidades, **14**
        materiais utilizados no, 15
        métodos propedêuticos do, 26
            ausculta, 31
            inspeção, 26
            palpação, 27
            percussão, 30
        neurológico, 90
        posições para realização de, 16
    mamários em mulheres, orientações
        quanto à faixa etária e à periodicidade
        dos exames, **164-165**

Exoftalmia, **77**

Expressão do mamilo, *161*

Extravasamento, 263

Exulceração, **57**

F

Fadiga, 131

Ferida(s), 58
    agudas, 59

    cirúrgicas, 59
    colonizadas, 59
    com tecidos desvitalizados, 59
    contaminadas, 59
    crônicas, 59
    epitelizadas, 59
    granuladas, 59
    infectadas, 59
    inspeção, 58
    limpas, 59
    material para curativo, *61*
    material para irrigação, *61*
    operatórias, 59
    traumáticas, 59

Filariose, **123**

Filmes semipermeáveis, 66

Fimose, 191

Fissura, **57**, 168
    nos ângulos da boca, 168

Fístula, **57**, 168

Fita métrica, **14**

Flatulência, 168

Flebite, 263

Flexão do quadril, paciente tracionando o
    joelho direito contra o tórax, *215*

Flictena, **57**

Flushing, 264
    materiais para fazer, *269*

Foliculite, **51**

Força muscular, 209

Frêmito(s), **110**, 128
    toracovocal, **138**
        com aumento localizado, **138**
        diminuído, **138**

Frequência respiratória, **136**
    de acordo com a idade, **132**

Função
    cerebral, parâmetros normais, problemas
        de Enfermagem e principais
        diagnósticos de Enfermagem, **93**
    cognitiva, **90**
    cortical supérior, **90**

G

Gaze de Rayon, 66

Gengiva, **80**

Genitália
- feminina
  - parâmetros normais, problemas de Enfermagem e principais diagnósticos de Enfermagem da inspeção e palpação da, **193**
  - problemas de enfermagem, 186
- masculina
  - inspeção, 191
  - palpação, 191
  - parâmetros normais, problemas de Enfermagem e principais diagnósticos de Enfermagem da inspeção e palpação da, **191-192**
  - problemas de enfermagem, 186
- masculina, 203

Gerência, ilustração representativa, *231*

Ginecomastia, mama masculina, *153*

Glândula(s)
- de Bartholin, **193**
- de Skene, **193**
- exócrinas, **51**
- mamária masculina, 153
- sebáceas, **51**
- sudoríparas, **51**

Globo ocular, posição do, 77

Gnosias, 92

Goma, **56**

Goniômetro, *208*

Grandes lábios, simetria dos, **193**

H

Halitose, **80**, 168

Hanseníase, 47

Hematêmese, 168

Hematoma, **57**

Hemianopsia, **97**

Hemoptise, 131, 168

Hemorragia, 77

Hemorroidas, 168

Herpes, **192**
- labial, 79
- simples, **53**

Hidradenite, **52**

Hidrocloropolihexametilenobiguanida, 64

Hidrocoloide, 65

Hidrogel, 65

Hidrosadenite, **52**

Higiene oral, 83
- em paciente acamado, 83
- em paciente inconsciente, 84

Higienização das mãos, 227

Hímen, **193**

Hiperalgesia, **50**

Hiperfonese, **111, 112**

Hiperidrose, **52**

Hiperplasia sebácea, **52**

Hiperpneia, 132, **136**

Hipertermia, **50**

Hipertricose, **50**

Hipoalgesia, **50**

Hipocratismo digital, 128

Hipofonese, **111, 112**

Hipogeusia, **97**

Hipoidrose, **52**

Hipopneia, **136**

Hiposmia, **97**

Hipospádia, **192**

Hipotricose, **50**

Hirsutismo, **51**

Histórico de enfermagem, 11
- coleta de dados, **12**
- entrevista, 11, *12*
- exame físico, 13

Humanística, 7

Humor, **94**

I

Icterícia, **77**
    na conjuntiva ocular, 168
    na pele, 168

Ictus cordis, 108, **110**
    alterações do, **110**
    palpação do, *109*

Inalação, 146, 261
    dosimetrada, 258

Inalador
    dosimetrado, máscara e espaçador de, *260*
    medicação por, *260*

Infecção fúngica-candidíase, **54**

Infiltração, 263

Inflamação(ões), **74**
    da mucosa nasal, 77

Injeção intradérmica, administração de, *274*

Inspeção, 26
    dinâmica do tórax, parâmetros normais, problemas de Enfermagem e principais diagnósticos de Enfermagem da, **136**
    do abdome do paciente em pé e em perfil, parâmetros normais, problemas de Enfermagem e principais diagnósticos de Enfermagem na, **171-172**
    estática do tórax, parâmetros normais, problemas de Enfermagem e principais diagnósticos de Enfermagem da, **134-135**

Insuficiência
    arterial, **117**
    venosa, **117**

Intolerância a alimentos gordurosos, 168

Intramuscular
    deltoide, *279*
    dorsoglúteo, *280*
    em Z, *279*
    reto femoral, **282**
    vasto lateral, **282**

Intravenosa ou endovenosa, termo adequado, 265

Introito vaginal, **193**

Inversão no tipo de respiração, **136**

Íris, **77**

Irrigação vesical contínua, 203

Isocoria, **97**

J

Joelho(s)
    articulação, **209**
    graus de amplitude, **209**
    inspeção e palpação dos, 215
    movimento, 209

K

Kussmaul, **132**, **136**

L

Lábio, **79**

Lagoftalmia, **97**

Lanterna clínica, **14**

Lavagem intestinal, 182
    material para, *182*

Lentigo senil, *47*

Lesão(ões)
    aftoides, **54**
    associadas à hipertensão venosa, **117**
    brancas, **53**
    caduca, inspeção, palpação, digitopressão e compressão das, 57
    caducas e sequelas, 46
    de conteúdo líquido, 46
    de conteúdo sólido, 46
    decorrentes de doenças sexualmente transmissíveis, **192**
    elementares, 46, 47
        discrônicas, 47
        formas, tamanhos e localização, 47
        pigmentares, 47
        vasculossanguíneas, 47
    irregulares, **54**
    nodulosa, **54**
    por pressão, 59
        classificação, 59

por solução de continuidade, 46
ulcerada, **54**
verrugosa, **54**
vesicobolhosas, **53**

Leuconíquia, **51**

Leucoplaquia, **80**

Leucoplasia, **53**
pilosa, **53**

Linfangite, **123**

Linfedema, **122**

Linfonodo(s)
axilares, 154
cervicais, palpação de, *120*
esternocleidomastóideos, palpação em pinça dos, *121*
etropeitorais, palpação em garra dos, *122*
inflamados, **122**
mentonianos, palpação em garra dos, *121*
metastáticos, **122**
periarticulares, palpação de, *120*
técnicas de palpação e áreas de investigação dos, **119**

Língua, **80**
acastanhada e seca, **80**
lisa e atrófica, 168
mudança na coloração da, **54**
saburrosa, **54**, **80**, 168

Linguagem, 92

Linhas
anatômicas, delimitação das, *16*
imaginárias delimitando
o abdome anterior, *17*
o tórax anterior e posterior, *16*

Líquen plano, **53**

Luva(s)
de procedimento, **14**
estéreis, calçar, 229

M

Macicez progressiva, ausência de, **174**

Mama(s), 149
aspectos estruturais das, *152*
e axilas, 149
exame físico, 157
levantamento de dados, 150
problemas de enfermagem, 150
feminina(s), 150
cistos na, **163**
edema, **164**
fibroadenomas na, 163
inspeção das, 157
massas na, **163**
massas sugestivas de câncer na, **163**
palpação das, *159*
com uma mão, *160*
parâmetros normais, problemas de Enfermagem e principais diagnósticos de Enfermagem, **163**
secreção na, **164**
ulcerações, **164**
inspeção dinâmica da, 158
braços ao longo do corpo, *158*
braços elevados, *159*
braços na cintura, *158*
observação sobre a, **159**
inspeção estática das, *158*
masculina(s), 153
ginecomastia, *153*
inspeção e palpação das, 161
normais, *153*
observações importantes para o exame das, **161**
partes da, *153*
regiões da, *151*
volumosa, inspeção com inclinação do corpo e mãos na cintura, *159*

Mamilo
expressão do, *161*
inspeção do, observação sobre a, **158**
inversão do, **164**
supranumerário, *153*

Mancha(s)
discrômicas, **48**
leucodérmica solares, *47*
pigmentares, **48**
vasculossanguíneas, **48**

Manguito, dimensões de acordo com a circunferência do membro superior, **125**

Manobra(s), *98*
   de Laségue, 136
   de Mingazzini e de Barré, *99*
   de Romberg, *98*
   de Ruault, 136

Mãos
   higienização das, 227
   inspeção e palpação das, 213

Marcha, alterações da, **218**

Martelo de reflexos, **14**

Máscara
   com reservatório, 142
   de traqueostomia, 142
   de Venturi, 143
   facial, 142

Mascaramento de segunda bulha, **112**

Massa muscular, alteração da, **217**

Material estéril
   abrindo, *229*
   manuseio de, 228

Meato uretral, **192, 193**

Medicação
   administração segura, 231
   pela boca, 236
   pelas sondas, 236
   por via oral, 234
      indicações e contraindicações, 235
      locais de aplicação, 235
   por via retal, 239
      indicações e contraindicações, 239
      locais de aplicação, 240
   por via sublingual, 238
      indicações e contraindicações, 238
      locais de aplicação, 238
   potencialmente perigosa, 233
   prescrição de, 231

Medicamento
   administração de, 230
   em *bolus*, 268
   em região deltoideana, contraindicações da administração de, 280
   faixa etária, local de aplicação e volume máximo a ser injetado do, **277**
   por via intramuscular
      indicações e contraindicações, 275
      músculos utilizados na administração, 275
   via enteral de administração de, 234
   vias de administração, 234

Melanose, *47*

Melena, 168

Membros
   inferiores
      coloração dos, **117**
      inspeção dos, 210
      mensuração do comprimento dos, *212*
   superiores
      inspeção dos, 210
      oclusão arterial dos, **117**
   superiores e inferiores
      avaliação dos, 116
      exame físico quanto ao sistema vascular periférico, **116-117**

Memória
   avaliação da, 92
   imediata, 92
   preservada, **93**
   recente, 92
   remota, 92

Método
   de Devoto, *187*
   de Israel, *187*

Micoses fúngicas, **51**

Micronebulização, 261
   administração de, 262

Midríase, **77, 97**

Miliária
   cristalina, **53**
   rubra, **53**

Miose, **77**

Mobilidade visual, exame de, 76

Modelo
    histórico de enfermagem, *32-38*
    histórico de enfermagem focado na Atenção Primária à saúde, *39-43*

Modificações mamárias, 155
    gestação e lactância, 155
    idade fértil, 155
    infância, 155
    menopausa e pós-menopausa, 157
    puberdade, 155

Monofilamento, *103*

Monte púbico, **193**

Motilidade
    extrínseca, **97**
    intrínseca, **97**

Movimento(s)
    da cabeça e do tronco
        inspeção dos movimentos, 209
        inspeção dos, 209
    de adução e rotação interna do ombro e cotovelo, *211*

Mucosa
    genital
        feminina, **52**
        masculina, **52**
    oral, **51, 80**

Murmúrio vesicular, **141**

Músculos, parâmetros normais, problemas de Enfermagem e principais diagnósticos de Enfermagem dos, **217**

N

Nariz
    inspeção e palpação, 77
    parâmetro normal, problemas de Enfermagem e principais diagnósticos de Enfermagem do exame físico do, **78**

Náuseas, 168

Nebulização, 144

Nervos cranianos
    avaliação dos pares, **94-96**
    parâmetros normais, problemas de Enfermagem e principais diagnósticos de, **97**

Nistagmo, 97

Nódulos, **56, 218**

O

Obnubilação, **93**

Obstipação, 168

Obstrução arterial periférica, **117**

Oclusão arterial dos membros superiores, **117**

Olheiras, 47

Olho(s)
    exame físico, 75
    inspeção, 75, 76
    inspeção estática, 75
    palpação, 75
    parâmetro normal, problemas de Enfermagem e principais diagnósticos de Enfermagem do exame físico dos, **76**
    ressecamento, 76

Ombros, inspeção e palpação dos, 210

Onicococauxis, **51**

Onicofagia, **52**

Onicólise, **52**

Onicomadese, **52**

Onicomicose, **52**

Onicorrexe, **52**

Onicosquizia, **52**

Orelha(s)
    inspeção e palpação, 78
    parâmetro normal, problemas de Enfermagem e principais diagnósticos de Enfermagem do exame físico das, **79**

Órgãos genitais externos femininos, 192
    inspeção, 192

Orientação, avaliação da, 91

Orofaringe, **80**

Osso
    com angulação para dentro, deformação de, **217**

defeitos, **217**
deformação com angulação para fora, 217
deformações localizadas e acompanhadas, **217**
dor, **217**
parâmetros normais, problemas de Enfermagem e principais diagnósticos de Enfermagem dos, **217**

Oxigênio, umidificação do, 143

Oxigenoterapia, 141
 com cânula nasal dupla, 145
 com cateter nasofaríngeo, 146
 materiais de, *144*

Oxímetro de pulso, **14**

P

Padrão respiratório, **136**

Palidez, **77, 79**

Palpação, 27
 axilar, 162
 bimanual, 28, *29*
 da bexiga, *188*
  parâmetros normais, problemas de Enfermagem e principais diagnósticos de Enfermagem da, **191**
 de linfonodos periauriculares, *120*
 do abdome, 175
  parâmetros normais, problemas de Enfermagem e diagnósticos de, **175**
 do tórax, parâmetros normais, problemas de Enfermagem e principais diagnósticos de Enfermagem da, **138**
 do tórax médio, 137
 do tórax superior, anterior e posterior, *137*
 dos rins, parâmetros normais, problemas de Enfermagem e principais diagnósticos de Enfermagem da, **188**
 profunda, 176
  posição correta do paciente para realização da, *177*
 profunda do fígado, 175
  parâmetros normais, problemas de Enfermagem e diagnósticos de Enfermagem na, **176**
 profunda dos intestinos, parâmetros normais, problemas de Enfermagem e diagnóstico de Enfermagem na, **177**
 profunda e na percussão do baço, parâmetros normais, problemas de Enfermagem e diagnóstico de Enfermagem na, **176**
 técnicas, 27

Pálpebras, parâmetro normal, **76**

Papaína, 64

Pápula, *48*, **56**

Paquioníquia, **52**

Parafimose, **192**

Parede torácica e precordial, **110**

Paresia, *217*

Parestesia, **97**

Paroníquia, **52**

Passagem enteral, material para, *180*

Pecterilóquia, 129

Pediculose, **74, 193**

Peito
 de pombo, **135**
 escavado, **134**

Pele
 áspera, **55**
 coloração, 46
 cor, **51**
 e anexos
  agentes utilizados na limpeza, 63
  agentes utilizados na pele periferida e na ferida, 64
  feridas, 58
  histórico de enfermagem, 45
  lesão por pressão, 59
  lesões elementares, 47
 elasticidade, **50**
 enfermagem da textura e espessura da, parâmetros normais, problemas de Enfermagem e principais diagnósticos de, **55**

enfermagem das formações líquidas na, parâmetros normais, problemas de Enfermagem e principais diagnósticos de, **56-57**
enfermagem das formações sólidas na, parâmetros normais, problemas de Enfermagem e principais diagnósticos, **56**
espessura, 46
glabra, **55**
hiperelástica, **50**
hipoelástica, **50**
inspeção, palpação, digitopressão e compressão da espessura da, 55
inspeção, palpação, digitopressão e compressão da textura da, 55
inspeção, palpação, digitopressão e compressão das elevações edematosas da, **55**
integridade, **50**
lisa, fina e enrugada, **55**
mobilidade, **50**
parâmetros normais, problemas de enfermagem e principais diagnósticos da colaração da, **49-50**
sensibilidade, **50**
superfície, 46
temperatura, **50**
textura, 46
turgor normal, **50**
umidade, **50**

Pênfigo
vegetante, **53**
vulgar, **53**

Penfigoide cicatricial, **53**

Pequenos lábios, **193**

Percepção sensorial, 103

Percussão, 30, *139*
direta, *30*
do abdome, 173
ascético, 174
do tórax anterior e posterior
sons obtidos pela, **140**
sons obtidos pela, **31**

Períneo, **193**

Pescoço
exame físico do, parâmetro normal, problemas de Enfermagem e principais diagnósticos da, **81**
inspeção e palpação, 80
movimentação do, **81**

PHMB (Hidrocloropolihexa-metilenobiguanida),64

Pickwick, **136**

Piercings, 168

Pirose, 168

Placa(s), **56**
avermelhadas e descamativas, **51**
eritematosa, **52**
escamativa, **52**

Platipneia, **136**

Plegias, *217*

Polifagia, 168

Poros dilatados, **52**

Posição
de Fowler, 24, **25**
30°, *24*
45°, *24*
de litotomia, 20, *21*, **25**
de proclive, 25, **26**
de Sims, 20, *20*, **25**
de Trendelenburg, 22, *23*, **26**
de Trendelenburg reversa, 25
decúbito dorsal, *19*
decúbito ventral, *19*, **25**
dorsal, 18, **25**
ereta, *17*, **25**
genupeitoral, 20, **25**
ortostática, *17*
principais e suas finalidades, **25-26**
prona, 18, *19*, **25**
sentada, *18*, **25**
supina, 18, *19*, **25**

Postura, problemas da, **93**

Praxias, 92

Prepúcio, 191
Pressão
    arterial
        fatores de correção da, **124**
        técnica de aferição da, 123
        positiva contínua nas vias aéreas, 141
Prosopoplegia, **97**
Prova
    de Brudzinski, *100*
    de Kerning, *101*
    de Lasègue, *101*
    de Lewinson, 101
    de Romberg, 98
    dedo-nariz, *100*
    index, *100*
Provas, **98**
Prurido, **51**, **54**
Psoríase, **51**
Pterígeo, **77**
Ptose, **76**
Pulsação(ões)
    epigástrica, **110**
    epigástricas intensas, **110**
    intensas, **110**
    supraesternal, **110**
Pulseira, modelos com identificação de paciente, *278*
Pulso(s)
    arteriais periféricos, 115
        alta frequência, **115**
        baixa frequência, **115**
        déficits de, **115**
        frequência do, **115**
        parâmetros normais, problemas de Enfermagem e principais diagnósticos de Enfermagem do exame dos, **115**
        ritmo, **115**
    venoso jugular, 114
Punho
    inspeção e palpação do, 213
    percussão de Murphy, *190*

Pupila, **77**
    avaliação das, *96*
Púrpura senil, *47*
Pústula, *48*, **57**

Q

Quadrantopsia, **97**
Queda de cabelo, **51**
Queilose angular, 79
Queratose, **55**

R

Rarefação lateral associada a pelos espessos, **76**
Rede
    linfática das mamas e axilas, *154*
    venosa visível e palpável, **110**
Reflexo(s), *98*, 102
    patelar, *102*
Refluxo gastroesofágico, 168
Região
    anatômica ventroglútea, desenho esquemático, *281*
    da mama, 151
    infraclavicular e mamária, 138
    precordial, inspeção e palpação, *109*
Regra dos 9 certos na adminstração segura de, 232, 233
Respiração
    de Cantani, **132**
    normal, **136**
Retocele, **193**
Retração(ões), 108
    da aréola e mamilo, **164**
    inspiratória, **135**
Rigidez abdominal, 168
Rim(ns)
    abaulamento, *188*
    aumento de volume, **188**
    dor, **188**
    inspeção, 186
    palpação, 186

Rinite, 77

Ritmos respiratórios normais e anormais, **132**

Roncos, 131, **141**

Rótula
  compressão com o indicador livre, *216*
  palpação bimanual, com os indicadores, das faces laterais da, 215

Rouquidão, **97**, 131

Ruído(s)
  adventícios, 128, **141**
  intestinais
    aumentados, **172**
    ausentes, **172**
    diminuidos, **172**

S

SAE (Sistematização da Assistência de Enfermagem), 4

Salinização, 264
  materiais para fazer, *269*

Scalpes, 272

Seios
  paranasais
  palpação, 78
  parâmetro normal, problemas de Enfermagem e principais diagnósticos de Enfermagem do exame físico do, **78**

Semiologia, 3
  de enfermagem, 3
  neurológica, 87

Seringa
  modelos de, *276*
  tamanho, calibres e vias de administração, **276**

Sibilos, 131, **141**

Sífilis, **53**

Silicone, 66

Simetria dos grandes lábios, **193**

Sinal
  de Babinski, 102, *103*
  de Giordano, 30, **188**
  de Godat, 49
  do reflexo plantar patológico, 102

Sinartrose, 207

Síndrome
  de Pickwick, 132
  de Stevens-Johnson, **53**

Sistema
  cardiovascular, 105
    avaliação, **110**
    exame físico do, 108
  de alto fluxo, 142
  de baixo fluxo, 142
  de nebulização, 143
  de umidificação, 143
  digestório, 167
    entrevista, 167
    exame físico, 168
    histórico de enfermagem, 167
    levantamento de dados, 167
    problemas de enfermagem, 168
  geniturinário
    histórico de enfermagem, 185
    levantamento de dados, 185
    problemas de enfermagem, 186
  linfático, 105, *118*
    exame físico, problemas de Enfermagem e principais diagnósticos de Enfermagem do, **122-123**
    histórico de enfermagem, 119
  nervoso central e periérico, esquema do, *94*
  neurológico, 87
    histórico de enfermagem, 88
  neuromotor, 98
  piloso, parâmetros normais, problemas de Enfermagem e diagnósticos de Enfermagem na inspeção do, **170**
  respiratório, 127
    doenças prevalentes na
      adolescência, 128
      adulto, 128
      idoso, 128
      infância, 127

esquema do, *133*
entrevista, 127
exame físico, 132
levantamento de dados, 127
problemas de enfermagem, 128
vascular periférico, 105, 114
Sobrancelhas, parâmetro normal, **76**
Solução(ões)
de Ringer, 63
fisiológica a 0,9% de cloreto de sódio, 63
irritantes, 263
vesicantes, 263
Soluços, 168
Som
broncovesicular, **141**
brônquico, **141**
de galope, **113**
tubular, **141**
Sonda vesical de Folley duas e três vias, *195*
Sondagem
nasoenteral, 180
nasogástrica, 178
fixação nasal da, *180*
materiais para, *178*
medindo a, *180*
vesical
de alívio, 201
de demora feminino, 198
Sopro, 131, **113**
Sorolização, 264
Sulco bálano-prepucial, **192**
Sulfadiazina de prata a 1%, 64
Sutura
material de retirada de, *67*
remoção de, 66

T

Taquipneia, 132, **136**
Tato, ausência de, **50**
Tatuagem, 168
Técnica(s)

de aferição da pressão arterial, 123
de palpação
bimanual, 28, *29*
digitopressão, 28
mão em pinça, 28
mãos em garra, 28, *28*
mãos em pinça, *29*
mãos espalmadas, 27
sobre o tórax anterior, *27*
sobre o tórax posterior, *27*
mãos sobrepostas, 28, *28*
de palpação e áreas de investigação dos linfonodos, **119**
de percussão dígito-digital, *174*
em Z, 278, *279*
Tecnologia do cuidar integral, 7
Telangectasia, *47*
Tenesmo, 168
Teoria de enfermagem, 2
Terceira bulha fisiológica, **112, 113**
Terminologia, técnica, 293-304
Termômetro, **14**
Tiragens supraclavicular e intercostal, **136**
Tireoide, **81**
Tórax
assimetria bilateral da parte superior do, **138**
de sapateiro, **134**
em quilha, **135**
em tonel, **134**
inspeção dinâmica do, 136
inspeção estática do, *134*
parâmetros normais, problemas de Enfermagem e principais diagnósticos de Enfermagem da ausculta do, **141**
Torcicolo, **81**
Tornozelo
articulação, **209**
grau de amplitude, **209**
Torpor, **93**
Tosse, 131

Traqueia, 81

Traquioníquia, **52**

Trato urinário, problemas de enfermagem, 186

Trepopneia, **136**

Tricotilomania, **51**

Turbilhonamento, 264, *269*

Turgor
   aumentado, **50**
   diminuído, **50**

U

Ulceração, **57**

Unhas hipocráticas, **52**

Unidade do paciente, 283

Unipodal, *99*

Ureter, **188**

Uretra, **192**

V

Varizes, **117**

Vasos linfáticos, 118

Vegetação, **56**

Veia jugular, **81**
   distensão das, **114**
   parâmetros normais, problemas de Enfermagem e principais diagnósticos de Enfermagem do exame das, **114**
   turgência das, **114**

Verrucosidade, **56**

Vesícula(s), **56**
   bolhosas, **54**

Vestíbulo vulvar, **193**

Via
   auricular, 252
   conjuntival, 254, *256*
   cutânea, 250
   de administração de medicamentos, 234
   dérmica, 250
   enteral de administração de medicamentos, 234
   hipodermóclise, 247
      indicações e contraindicações, 247
      locais de aplicação, 248
   inalatória, 258
      indicações e contraindicações, 258
   intradérmica, 271
      indicações e contraindicações, 272
      locais de aplicação, 272
   intravenosa, 262
      indicações e contraindicações, 263
      locais de aplicação, 265
      tipos de, 265
   nasal, 256
      indicações e contraindicações, 256
   ocular, 254
      indicações e contraindicações, 254
      locais de aplicação, 254
   oftalmológica, *256*
   oral, 234
   otológica, 252, *254*
      indicações e contraindições, 252
      locais de aplicação, 252
   retal, medicação por, 239
   subcutânea, 243
      locais de aplicação para, *244*
      uso em geriatria e cuidados paliativos, *245*
   sublingual, 238
   tópica, 250
      indicações e contraindicações, 251
      locais de aplicação, 251
   vaginal, 242

Vigília, 91

Vômitos, 168

X

Xantelasma, **76**

Xerodermia, **50**